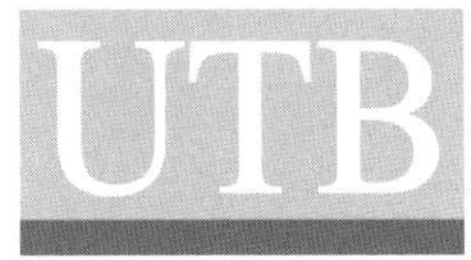

UTB 3203

Eine Arbeitsgemeinschaft der Verlage

Böhlau Verlag · Köln · Weimar · Wien
Verlag Barbara Budrich · Opladen · Farmington Hills
facultas.wuv · Wien
Wilhelm Fink · München
A. Francke Verlag · Tübingen und Basel
Haupt Verlag · Bern · Stuttgart · Wien
Julius Klinkhardt Verlagsbuchhandlung · Bad Heilbrunn
Lucius & Lucius Verlagsgesellschaft · Stuttgart
Mohr Siebeck · Tübingen
C. F. Müller Verlag · Heidelberg
Orell Füssli Verlag · Zürich
Verlag Recht und Wirtschaft · Frankfurt am Main
Ernst Reinhardt Verlag · München · Basel
Ferdinand Schöningh · Paderborn · München · Wien · Zürich
Eugen Ulmer Verlag · Stuttgart
UVK Verlagsgesellschaft · Konstanz
Vandenhoeck & Ruprecht · Göttingen
vdf Hochschulverlag AG an der ETH Zürich

Klaus Paulitsch

Grundlagen der ICD-10-Diagnostik

facultas.wuv

Klaus Paulitsch

Dr., Studium der Medizin, Ausbildung zum Facharzt für Psychiatrie und Psychotherapeuten. Oberarzt an der psychiatrischen Abteilung im Kaiser-Franz-Josef-Spital in Wien, Psychotherapeut in freier Praxis. Lehr- und Vortragstätigkeit für zahlreiche Institutionen im Gesundheits- und Sozialbereich.

Die Erstellung erfolgte unter Verwendung der Datenträger der amtlichen ICD-10-Fassung des Deutschen Instituts für medizinische Dokumentation und Information (DIMDI), veröffentlicht durch die Weltgesundheitsorganisation unter dem Titel „International Statistical Classification of Diseases and Related Health Problems“, Tenth Revision, Volume 1, 1992 (c) World Health Organization 1992 (Volume 1)

Bibliografische Information Der Deutschen Bibliothek

Die Deutsche Bibliothek verzeichnet diese Publikation in der Deutschen Nationalbibliografie; detaillierte bibliografische Daten sind im Internet über http://dnb.ddb.de abrufbar.

1. Auflage 2009

facultas.wuv, Berggasse 5, A-1090 Wien

Cartoons und Coverzeichnung: Klaus Paulitsch
Lektorat: Karlo Pavlovic
Satz: Facultas Verlags- und Buchhandels AG
Druck: Friedrich Pustet, Regensburg
Einbandgestaltung: Atelier Reichert, Stuttgart
Printed in Germany
ISBN 978-3-8252-3203-0

Vorwort

Das vorliegende Buch stellt eine Überarbeitung des 2004 im Verlag facultas.wuv erschienenen Bandes „Praxis der ICD-10-Diagnostik" dar und versteht sich als einführendes Werk für die Diagnostik von psychischen Störungen nach ICD-10 („International Classification of Diseases", 10. Revision). Durch die große Nachfrage und positive Rezension des Lehrbuches ist eine Neuauflage im neuen „Gewand" und mit neuem Titel möglich. Die meisten Kapitel wurden überarbeitet, aktualisiert und umgereiht. Um alle Störungen der ICD-10 zu beschreiben, sind drei Abschnitte, welche Intelligenzminderungen und psychische Störungen des Kindes- und Jugendalters beinhalten, hinzugekommen.

Der Text ist als allgemein verständlicher Leitfaden konzipiert und soll die Verhaltensauffälligkeiten und psychischen Krankheiten beschreiben, mit denen man in der Praxis, wie etwa in der Psychotherapie oder medizinischen Beratung, konfrontiert wird.

Im allgemeinen Teil werden grundlegende Erläuterungen zum diagnostischen Prozess dargelegt, wobei zum besseren Verständnis der ICD-10-Diagnostik besonders auf die beschreibende (deskriptive) Diagnostik, die sich von der Symptomerfassung bis zur konkreten Zuordnung zu einzelnen Syndromen und Störungen erstreckt, eingegangen wird. Danach werden in einzelnen Kapiteln die wichtigsten Störungen aus diagnostischer Sicht behandelt. Besonderes Augenmerk habe ich auf die häufig vorkommenden Störungen wie Depressionen, Angsterkrankungen, Aufmerksamkeitsstörungen (ADHS), Anpassungs- und Persönlichkeitsstörungen gelegt. Die Präsentation der ICD-10-Kriterien zu den einzelnen Krankheitsbildern, Differentialdiagnosen, Fallgeschichten sowie allgemeine Hinweise sollen das Verständnis für psychische Störungen fördern und die Diagnostik nach ICD-10 für alle Berufsgruppen erlernbar machen.

Es war mir ein besonderes Anliegen, diesen Band nicht nur praxisnah, sondern auch klar und strukturiert zu gestalten. Um die Materie aber nicht rein wissenschaftlich und trocken zu präsentieren, habe ich mir erlaubt, ein paar Zeichnungen beizulegen, die nicht die KlientInnen und PatientInnen sondern uns, die diagnostizierenden TherapeutInnen, in ihrer Fehlerhaftigkeit zum Thema machen.

Wie bereits in der ersten Auflage, habe ich mich bemüht, eine geschlechtsneutrale Schreibweise unter Verwendung des Binnen-I für den geschlechtsneutralen Plural zu verwenden. Wo die Formulierung das nicht zuließ, habe ich die männliche Form gewählt.

Danken möchte ich namentlich Dietmar Weixler und Judith Eiblmayr für ihre persönliche Unterstützung und meinem Kollegen Andreas Karwautz, der mir sein umfangreiches Wissen für die psychischen Störungen des Kindes- und Jugendalters zur Verfügung stellte.

Dem Verlag facultas.wuv/UTB danke ich für die Publikation des Bandes, zunächst Sabine Schlüter und Karlo Pavlovic, und diesmal auch Sigrid Nindl, die die Anregung zu einer Neuauflage gab und mich dabei herzlich unterstützte.

Wien, im Jänner 2009 Klaus Paulitsch

Inhaltsverzeichnis

I Allgemeiner Teil

1 Einführung in die Diagnostik von psychischen Störungen 15
1.1 Bedeutung der Diagnose 15
1.2 Diagnostik in der Psychotherapie 16
1.2.1 Kritik 17
1.2.2 Aufgabe und Funktion 17
1.2.3 Diagnostische Ansätze in der Psychotherapie 19
1.3 Historische Entwicklung von Klassifikationssystemen 23
1.3.1 Traditionelle Klassifikationssysteme 23
1.3.2 Entwicklung der modernen Klassifikationssysteme (ICD, DSM) 27

2 Grundlagen der deskriptiv-psychopathologischen Diagnostik 30
2.1 Symptom, Syndrom, Störung, Krankheit 31
2.1.1 Reliabilität 33
2.1.2 Validität 34
2.2 Der psychopathologische Status (Symptome) 35
2.2.1 Bewusstseinsstörungen 35
2.2.2 Orientierungsstörungen 36
2.2.3 Auffassungs-, Aufmerksamkeits- und Konzentrationsstörungen 37
2.2.4 Gedächtnisstörungen 38
2.2.5 Denkstörungen 40
2.2.6 Wahn 42
2.2.7 Halluzinationen und Sinnestäuschungen 44
2.2.8 Ich-Störungen 46
2.2.9 Störungen der Affektivität 47
2.2.10 Störungen des Antriebs und der Psychomotorik 49
2.2.11 Sonstige Symptome und Symptombereiche 51
2.3 Syndrome und ihre Beziehung zur ICD-10 52
2.3.1 Depressives Syndrom 53
2.3.2 Manisches Syndrom 54
2.3.3 Angstsyndrom 54

2.3.4 Dysphorisches Syndrom, Erregungszustand, Störung der Impulskontrolle 55
2.3.5 Zwangssyndrom 55
2.3.6 Psychotisches Syndrom 56
2.3.7 Dissoziatives Syndrom 57
2.3.8 Delirantes Syndrom, Verwirrtheitszustand 57
2.3.9 Demenzsyndrom 58
2.3.10 Organisches Psychosyndrom 59
2.4 Krankheitsanamnese und Exploration 59
2.4.1 Hauptbeschwerden 60
2.4.2 Aktuelle Vorgeschichte 60
2.4.3 Psychiatrische Anamnese 61
2.4.4 Somatische Anamnese 61
2.4.5 Familienanamnese 61
2.4.6 Biografie 61
2.4.7 Aktueller psychopathologischer Befund 62
2.5 Drei Schritte zur Differenzialdiagnose 64
2.6 Einflüsse und Fehler im deskriptiven diagnostischen Prozess 65
2.6.1 Ignorieren der operationalisierten diagnostischen Kriterien der ICD-10 65
2.6.2 Einfluss von älteren oder anderen diagnostischen Konzepten 65
2.6.3 Haloeffekt 65
2.6.4 Übermäßige Beschäftigung mit einer Diagnose („Modediagnosen") 66

3 Grundlagen der ICD-10 67
3.1 Operationalisierte Diagnostik 67
3.1.1 Deskriptiver diagnostischer Ansatz 67
3.1.2 Komorbidität 69
3.1.3 Multiaxiale Diagnostik 70
3.2 Prinzipien, Aufbau und Terminologie der ICD-10 72
3.2.1 Allgemeine Prinzipien 72
3.2.2 Terminologie in der ICD-10 74

II Spezieller Teil

1 **Organische psychische Störungen** ... 79
1.1 Demenz ... 82
1.2 Organisches amnestisches Syndrom ... 87
1.3 Delir ... 87
1.4 Sonstige psychische Störungen aufgrund einer Schädigung oder Funktionsstörung des Gehirns oder einer körperlichen Krankheit ... 89
1.5 Persönlichkeits- und Verhaltensstörungen aufgrund einer Krankheit, Schädigung oder Funktionsstörung des Gehirns, OPS ... 90

2 **Störungen durch psychotrope Substanzen** ... 93
2.1 Klinische Erscheinungsbilder ... 98

3 **Schizophrenie, schizotype und wahnhafte Störungen** ... 104
3.1 Schizophrenie ... 106
3.2 Schizotype Störung ... 117
3.3 Wahnhafte Störung ... 118
3.4 Akute (vorübergehende) psychotische Störung ... 120
3.5 Schizoaffektive Störung (Psychose) ... 122

4 **Affektive Störungen** ... 127
4.1 Die depressive Episode ... 129
4.2 Rezidivierende depressive Störungen ... 135
4.3 Dysthymia ... 141
4.4 Bipolare affektive Störung (Manisch-Depressive Krankheit) ... 145

5 **Neurotische, Belastungs- und somatoforme Störungen** ... 156
5.1 Angststörungen ... 159
5.1.1 Agoraphobie ... 160
5.1.2 Soziale Phobie ... 164
5.1.3 Spezifische (isolierte) Phobie ... 166
5.1.4 Panikstörung ... 168
5.1.5 Generalisierte Angststörung ... 171
5.1.6 Angst und depressive Störung, gemischt ... 173
5.2 Zwangsstörung ... 174
5.3 Reaktionen auf schwere Belastungen und Anpassungsstörungen ... 177
5.3.1 Akute Belastungsreaktion ... 177
5.3.2 Anpassungsstörung ... 179

5.3.3 Posttraumatische Belastungsstörung 183
5.4 Dissoziative Störungen (Konversionsstörungen) 186
5.5 Somatoforme Störungen 193
5.5.1 Somatisierungsstörung 193
5.5.2 Hypochondrische Störung 196
5.5.3 Somatoforme autonome Funktionsstörung 198
5.5.4 Anhaltende somatoforme Schmerzstörung 200

6 Verhaltensauffälligkeiten mit körperlichen Störungen und Faktoren 202
6.1 Anorexia nervosa 203
6.2 Bulimia nervosa 206
6.3 (Nichtorganische) Schlafstörungen 208
6.4 Sexuelle Funktionsstörungen 211

7 Persönlichkeits- und Verhaltensstörungen 215
7.1 Spezifische Persönlichkeitsstörungen 218
7.1.1 Paranoide Persönlichkeitsstörung 220
7.1.2 Schizoide Persönlichkeitsstörung 222
7.1.3 Dissoziale Persönlichkeitsstörung 224
7.1.4 Emotional instabile Persönlichkeitsstörung (Borderline Persönlichkeitsstörung) 226
7.1.5 Histrionische Persönlichkeitsstörung 235
7.1.6 Anankastische (zwanghafte) Persönlichkeitsstörung .. 237
7.1.7 Ängstliche (vermeidende) Persönlichkeitsstörung 240
7.1.8 Abhängige Persönlichkeitsstörung 242
7.2 Andauernde Persönlichkeitsänderung nach Extrembelastung ... 244
7.3 Andauernde Persönlichkeitsveränderung nach psychischer Erkrankung 246
7.4 Abnorme Gewohnheiten und Störungen der Impulskontrolle ... 247
7.5 Störungen der Geschlechtsidentität 250
7.6 Störungen der Sexualpräferenz 251

8 Intelligenzminderung 257
8.1 Leichte Intelligenzminderung 258
8.2 Mittelgradige Intelligenzminderung 258
8.3 Schwere Intelligenzminderung 259
8.4 Schwerste Intelligenzminderung 259

9 **Entwicklungsstörungen** ... 261
9.1 Umschriebene Entwicklungsstörungen des Sprechens und der Sprache ... 262
9.2 Umschriebene Entwicklungsstörungen schulischer Fertigkeiten ... 263
9.3 Umschriebene Entwicklungsstörung der motorischen Funktion ... 264
9.4 Kombinierte umschriebene Entwicklungsstörung ... 264
9.5 Tiefgreifende Entwicklungsstörungen ... 264

10 **Verhaltens- und emotionale Störungen mit Beginn in der Kindheit und Jugend** ... 268
10.1 Hyperkinetische Störungen (ADHS) ... 270
10.2 Störung des Sozialverhaltens ... 273
10.3 Kombinierte Störung des Sozialverhaltens und der Emotionen ... 274
10.4 Emotionale Störungen des Kindesalters ... 275
10.5 Störungen sozialer Funktionen mit Beginn in der Kindheit ... 276
10.6 Ticstörungen ... 277
10.7 Andere Verhaltens- und emotionale Störungen mit Beginn in der Kindheit und Jugend ... 278

Anhang

Internationale Klassifikation psychischer Störungen nach ICD-10 ... 285
Kapitel V ... 285
Kapitel XXI ... 299

Literaturverzeichnis ... 305

Stichwortverzeichnis ... 311

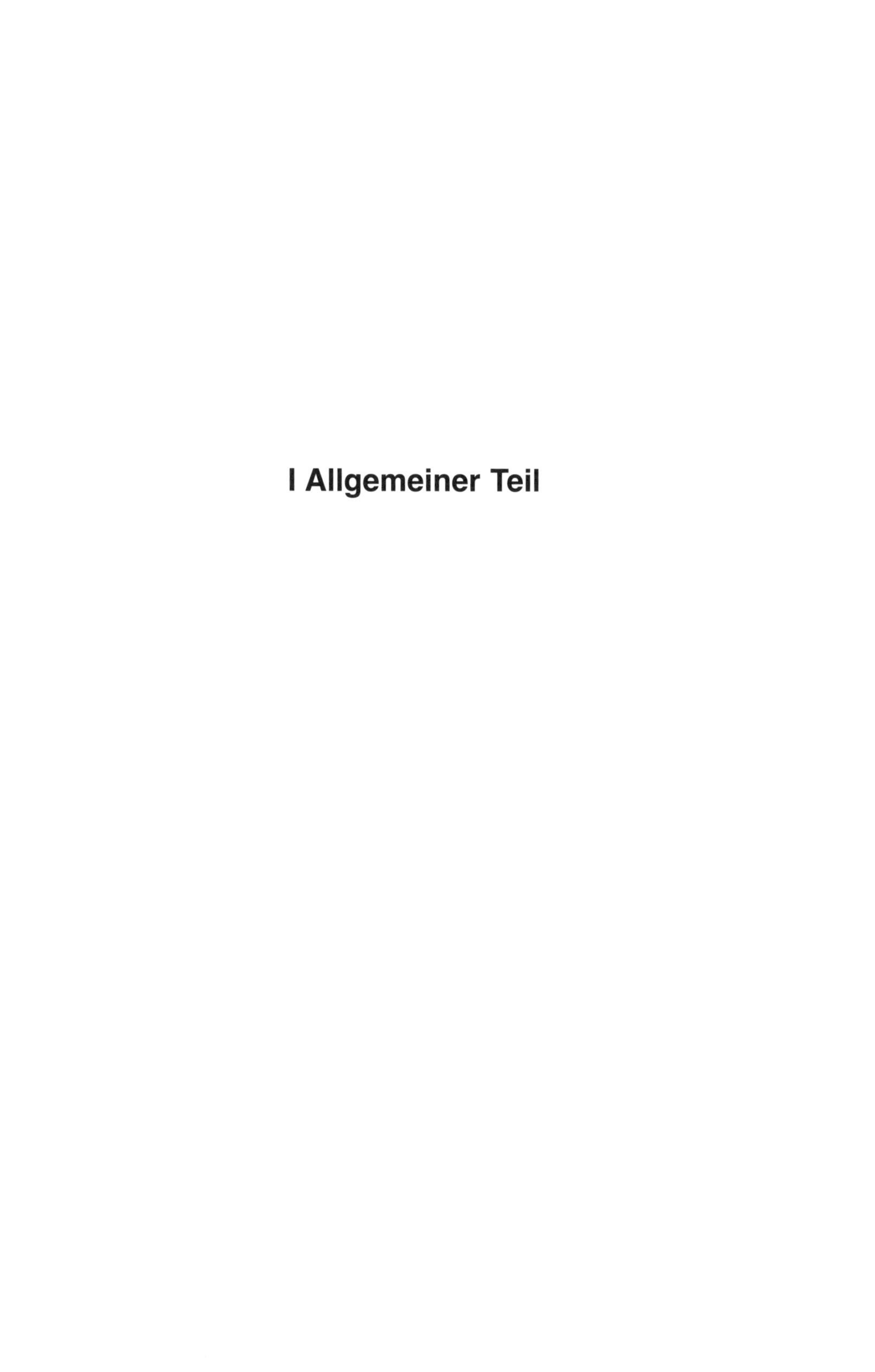

I Allgemeiner Teil

1 Einführung in die Diagnostik von psychischen Störungen

1.1 Bedeutung der Diagnose

Begriff und Sinn

„Diagnose heißt Erkennen eines klinisch beobachtbaren psychopathologischen Bildes (Symptom, Syndrom, Zustandsbild, Zustands-Verlaufs-Bild) als typisch, wiederholt in ähnlicher Grundgestalt vorkommend – und heißt Zuordnen dieses Bildes zu einer Krankheitsbezeichnung.
Diagnostik – der Erkenntnis- und Zuordnungsprozess – wird heute in Verkennung ihres wahren Sinnes vielfach zu Unrecht als Etikettierung verunglimpft.
Diagnostik aber brauchen wir, wo immer wir ein „Zustandsbild", d.i. eine Erfahrungs- und Verhaltensweise eines Menschen, zu beurteilen haben hinsichtlich seiner Entstehung und in Hinsicht auf die Frage, was – nach dem jeweiligen Stand des Wissens – am besten dagegen zu tun ist.
Sinn und Ziel der Diagnostik ist die therapeutische und prophylaktische Handlungsanweisung."

Christian Scharfetter (1991)

In der Vergangenheit wurden psychische Störungen nicht immer als Erkrankungen des Gehirns oder der Psyche, sondern als Ausdruck von Schuld und Verfehlungen, als Strafe Gottes oder als Folge von übernatürlichen Phänomenen wie Teufelsbesessenheit oder Hexerei gesehen. Da psychische Auffälligkeiten und Symptome zumindest von der Mehrzahl der Menschen als Krankheit oder Störung aufgefasst werden, sollte man versuchen, Anzeichen und Erscheinungsbilder zu definieren, diesen Zuständen Namen zu geben (Diagnose) und ein Ordnungssystem aufzustellen (Klassifikation).
Folgende Gründe sprechen dafür:

- In der Medizin ist es seit jeher üblich, aus den eigenen Erfahrungen und denen anderer zu lernen. Gegenwärtige Erfahrungen werden mit Erkenntnissen aus der Vergangenheit verglichen und dadurch überprüft.

- In allen Bereichen der Medizin und der Psychologie gibt es Regelmäßigkeiten und Gesetzmäßigkeiten von Phänomenen. Eine Diagnose soll nicht das Individuelle einer Störung eines Patienten, sondern nur die Eigenschaften erfassen, die mit jenen anderer Betroffener übereinstimmen.
- Ein Patient hat nicht nur Eigenschaften (Symptome, Charakterzüge), die er mit anderen teilt, sondern auch solche, die ihm seine Einzigartigkeit verleihen. Die Betrachtung des Individuellen ist zwar in einer therapeutischen Behandlung wichtig, stellt aber keine Alternative zu einer verallgemeinerbaren Klassifikation und Diagnose dar.
- Ein Austausch von Hypothesen oder wissenschaftlichen Erkenntnissen wäre nicht möglich, gäbe es keine entsprechende Definition eines Krankheitsbildes. Ebenso könnten keine epidemiologischen Untersuchungen durchgeführt werden.
- Eine Diagnose ist notwendig, um – so problematisch diese Einteilung ist – zwischen Krankheit und Gesundheit zu unterscheiden. Erst durch die Zuordnung eines psychischen Zustandsbildes zu einer Krankheit ergibt sich die Behandlungsbedürftigkeit.
- Obwohl bei vielen psychischen Störungen bis jetzt weder eine spezifische Ätiologie noch eine eindeutige genetische Grundlage oder ein gesetzmäßiger Verlauf bekannt sind, kann man durch Klassifikation und Diagnostik Richtlinien und Definitionen aufstellen, die eine Therapie ermöglichen. Dies gilt sowohl für psychotherapeutische als auch für medikamentöse Behandlungsverfahren.

1.2 Diagnostik in der Psychotherapie

Das Verhältnis zwischen Psychotherapie und Diagnostik ist seit jeher ein schwieriges und spannungsgeladenes. Die Ursache dafür liegt einerseits in der Geschichte der psychotherapeutischen Theorien, andererseits in der Entwicklung von Klassifikationssystemen psychischer Störungen. Diagnostik wurde lange Zeit als ärztliche Tätigkeit angesehen, in dem Sinn, dass vor jeder Therapie eine Diagnose zu stellen sei. Diese bereits Hippokrates zugeschriebene Forderung und selbstverständliche Haltung wird jedoch in der Therapie von psychischen Störungen nur teilweise erfüllt und von PsychiaterInnen oder PsychotherapeutInnen umgekehrt praktiziert: Zuerst wird eine Therapie, wie zum Beispiel eine pharmakologische oder eine psychoanalytische Behandlung, durchgeführt, und erst in zweiter Linie wird anhand der Ansprechbarkeit eine Diagnose gestellt.

1.2.1 Kritik

Die meisten psychotherapeutischen Theorien postulieren, dass Symptome nicht per se die Störung oder Krankheit darstellten, sondern nur Hinweise auf eine dahinterliegende Störung in der Kindheit, in der Persönlichkeitsentwicklung oder in der Selbstentfaltung seien. Andere Autoren wiederum betrachten jeden Menschen als einmalig in seiner Entwicklung und seinem Charakter und stellen dadurch jede Klassifikation infrage („idiografischer Ansatz"). Auch die von vielen PsychotherapeutInnen mitgetragene antipsychiatrische Bewegung der 60er- und 70er-Jahre lehnte jegliche Diagnose und Klassifikation als schädigende Etikettierung ab, da beispielsweise angenommen wurde, dass erst durch die Diagnose „Schizophrenie" Schwierigkeiten für den Betroffenen entstünden und diesen zum Außenseiter machten. Psychische Störungen wurden als Ausdruck einer repressiven, „krank machenden" Gesellschaft angesehen, wobei die Diagnose lediglich als Legitimation dazu diene, Zwangsmaßnahmen und -behandlungen durchzuführen. Diese Ansicht wird heute in dieser Radikalität nicht mehr vertreten.

Das sind nur einige Gründe dafür, warum nahezu alle Begründer psychotherapeutischer Schulen der Diagnostik im herkömmlichen Sinn (klinisch-psychiatrisch oder somatisch) kritisch bis ablehnend gegenüberstehen und sich in vielen Bereichen gegen die klassischen Diagnosekonzepte aussprechen.

Trotz vielfach berechtigter Kritik an psychiatrischer Diagnostik wird jedoch niemand, weder PsychiaterInnen noch PsychotherapeutInnen, auf diagnostische Instrumente verzichten können. Erst eine Klassifikation schafft die Voraussetzung für die Erfassung, Beschreibung und Erforschung von Entstehungszusammenhängen und für eine wirksame Behandlung. Selbst wenn der Anspruch besteht, vorerst keine Diagnose zu stellen, wird dies nicht gelingen, da man Störbilder (auch Symptome, Charakterzüge und Verhaltensweisen) auch ohne systematische Klassifizierung automatisch beurteilt und das Erkennen und Benennen derselben der therapeutischen Interaktion und Kommunikation immanent ist.

1.2.2 Aufgabe und Funktion

Nach heutigen wissenschaftlichen Ansätzen wird Diagnostik in der Psychotherapie als ein komplexer Prozess mit verschiedenen diagnostischen Konzepten, Erfassungsmöglichkeiten und Aufgaben gesehen. Die Hauptaufgabe sei jedoch vorangestellt: Durch das Erkennen und Beurteilen der Symptomatik soll den PatientInnen rasch die entsprechende Hilfe und Therapie zuteil werden.

Diagnostik hat in der Psychotherapie verschiedene Aufgaben und Funktionen. Nach Laireiter und Perrez werden verschiedene Funktionsbereiche differenziert:

- **Deskriptive Funktion**
  Die Beschreibung (Deskription) einer psychischen Störung dient der Identifikation und Zuordnung zu einem Syndrom, einer Störung oder einer Krankheit.
- **Klassifikatorische Funktion**
  Unter Klassifikation wird einerseits die Einteilung in ein nach Klassen (Abschnitten) gegliedertes System entsprechend einer vorliegenden Zahl von Merkmalen oder Symptomen, andererseits die Zuordnung einzelner Merkmale bzw. Symptome zu den Klassen (Abschnitten) eines solchen Systems verstanden. Die Vergabe von Diagnosen und Differenzialdiagnosen fällt in den Bereich der Klassifikation. Beschreibung und Klassifikation sind wesentliche Bestandteile der operationalisierten Diagnostik in der ICD-10 (s. S. 67).
- **Indikation**
  Indikation im therapeutischen Sinn bedeutet die Auswahl einer bestimmten therapeutischen Behandlung, Methode oder Strategie zur Behandlung eines Problems. Gemeint ist, dass durch eine Diagnose die Wahl einer bestimmten Therapiemethode erleichtert werden soll, wie beispielsweise die Verhaltenstherapie bei einer Höhenphobie.
- **Ätiologische oder Erklärungsfunktion**
  Die ätiologische Diagnostik dient dazu, Entstehungsbedingungen zu analysieren, um die Behandlung und den Verlauf einer Störung besser zu verstehen. Die ICD-10 versucht jedoch bei den meisten psychischen Störungen ätiologische Analysen (Ursachenanalysen) nicht in den diagnostischen Prozess einfließen zu lassen, was aber bei einigen Krankheitsbildern nicht gelingt: Beispiele sind die *Anpassungsstörung* (F43.2), die *posttraumatische Belastungsstörung* (F43.1) oder die *dissoziative Störung* (F44), bei denen ätiologische Annahmen Diagnosekriterien sind.
- **Prognostische Funktion**
  Die Prognose einer psychischen Störung ist für die Therapie von zentraler Bedeutung. Eine Diagnose soll daher auch über die Entwicklung der Symptomatik und Therapierbarkeit Aussagen treffen. Beispielsweise weist die Diagnose *depressive Störung* (F32) auf ein gutes Ansprechen auf Antidepressiva und Psychotherapie hin, während die Diagnose *dissoziale Persönlichkeitsstörung* (F60.2) eine relativ schlechte Prognose beinhaltet.

- **Kontroll- und Steuerungsfunktion**
  Diagnostik ist nicht nur zu Beginn einer Therapie ein wesentlicher Faktor mit vielen Funktionen, sondern sie ist auch ein therapiebegleitender Prozess, der als Qualitätssicherung dient. Eine anfängliche depressive Symptomatik kann sich im Laufe der Behandlung zurückbilden und als Indikator des Therapieerfolgs gesehen werden.
- **Dokumentation**
  Die Dokumentation von psychotherapeutischer Tätigkeit und von Diagnosen ist aus berufsrechtlichen Gründen notwendig. Die Krankenkassen der deutschsprachigen Länder (Deutschland, Österreich und Schweiz) haben als verpflichtendes Diagnosesystem derzeit die ICD-10 eingeführt. Weitere Gründe für eine Dokumentation sind berufsethischer Natur, nämlich um Psychotherapie als wissenschaftliches Verfahren aufzuzeichnen, und von praktischer Relevanz, da Therapieerfolg und Verlauf festgehalten werden können. Die Dokumentation der Diagnose, sowohl zu Beginn einer Therapie als auch während ihres Verlaufs und am Ende, ist verpflichtend.
- **Therapeutische Funktion**
  Ganz im Gegensatz zur Annahme der Vertreter der antipsychiatrischen Bewegung haben Diagnostik und die daraus entstehende Erkenntnis für den Patienten auch einen therapeutischen Wert, der Einsicht und Selbstreflexion fördern soll. Dies kommt beispielsweise bei psychoedukativen Verfahren zum Tragen, wo PatientInnen durch genaue Kenntnis ihrer Störung lernen, den Umgang mit Beeinträchtigungen und Rückfällen besser zu bewältigen.

1.2.3 Diagnostische Ansätze in der Psychotherapie

Ein Missverständnis bei der Betrachtung der Diagnose psychiatrischer Erkrankungen könnte darin liegen, dass oft von einem einzigen diagnostischen Konzept ausgegangen wird, mit dem alle Aufgaben und Funktionsbereiche erfasst werden sollen. Laireiter unterscheidet in der Psychotherapie zu Recht vier **Diagnostikkonzepte:** das **psychiatrische**, das **medizinische**, das **theoriebezogene** und das **psychologische.** Als fünftes Konzept wäre die **operationalisierte psychodynamische Diagnostik** (**OPD**) zu nennen, die versucht, die ersten vier Ansätze zu einem Ganzen zusammenzuführen. Die Idee dazu stammt vorwiegend von psychodynamisch orientierten PsychotherapeutInnen und PsychiaterInnen.

1.2.3.1 Klinisch-psychiatrische Diagnostik

Der Inhalt der klinisch-psychiatrischen Diagnostik ist zentraler Gegenstand dieses Bandes, die Funktion wird in den Abschnitten *Grundlagen der deskriptiv-psychopathologischen Diagnostik* und *Grundlagen der ICD-10* dargestellt (s. S. 30 ff. und 67 ff.).

Die psychiatrische Diagnostik geht davon aus, dass psychische Störungen klar erkennbare Phänomene (Symptome) aufweisen, wobei möglichst genaue Kriterien zur Beschreibung (Ein- und Ausschlusskriterien, Schweregrad, Zeitkriterien) angeführt sind, um sie von anderen psychischen Störungen abzugrenzen (operationalisierter Ansatz). Weitere Merkmale sind das Komorbiditätsprinzip und die Multiaxialität (s. S. 69 ff.). Klinisch-psychiatrische Diagnostik dient zur Feststellung von leichten, mittelgradigen und schweren psychischen Störungen, die einen beträchtlichen Leidenszustand für die PatientInnen darstellen. Der Staat hat in Zeiten der Budgetknappheit naturgemäß nur daran Interesse, die Finanzierung der Behandlung von klinisch relevanten psychischen Störungen zu übernehmen. Eine psychiatrische Diagnose (derzeit nach ICD-10) legitimiert daher eine Kostenübernahme durch die Krankenkasse.

Dieser wesentliche Aspekt darf aber nicht darüber hinwegtäuschen, dass eine sorgfältige psychiatrische Diagnostik zu den wichtigsten Aufgaben im Rahmen einer Psychotherapie gehört. Es herrscht unter manchen PsychotherapeutInnen, PsychologInnen und ÄrztInnen die unrichtige Meinung, dass die deskriptive und klinisch-psychiatrische Diagnostik nach ICD-10 oder DSM IV nur einem Zweck diene, nämlich die Behandlung vor der Krankenkasse zu rechtfertigen, und nicht geeignet sei, seelische Störungen zu erfassen. Dies ist abzulehnen, weil dabei ignoriert wird, dass in der derzeit gängigen Praxis Klassifikationssysteme verwendet werden, um Behandlungsbedürftigkeit festzustellen. Außerdem stellen sie eine wesentliche Voraussetzung dar, um epidemiologische wissenschaftliche Untersuchungen durchzuführen, eine psychotherapeutische und psychiatrische Versorgung zu planen und die Kommunikation zwischen PatientIn, TherapeutIn und Kostenträger zu verbessern.

1.2.3.2 Medizinische Diagnostik

Auch wenn PsychotherapeutInnen nicht zur Diagnostik von körperlichen Erkrankungen befugt sind, so hat auch das medizinisch-somatische diagnostische Konzept in der Psychotherapie einen hohen Stellenwert. Psychische Störungen haben in manchen Bereichen eine organische Grundlage, z. B. die *orga-*

nischen psychischen Störungen (F0) und die *Störungen durch psychotrope Substanzen* (F1) wie Alkohol, Heroin etc. Wegen ihrer besonderen Bedeutung erhielten sie in der ICD-10 auch „niedrige" Kodierungsnummern. Somatisch-medizinische Störungen (z. B. hormonelle Störungen) können sich primär mit psychischen Symptomen oder Verhaltensauffälligkeiten präsentieren und im Rahmen einer Psychotherapie auffallen. In beiden Fällen ist eine medizinische Abklärung bzw. die enge Zusammenarbeit mit ÄrztInnen notwendig. Eine dritte wichtige Störungsgruppe sind die *somatoformen Störungen* wie die *Somatisierungsstörung* (F45.0) oder die *hypochondrische Störung* (F45.2). Um eine Diagnose zu stellen, ist eine eingehende medizinische Untersuchung gefordert, die eine körperliche Ursache der Beschwerden auszuschließen hat.

1.2.3.3 Theoriebezogene Diagnostik

Die verschiedenen therapeutischen Richtungen brachten auch in der Diagnostik unterschiedliche theoretische Modelle hervor. Die bekanntesten sind die **Verhaltensdiagnostik** und die **psychoanalytische Diagnostik** als entsprechende Konzeption des jeweiligen Therapiemodells. Aber auch andere Schulen und Richtungen wie die **Psychotherapie nach Rogers**, die **systemische Familientherapie** oder die **interpersonelle Psychotherapie** haben eigene Konzepte. In der Psychotherapieausbildung lernen die KandidatInnen, durch das jeweilige theoretische Modell psychodynamische, interpersonale und intrapsychische Phänomene zu erfassen und zu verstehen. Die theoriebezogene Diagnostik hat in der Psychotherapie einen besonderen Stellenwert, da sie die jeweilige theoretische Orientierung und Grundhaltung des Therapeuten verkörpert und dem jeweiligen therapeutischen Ansatz Spezifität verleiht.

1.2.3.4 Psychologische Diagnostik

Psychologische Diagnostik ist eine Teildisziplin der Psychologie und sollte nur von erfahrenen und befugten Spezialisten (meist PsychologInnen) durchgeführt werden. Die Methoden sind Exploration (Interview, Anamneseerhebung), Verhaltensbeobachtung (Selbst- und Fremdbeobachtung), psychophysiologische und testpsychologische Diagnostik. Zu den testpsychologischen Verfahren zählt man Leistungstests (z. B. **Intelligenztest**) und Persönlichkeitstests wie der **Persönlichkeitsstrukturtest** oder der **Rorschach-Test.** Klinische Psychodiagnostik kann zu Beginn einer Behandlung eine wertvolle Hilfe sein, dient im Verlauf aber auch der **evaluativen Diagnostik** und trägt somit zum Effekt oder Erfolg einer Psychotherapie bei.

Nicht zur eigentlichen psychologischen Diagnostik gehörig, aber von dieser beeinflusst sind **strukturierte und standardisierte diagnostische Befunderhebungsinstrumente** und **Interviews**. Diese dienen der diagnostischen Zuordnung, der Symptomdokumentation und der Verbesserung der Vergleichbarkeit von psychischen Störungen. Beim standardisierten Interview ist das diagnostische Vorgehen präzise vorgeschrieben, hingegen gibt das strukturierte Interview einfach die Reihenfolge der zu erhebenden Symptome, Zeitkriterien etc. vor. Check- und Merkmalslisten (z. B. ICDML, ICD-10-Merkmalsliste) beinhalten stichwortartig die zu erwartenden Merkmale, wobei die Art der Fragestellung und der Ablauf der Informationserhebung dem Untersucher frei stehen. Dadurch sind sie im klinischen Gebrauch besonders praktikabel.

Ein international weit verbreitetes Interviewverfahren ist das **CIDI** („Composite International Diagnostic Interview"), das für epidemiologische Untersuchungsansätze entwickelt wurde, oder das **SCAN** („Schedules for Clinical Assessment in Neuropsychiatry"). Für das DSM IV wurde ein strukturiertes klinisches Interview (**SKID**) geschaffen, welches in den USA häufig verwendet wird. Die „Hamilton Depression Scale" (**HAMD**) und die „Brief Psychiatric Rating Scale" (**BPRS**) sind weitere standardisierte Befunddokumentationen, die in Forschung und Praxis zur Anwendung kommen.

1.2.3.5 Operationalisierte psychodynamische Diagnostik

Die operationalisierte psychodynamische Diagnostik (OPD) ist das Ergebnis einer mehrjährigen Arbeit von psychodynamisch interessierten TherapeutInnen zu Beginn der 90er-Jahre mit dem Ziel, eine Weiterentwicklung der psychiatrischen Diagnostik zu bewirken. Wie bei der ICD-10 handelt es sich hier um ein multiaxiales System auf der Basis von Operationalisierung und Manualisierung. Das eigentlich Neue sind psychodynamische Konstrukte, die den Bedürfnissen der psychotherapeutisch tätigen KollegInnen entgegenkommen sollen. Weitere Ziele, die sich der Arbeitskreis OPD gesetzt hat, sind es, ein Instrument für die Weiterbildung in psychoanalytischer und psychodynamischer Psychotherapie zu schaffen, einen Beitrag zur Forschung in diesem Bereich zu leisten und ein Instrument der Kommunikation unter KlinikerInnen und WissenschaftlerInnen zu sein.

Der Aufbau der **OPD** besteht aus fünf Achsen:

- **OPD-Achse I: Krankheitserleben und Behandlungsvoraussetzungen**
  Grundlegende Merkmale des Krankheitserlebens und der Krankheitsverarbeitung (z. B. Leidensdruck, sekundärer Krankheitsgewinn, Motivation

zur Psychotherapie, soziale Ressourcen etc.) werden erfasst. Diese Faktoren haben Einfluss auf den Verlauf der Störung und sind wesentlich hinsichtlich der psychotherapeutischen Beeinflussbarkeit.

- **OPD-Achse II: Beziehung**
  Auf der zweiten Achse werden mögliche repetitive dysfunktionale Beziehungsmuster angeführt. Gestörte Beziehungsmuster sind von zentralem Interesse in der psychodynamischen und psychotherapeutischen Forschung. Die Grundstruktur der „Beziehungsachse" sind Beziehungsmerkmale aus der Perspektive des Patienten oder aus dem Erleben des Untersuchers. Es soll erfasst werden, wie der Patient seine Beziehungen in den verschiedenen sozialen Bereichen gestaltet.
- **OPD-Achse III: Konflikt**
  Hier werden jene intrapsychischen und interpersonellen repetitiven Konfliktmuster beurteilt, die Themen wie Abhängigkeit versus Autonomie, Unterwerfung versus Kontrolle, Selbstwertkonflikte oder Identitätskonflikte beinhalten.
- **OPD-Achse IV: Struktur**
  Psychische Struktur kann als eine für das Individuum typische Erlebens- und Verhaltensweise verstanden werden. Auf der Achse IV werden persönlichkeitsstrukturelle Züge und Merkmale eines Menschen entsprechend dem unterschiedlichen Integrationsniveau abgebildet. Beispiele sind die Fähigkeit zur Selbstwahrnehmung und Selbststeuerung, das Abwehrverhalten, die Kommunikations- und Bindungsfähigkeit sowie das psychische Gesamtniveau.
- **OPD-Achse V: Psychische und psychosomatische Störungen (ICD-10)**
  Auf der Achse V sollen die deskriptiven Diagnosen nach dem Kapitel V (F) der ICD-10 diagnostisch abgebildet werden. Neben der Multiaxialität sind Reihenfolge und Gewichtung der Diagnosen wie bei der Diagnostik nach ICD-10 einzuhalten. Damit anerkennt die OPD als vorwiegend psychodynamisch ausgerichtete Diagnostik die Notwendigkeit einer deskriptiv ausgerichteten Diagnosestellung.

1.3 Historische Entwicklung von Klassifikationssystemen

1.3.1 Traditionelle Klassifikationssysteme

Erst zu Beginn des 19. Jahrhunderts wurden psychische Verhaltensauffälligkeiten und Abnormitäten als Krankheiten des Gehirns und der Psyche aufgefasst. Bis dahin ordnete man psychische Störungen göttlichen Kräften, der

Magie und Teufeln oder Hexen zu. Die Betroffenen wurden nicht als krank gesehen und daher auch nicht behandelt, sondern Verbrechern, Landstreichern und Prostituierten gleichgestellt und in Zuchthäusern und Gefängnissen untergebracht. Mit dem Aufkommen der Naturwissenschaften setzte sich aber die Meinung durch, dass Menschen mit psychischen Auffälligkeiten „geisteskrank" seien und wie körperlich Erkrankte ebenso Hilfe benötigten. Parallel zum wissenschaftlichen Erkenntnisgewinn wurden auch psychopathologische Zustandsbilder definiert, was als Anfang der psychiatrischen Klassifikation aufgefasst werden kann.

Philippe Pinel (1745–1826) und Jean-Etienne Esquirol (1772–1840) gelten als Begründer der klinischen Psychiatrie, die sich damals vorwiegend mit der Schilderung und Beschreibung von psychischen Auffälligkeiten befasste. Mitte des 19. Jahrhunderts wurde die Psychiatrie im deutschsprachigen Raum in zwei Gruppen gespalten: Die „Psychiker" definierten Geisteskrankheiten als Krankheiten der Seele, hingegen verwendeten die „Somatiker" – die als Vorläufer der biologisch orientierten PsychiaterInnen gelten – naturwissenschaftliche Ansätze. Der wichtigste Vertreter der „Somatiker" war Wilhelm Griesinger (1810–1865), der den Begriff der „Einheitspsychose" prägte, welcher keine klare Grenze zwischen den einzelnen psychischen Krankheiten zieht. Es folgten anders gestaltete Einteilungen in der Klassifikation, wie beispielsweise die von Karl Kahlbaum (1828–1899), der eine neue klinisch-nosologische Einteilung mit der Forderung, auch den Prozess der Erkrankung zu berücksichtigen, vorlegte. Kahlbaum ist auch als Vorläufer der Kraepelin'schen Schule zu sehen.

Emil Kraepelin (1856–1926) richtete sein Hauptaugenmerk auf die Syndromatologie und Verlaufsbeobachtung bei psychiatrischen Erkrankungen, weswegen er als Begründer der nosologischen Klassifikation und deskriptiven Diagnostik anzusehen ist. Dennoch unterschied er exogene, endogene und psychogene Krankheiten („triadische" Anordnung) und führte das dichotome System ein, das zwischen schizophrenen Störungen (von ihm „Dementia praecox" genannt) und manisch-depressivem Kranksein differenziert. Diese zwei Krankheitsentitäten wurden aus der Zusammenschau von Symptomen und Krankheitsverlauf interpretiert.

Eugen Bleuler (1857–1940), der den Begriff „Schizophrenie" prägte, beschrieb dieses Krankheitsbild als eine Störung, die sich in verschiedenen Ausdrucksformen präsentiert und unterschiedliche Verläufe nehmen kann. Daher sprach er treffender von der „Gruppe der Schizophrenien". Die Systematik, die von Kraepelin und Bleuler erarbeitet wurde, beeinflusste nachhaltig die weitere Entwicklung der psychiatrischen Krankheitslehre.

Karl Jaspers (1883–1962), als weiterer wichtiger Mitbegründer der psychiatrischen Klassifikation, gilt als psychopathologisch-beschreibender Phänomenologe, der 1913 mit der Veröffentlichung der „Allgemeinen Psychopathologie“ eine neue Schule psychopathologisch orientierter PsychiaterInnen prägte. Neben der Phänomenologie betonte er auch die lebensgeschichtliche Genese von psychischen Erkrankungen.

Kurt Schneider (1887–1967) war syndromatologisch orientiert und nicht an Krankheitsverläufen interessiert. Seine Bedeutung liegt in der Schizophreniediagnostik, wo er „Symptome 1. Ranges“ und zusätzlich die weniger charakteristischen „Symptome 2. Ranges“ beschrieb. 1923 erschien sein Werk „Die psychopathischen Persönlichkeiten“, das einen großen Einfluss auf die Entwicklung der Klassifikation von Persönlichkeitsstörungen hatte. 1946 formulierte er in der „Klinischen Psychopathologie“ das „triadische System“ in der psychiatrischen Nosologie.

Sigmund Freud (1856–1939) entwickelte das psychoanalytische Denkmodell, welches auch auf die gegenwärtigen Diagnosesysteme indirekten Einfluss hatte. Beispiele sind die *Zwangsstörung*, die *dissoziativen* und die *somatoformen Störungen*.

Als das Gemeinsame aller traditionellen Klassifikationsysteme kann die Einteilung in exogene (organische), endogene und psychogene Störungen nach dem **„triadischen System“** gesehen werden (s. Tab. 1):

Tab. 1: Das triadische System der psychiatrischen Krankheitslehre (nach Kurt Schneider, 1946)

Abnorme Erlebnis- (Belastungs-) Reaktionen Abnorme (neurotische) Persönlichkeitsentwicklungen	**Abnorme Spielarten des seelischen Wesens (Psychogene Störungen)**	Abnorme Verstandesanlagen Abnorme Persönlichkeiten
	Körperlich begründbare Psychosen (Exogene Störungen)	Primäre Hirnkrankheiten (hirnorganische Psychosen) Hirnbeteiligte Körperkrankheiten (symptomatische Psychosen)
	Endogene Psychosen (Endogene Störungen)	Zyklothymien (manisch-depressiver Formenkreis) Schizophrenien (schizophrener Formenkreis)

Exogene Störungen sind Zustandsbilder, bei denen eine „äußere" Ursache für die Symptomatik gefunden werden kann. Dies sind Erkrankungen des Gehirns (z. B. Meningitis, Enzephalitis, hormonelle Störungen) oder andere somatische Erkrankungen, die eine psychische Symptomatik auslösen.

Endogene Störungen haben „innere" Ursachen, womit biologische Anlagefaktoren (meist genetische Faktoren) gemeint sind. Man fasste die *Schizophrenie* und die *manisch-depressive Erkrankung (bipolare affektive Störung)* als endogene Psychosen auf.

Bei **Psychogenen Störungen** nimmt man psychodynamische und erlebnisbedingte Faktoren als unmittelbare Ursache für die Störungen an. Die schweizerische und deutsche Psychiatrie unterschied vor Einführung des Operationalisierungsprinzips die Reaktionen (z. B. *akute Belastungsreaktion*), die einfachen Entwicklungen (z. B. *Anpassungsstörung*), die neurotischen Entwicklungen, die psychosomatischen Störungen, die Persönlichkeitsstörungen und die sexuellen Perversionen (siehe auch Kapitel *Neurotische, Belastungs- und somatoforme Störungen*, S. 156).

Die durch die Dreiteilung gegebene Gliederung stellte sich jedoch bald als wissenschaftlich unhaltbar heraus, da fast alle psychischen Störungen – wenn auch unterschiedlich gewichtet – einen psychogenen, einen exogenen (körperlichen) **und** einen endogenen (anlagebedingten) Anteil aufweisen. Selbst bei der früher als eindeutig endogen angesehenen *Schizophrenie* findet man alle drei Faktoren: Der endogene Anteil ist durch die Erblichkeit der Störung bewiesen. Entwicklungsstörungen des Gehirns, etwa durch intrauterine virale Infektionen (= exogene Faktoren), werden ebenso von Wissenschaftlern diskutiert wie psychogene Anteile, die sich durch das Auftreten der Symptomatik nach psychischen Belastungen als Auslöser zeigen.

Daher geht man mittlerweile von einer **multifaktoriellen Ätiopathogenese** (Krankheitsverursachung) von psychischen Störungen aus („biopsychosoziales Modell"), was Auswirkungen auf die gegenwärtigen Klassifikationssysteme hat. Krankheiten werden nun nach Symptom- und Verlaufskriterien eingeteilt (operationalisierte Diagnosekriterien). Das Operationalisierungsprinzip wird auch als Trennlinie zwischen traditioneller (triadisches System) und moderner Diagnostik (z. B. ICD-10) gesehen (Klosterkötter, 2002).

1.3.2 Entwicklung der modernen Klassifikationssysteme (ICD, DSM)

1.3.2.1 Anfänge

Bereits 1853 wurden internationale Klassifikationen (vorwiegend Todesursachen) von psychischen und körperlichen Krankheiten erstellt, die nach dem ersten Weltkrieg der Völkerbund (Vorgängerorganisation der UNO) übernahm. Diese Aufgabe wurde von der Weltgesundheitsorganisation (WHO) als Unterorganisation der UNO 1948 weitergeführt, die 1955 bereits eine siebte Revision der Klassifikation erstellte. Das Kapitel über psychiatrische Krankheiten wurde nur von wenigen Mitgliedsländern der Vereinten Nationen übernommen, da es von PsychiaterInnen als ungenügend und wenig differenziert angesehen wurde, weil z. B. organische Psychosyndrome nicht enthalten waren. Dies führte dazu, dass die einzelnen Länder eigene Klassifikationen erstellten und eine Unzahl von nicht kompatiblen und nebeneinander bestehenden Diagnoseschemata verwendet wurden.

In dieser für die Wissenschaft schwierigen Situation erarbeitete Erwin Stengel im Jahre 1959 im Auftrag der WHO eine Übersicht aller existierenden Klassifikationssysteme und forderte in seiner kritischen Arbeit, dass eine internationale Klassifikation auch operationalisierte Kriterien (Ein- und Ausschlusskriterien) enthalten sollte.

1.3.2.2 Vorgänger der ICD-10 (ICD-8, ICD-9)

Die 1967 erschienene **ICD-8** beinhaltete bereits fast alle wesentlichen psychischen Störungen, die jedoch wenig differenziert und ohne operationalisierte Kriterien dargestellt wurden. Die Einteilung erfolgte nach ätiologischen (triadisches System) und syndromatologischen Gesichtspunkten im Sinne Kraepelins. Die ICD-8 wurde von vielen Ländern akzeptiert und offiziell angewendet.

Die **ICD-9** wurde 1979 eingeführt und war eine Weiterentwicklung der achten Revision, die ähnliche Prinzipien verfolgt hatte und kategorial aufgebaut war. Die grobe Unterteilung erfolgte in Psychosen (organische Psychosen, Alkohol- und Drogenpsychosen, Schizophrenie, affektive Psychosen und reaktive Psychosen) und Neurosen, Persönlichkeitsstörungen und andere nichtpsychotische psychische Störungen. Das System ist nosologisch, typologisch und ätiologisch orientiert, wobei Kriterienorientiertheit und Operationalisierung weitgehend fehlen. Die ICD-9 war in Deutschland und

Österreich bis 1999 gültig, was doch verwundert, da moderne operationalisierte Diagnosesysteme bereits in verschiedenen Formen vorlagen.

1.3.2.3 DSM III, DSM III-R, DSM IV

Die amerikanische Psychiater-Vereinigung (American Psychiatric Association, APA) erstellte 1980 das **DSM III** (Dritte Auflage des „Diagnostischen und Statistischen Manual Psychischer Störungen"), das als erstes Klassifikationssystem die von Erwin Stengel geforderten operationalisierten Diagnosekriterien enthielt. Neben dem Operationalisierungsprinzip wurde auch eine multiaxiale Diagnostik mit fünf Achsen eingeführt, um wichtige Informationsbereiche wie psychopathologisches Syndrom, Persönlichkeit, körperliche Krankheiten, situative Auslöser und die soziale Adaption getrennt erfassen zu können (siehe auch im Abschnitt *Grundlagen der ICD-10*, S. 67 ff.). Das DSM verwendet vielfach andere Definitionen der einzelnen Störungen als die ICD-9, ist auch nach anderen Gesichtspunkten aufgebaut und weicht beträchtlich von der traditionellen Krankheitslehre der europäischen (v. a. deutschsprachigen) Psychiatrie ab.

Die bessere Repräsentation des aktuellen Wissensstandes und die Operationalisierbarkeit führte zu einer raschen Verbreitung des DSM auch außerhalb der USA und wurde – vor allem im universitären Bereich – eher als die ICD-9 angewendet. 1987 erschien eine revidierte Fassung des DSM III, das **DSM III-R,** welches deutliche inhaltliche Änderungen aufwies. Das dem DSM III durchaus ähnliche **DSM IV** (1994) und dessen Textrevision **DSM IV TR** (2003) wiederum versuchen eine gewisse Kompatibilität zur ICD-10 herzustellen.

1.3.2.4 ICD-10

In der 10. Revision der ICD wollte man die Eigenschaften (Operationalisierbarkeit, Multiaxialität) des mittlerweile für wissenschaftliche Arbeiten verwendeten DSM III übernehmen. Nachdem die WHO aber auch dazu verpflichtet ist, eine Klassifikation vorzulegen, die in allen Ländern der Vereinten Nationen brauchbar und anerkannt ist und die Diagnosegewohnheiten der einzelnen Länder berücksichtigt, nahmen Forscher und Kliniker aus mehr als 40 Ländern an der Entwicklung der ICD-10 teil. Man orientierte sich im Wesentlichen an der deskriptiven Diagnostik des DSM III und des DSM III-R bei gleichzeitiger Berücksichtigung der spezifischen Diagnosegewohnheiten der einzelnen Länder. Beispielsweise werden Begriffe wie *Neu-*

rasthenie (F48.0) oder *Schizophrenia simplex* (F20.6) in der ICD-10 aus traditionellen Gründen beibehalten, während im DSM diese Störungen nicht aufgenommen wurden, da sie unpräzise Kriterien haben (niedrige Validität und Reliabilität; siehe auch S. 33) und daher schwer zu diagnostizieren sind.

Im klinisch-diagnostischen Bereich sind beide Systeme ähnlich und ebenbürtig. Da in den deutschsprachigen Ländern und in allen EU-Staaten mittlerweile die zehnte Revision der ICD für die Abrechnung bei den Krankenkassen sowohl bei somatischen als auch bei psychischen Krankheiten gilt, wird im vorliegenden Band überwiegend auf dieses Klassifikationssystem Bezug genommen.

DSM IV und ICD-10 gelten derzeit als die beiden wichtigsten Klassifikationssysteme von psychischen Störungen. Das nebeneinander Bestehen („Duplizität") der Diagnosesysteme hat aber für Wissenschaft und Praxis mehr Nachteile als Vorteile gebracht. Eine zukünftige Zusammenführung der nächsten Revisionen (DSM V und ICD-11) wäre ein praxisorientierter Wunsch an die verantwortlichen WissenschaftlerInnen.

2 Grundlagen der deskriptiv-psychopathologischen Diagnostik

Deskriptive Psychodynamik als Grundlage der „Psychodynamik“

„Beschreibende Psychopathologie ist nicht statische Psychiatrie. Gerade der, der sorgfältig und selbstkritisch beobachten und beschreiben gelernt hat, wird deutlich erkennen, dass Psychopathologie etwas unaufhörlich Bewegtes, nichts Starres ist, dass kein Gegensatz zwischen deskriptiver Psychopathologie und sog. „Psychodynamik“ besteht, sondern dass eine saubere deskriptive Psychopathologie die Grundlage für eine Werdens-Geschichte ist, die sich nicht im Spekulativen verliert. Auch die kategorisierende Betrachtung hat den Mitteilungsgehalt des beschreibbaren Symptoms im Sinne. Damit ist sie eine Vorraussetzung für die Erforschung eines Individuums in seinem jeweiligen lebensgeschichtlichen („Situation“) und das heißt immer auch gemeinschaftlichen Werden.“

Christian Scharfetter (1991)

Die deskriptiv-psychopathologische Befunderhebung ist der Kern der modernen Diagnosesysteme wie der ICD-10 oder des DSM IV und ist Grundlage jeder psychiatrischen Diagnostik. Im Gegensatz zur theoriebezogenen Diagnostik, die in der Psychotherapie eine große Bedeutung hat, vermeidet die deskriptive Diagnostik implizierte theoretische Vorannahmen und versucht dadurch eine gewisse Objektivität in die Befunderstellung zu bringen. Die Objektivierung hat aber auch **Nachteile**, da komplexe Erlebnisweisen – beispielsweise im interpersonellen Bereich oder auf der Beziehungsebene – nur ungenügend erfasst werden. In der Befundung können manchmal formale quantitative Aspekte gegenüber inhaltlichen Aspekten überwiegen. Die dynamische Verstehensweise von psychischen Störungen, um die sich zahlreiche Psychotherapietheorien bemühen, spielt in der deskriptiven Diagnostik eine untergeordnete Rolle. Subjektive Erlebnisweisen, psychodynamische Vorstellungen (z. B. Abwehrmechanismen) etc. sind nicht in die Kriterienkataloge der gegenwärtigen Klassifikationsmanuale (ICD-10) aufgenommen.

Der **Vorteil** des deskriptiven Ansatzes liegt jedoch in der Reduzierung der Gefahr, dass ungeprüfte ätiopathogenetische Hypothesen Auswirkungen auf Diagnostik und Behandlung haben. Beispielsweise wurde früher die sogenannte endogene Depression (nach ICD-9) vorwiegend medikamentös behandelt, da man annahm, dass die Symptomatik ohne Auslöser oder psychodynamischen Hintergrund entstehe. Eine ähnliche Hypothese (nur mit umgekehrten Vorzeichen) wurde bei der neurotischen Depression aufgestellt, die – da psychogen entstanden – als Domäne der Psychotherapie galt und deren Behandlung mit Antidepressiva als falsch angesehen wurde. Dabei können bei beiden Formen der Depression sowohl Psychotherapie als auch medikamentöse Therapie positive Wirkung zeigen. Als klinisch relevant hat sich hingegen der unterschiedliche Schweregrad der jeweiligen Symptomatik herausgestellt.

Die Beschreibung (Deskription) der Psychopathologie einer psychischen Störung ist in Bezug auf Diagnostik, Therapie und Forschung bedeutsam und entscheidend. Die Symptomatik soll einfach, überprüfbar und übersichtlich dargestellt werden, um – ohne Einfluss ätiologischer Vorannahmen im diagnostischen Prozess – eine möglichst große Übereinstimmung zwischen TherapeutInnen, ForscherInnen und Laien zu erzielen.

2.1 Symptom, Syndrom, Störung, Krankheit

In der deskriptiven Diagnostik stellt die kleinste zu untersuchende Einheit das **Symptom** dar, welches bei einem Patienten beobachtet oder von diesem mitgeteilt wird. Beobachtbare Symptome, die in der englischsprachigen Literatur auch „signs“ (Zeichen) genannt werden, sind Ausdrücke einer gestörten Psychomotorik wie Unruhezustände, schnelles Sprechen oder reduzierte Mimik etc. Diese offensichtlichen Informationen sind für jeden Therapeuten in gleicher Weise nachvollziehbar und sollen bei der psychopathologischen Beurteilung eines Patienten Priorität in der Erfassung haben. Ebenfalls zu den Symptomen („symptoms“) zählt man die Manifestationen des psychischen Zustandes, die vom Betroffenen berichtet werden, ohne dass diese vom Untersucher beobachtet werden, wie beispielsweise Schlafstörungen oder Halluzinationen (subjektive Informationsquellen).

Generell bezeichnet man alle einzelnen psychischen Phänomene („signs“ und „symptoms“), die bei einem Patienten beobachtet oder von diesem berichtet werden, als **psychopathologische Symptome**. Dies sind abnorme Verhaltens- und Erlebensweisen, die sich bei einem Patienten herausheben und erst dadurch eine Bedeutung erhalten. Kein Symptom ist für sich betrachtet pathologisch, abnorm oder krankhaft. Viele Phänomene gehören zum normalen Erfahrungsschatz eines Menschen. Das gilt selbst für so ungewöhnliche Symptome wie Halluzinationen oder Wahngedanken. Pathologisch, d. h. krankhaft, werden sie erst dann, wenn sie durch Schwere, Häufigkeit und Dauer zu einer Einschränkung der Lebensweise des betroffenen Menschen führen.

Psychische Symptome können viele Ursachen haben, wie eine organische Erkrankung, eine verständliche psychische Reaktion auf belastende Ereignisse (traurige Verstimmung nach Todesfall) oder komplexe intrapsychische Prozesse. Bei der deskriptiv-psychopathologischen Befunderhebung sind solche Überlegungen von untergeordneter Bedeutung, weil hier die exakte Erhebung der psychopathologischen Symptome das primäre Ziel darstellt.

Von einem **Syndrom** spricht man, wenn Symptome in einem Komplex oder Verband auftreten. Beispiele sind das depressive Syndrom, das Angstsyndrom oder das paranoid-halluzinatorische Syndrom (siehe auch *Syndrome und ihre Beziehung zur ICD-10,* S. 52). Die Konstellation psychopathologischer Symptome stellt in der Diagnostik einen Zwischenschritt dar. Da die Ursache und der Verlauf von vielen psychischen Störungen zum Zeitpunkt der Befunderhebung nicht bekannt sind und unter Umständen auch nie sein werden, plädieren einige Autoren dafür, die Syndromebene stärker zu betonen und psychische Krankheiten als Syndrome zu bezeichnen, vor allem wenn wenig Informationen vorliegen. Statt von Krankheiten soll pragmatischer von Syndromen gesprochen werden, was den Vorteil hätte, dass man sich – was die diagnostische Zuordnung (z. B. nach ICD-10) betrifft – noch nicht festlegen muss und die schwer lösbaren Probleme der Klassifikation und Nosologie (= Krankheitslehre; die systematische Einordnung und Beschreibung von Krankheiten) von psychischen Störungen vorerst vermeiden kann. Von einer Krankheit spricht man erst dann, wenn Ursache, Symptomatik, Verlauf, Prognose und Therapie eines Störbildes bekannt und vereinheitlicht sind oder ein diesbezügliches Konzept vorliegt. Deswegen wurde in der ICD-10 der Begriff der **Störung** eingeführt, der sich vom Begriff der **Krankheit** abheben soll.

Spricht man von einer **psychischen Störung**, sollten jedoch mehr Informationen (z. B. Ein- und Ausschlusskriterien, Dauer oder Schweregrad) als bei einem Syndrom vorliegen. Einige psychische Störungen, die in der ICD-10 beschrieben werden, wie die *Demenz* oder die *Schizophrenie*, kommen dem medizinischen Krankheitskonzept sehr nahe, während die *Borderline Persönlichkeitsstörung* oder die *dissoziative Störung* eher dem Syndromkonzept entsprechen.

In Tabelle 2 werden die Begriffe „Symptom“, „Syndrom“ und „Störung/ Krankheit“ anhand der Störbilder „Angststörung“ und „Depression“ erläutert.

Tab. 2: Die Begriffe Symptom/Syndrom/Störung am Beispiel von Depression und Angststörung

Ebene	**Symptom**	**Syndrom**	**Störung/Diagnose nach ICD-10**
Beispiel/Depression	Zum Beispiel Antriebslosigkeit, Hoffnungslosigkeit, Schlafstörungen	Depressives Syndrom	Zum Beispiel *Mittelgradige depressive Störung* (F32.1)
Beispiel/ Angststörung	Zum Beispiel Furcht davor, im Zentrum der Aufmerksamkeit zu stehen; Angst vor Erröten; Angst, zu erbrechen	Angstsyndrom	Zum Beispiel *Soziale Phobie* (F40.1)
Erfassung	Gespräch, Exploration, Verhaltensbeobachtung	Gespräch, Exploration, Verhaltensbeobachtung, (strukturiertes) Interview, Anamnese	Gespräch, Exploration, Verhaltensbeobachtung, (strukturiertes) Interview, Anamnese, ev. Testverfahren, körperliche Untersuchung
Praktische Bedeutung	Befunddokumentation, erste Orientierungshilfe	Erste Therapieentscheidungen, Hinweise auf weitere diagnostische Schritte	Kommunikation, Dokumentation, Therapieentscheidung

2.1.1 Reliabilität

Unter „Reliabilität" (engl. *reliable* „verlässlich") versteht man in der Psychologie den Grad der Genauigkeit oder Zuverlässigkeit, mit der ein Untersuchungsverfahren ein bestimmtes Merkmal erfasst. Sie entspricht dem Kriterium der Reproduzierbarkeit. Dies bedeutet, dass bei mehrfacher Anwendung eines Untersuchungsverfahrens, das eine hohe Reliabilität aufweist, die Untersuchungsergebnisse in hohem Maß übereinstimmen.

Psychiatrische Diagnosen sind umso „reliabler", je höher die Genauigkeit und Zuverlässigkeit der diagnostischen Kriterien ist. Beispielsweise besitzt die Diagnose *paranoide Schizophrenie* (F20.0) aufgrund sehr genauer Diagnosekriterien eine hohe Reliabilität. Dies hat zur Folge, dass verschiedene Untersucher meist zum gleichen Ergebnis, d. h. zur selben Diagnose, kommen werden. Hingegen hat die Diagnose *abhängige Persönlichkeitsstörung* (F60.7) eine geringe Reliabilität, da vermutlich nur ein Teil der KlinikerInnen diese Diagnose bei ein und derselben Person stellen werden. Andere würden eventuell eine *Dysthymia* (F34.1), eine *Neurasthenie* (F48.0) oder eine *ängstliche Persönlichkeitsstörung* (F60.6) diagnostizieren.

Da PsychiaterInnen und PsychotherapeutInnen in Bezug auf Diagnosen häufig nicht übereinstimmen, ist es von großem wissenschaftlichen und praktischen Interesse, nur solche Störbilder zu definieren, die auch bei verschiedenen DiagnostikerInnen dieselbe Diagnose ergeben. Dies ist einer der Hauptgründe, warum die operationalisierte Diagnostik (mit Ein- und Ausschlusskriterien etc.) eingeführt wurde und wenig „reliable" Diagnosen wie die Neurosen in die neueren Klassifikationssysteme nicht mehr aufgenommen wurden.

2.1.2 Validität

Unter Validität (engl. *value* „Wert") versteht man den Grad der Genauigkeit, mit der ein Test auch tatsächlich das erfasst, was gemessen werden soll. Das Resultat und das Kriterium für das zu Messende sollten möglichst übereinstimmen.

Für psychiatrische Diagnosen bedeutet dies, dass Symptome oder Merkmale genau definiert sind und einem theoretischen Konzept entsprechen. Merkmale wie „Halluzination" oder „Antriebslosigkeit" sollen theoretisch untermauert sein und in der Folge mit dem Test (oder der Befragung) übereinstimmen. Die beispielhaft genannten Merkmale haben eine relativ hohe Validität, Ausdrücke wie „Selbstbezogenheit", „Gefühl der Leere" oder „dramatische Selbstdarstellung" (siehe Abschnitt *Persönlichkeitsstörungen*, S. 215 ff.) hingegen nur eine geringe. Eine Diagnose besitzt eine umso höhere Validität, je stärker sie sich in der Praxis bewährt und dem Patienten letztlich nützt. In der ICD-10 haben die Störungen mit niedrigen Nummern wie *Demenz bei Alzheimer-Krankheit* (F00), *paranoide Schizophrenie* (F20.0) oder *depressive Episode* (F32) überwiegend eine hohe Validität. Die Validität von psychiatrischen Diagnosen lässt sich oft nur durch eingehende Studien beurteilen und erst nach Jahren feststellen. Beispiele für Störungen mit geringer Validität sind die *Neurasthenie* (F48.0), die *Schizophrenia simplex* (F20.6) oder auch die *Dysthymia* (F34.1).

Die Validität korreliert nicht immer mit der Reliabilität, wobei eine niedrige Reliabilität immer auch eine geringe Validität besitzt, nicht aber umgekehrt. Die Diagnose *Dysthymia* hingegen hat durch klare, operationalisierte Kriterien eine hohe Reliabilität, die Validität jedoch wird derzeit noch als gering eingeschätzt.

2.2 Der psychopathologische Status (Symptome)

2.2.1 Bewusstseinsstörungen

Der Begriff „Bewusstsein" ist schwer zu definieren, was dazu führt, dass man diesen in seiner negativen Ausformung besser beschreiben kann, nämlich als Bewusstseinsstörung. Man differenziert zwischen quantitativen und qualitativen Bewusstseinsstörungen. Die Beurteilung erfolgt in der Regel nach quantitativen Gesichtspunkten und spielt in der Medizin (Neurologie, Innere Medizin, Psychiatrie) eine wichtige Rolle. PatientInnen mit Bewusstseinsstörungen – bei *organisch psychischen Störungen* (F0) und *Störungen durch psychotrope Substanzen* (F1) – sind häufiger in stationärer Behandlung, hingegen sind KlientInnen, die eine psychotherapeutische Praxis aufsuchen, eher „wach" und nicht bewusstseinsbeeinträchtigt.

2.2.1.1 Quantitative Bewusstseinsstörungen

Benommenheit. Der Patient ist zwar wach, aber langsam, müde und in seiner Aufnahmefähigkeit eingeschränkt.

Somnolenz. Der Patient ist schläfrig, kann aber leicht geweckt werden.

Sopor. Nur starke Reize wie kräftiges Zwicken oder laute Zurufe können den Patienten wecken.

Koma. Der Patient ist bewusstlos, nicht weckbar und hat eine reduzierte Reflextätigkeit. Ein komatöser Patient ist ein medizinischer Notfall.

2.2.1.2 Qualitative Bewusstseinsstörungen

Bewusstseinstrübung. Dem Patienten fehlt die Fähigkeit Aspekte des Erlebens, der eigenen Person und seiner Umgebung zu verstehen und sinnvoll zu koordinieren. Beispiele dafür sind Bewusstseinstrübungen bei deliranten Zustandsbildern und bei Dämmerzuständen (Epilepsie).

Bewusstseinseinengung. Der Betroffene ist wach, aber der Umfang des Bewusstseins ist eingeengt und reduziert sich z. B. auf das innere Erleben. Dadurch kommt es zu einer Verminderung der Ansprechbarkeit auf Außenreize, wobei die Handlungsabläufe äußerlich geordnet erscheinen können. Die Bewussteinseinengung kommt bei *dissoziativen Störungen* oder *Dämmerzuständen* vor.

Bewusstseinsverschiebung. Es kommt zu einer subjektiven Erweiterung des Bewusstseins, bei der es zu einer Steigerung der Wachheit kommt. Der Patient hat eine intensive Wahrnehmung von Raum und Zeit. Die Bewusstseinsverschiebung tritt bei einer Halluzinogenintoxikation und in seltenen Fällen bei Meditation und im Rahmen von schizophrenen oder manischen Psychosen auf.

2.2.2 Orientierungsstörungen

Orientierungsstörungen sind Beeinträchtigungen der Wahrnehmung von zeitlichen, räumlichen, situativen und persönlichen Gegebenheiten. Desorientierte PatientInnen sind meist wach (keine Bewusstseinsstörung), finden sich aber in der Umgebung nicht zurecht. Orientierungsstörungen weisen gemeinsam mit den Bewusstseinsstörungen auf eine organische Ursache der Störung hin. Das bedeutet, dass eine Diagnose aus dem Bereich *organische psychische Störungen* (F0) oder *Störungen durch psychotrope Substanzen* (F1) zu stellen ist.

Zeitliche Orientierungsstörung. Das Zeitgefühl ist der sensibelste Parameter und eine Störung ist bei beginnender *Demenz* frühzeitig zu beobachten. In der Regel weiß der Patient nicht die Tageszeit (Morgen, Abend), das Datum, den Tag, den Monat oder die Jahreszeit.

Örtliche Orientierungsstörung. Der Betroffene kann nicht sagen, wo er sich befindet. Beispielsweise glaubt eine ältere Patientin, die seit Tagen an einer medizinischen Abteilung aufgenommen ist, zu Hause zu sein.

Situative Orientierungsstörung. Der Patient versteht und erfasst die Situation nicht, in der er sich befindet. Dies ist typisch bei stationären PatientInnen, die nicht wissen, dass sie in einer Klinik aufgenommen wurden.

Orientierungsstörung zur eigenen Person. Wichtige lebensgeschichtliche Ereignisse sind nicht präsent. In schweren Fällen weiß der Betroffene weder seinen Namen noch sein Geburtsdatum.

Hinweise

Wenn der Verdacht auf eine Desorientierung besteht (z. B. bei einem älteren Patienten in einer Beratungsstelle oder im Krankenhaus), so ist es meist nicht notwendig, direkte, oft als peinlich empfundene Fragen zu stellen. Meist kann man die Fragen gut in ein Gespräch einfließen lassen und müssen nicht statisch abgeprüft werden. PsychotherapeutInnen sind manchmal mit älteren depressiven PatientInnen konfrontiert, bei denen es notwendig ist, ein Demenz-Syndrom abzugrenzen (Demenz/Pseudodemenz).

Mögliche Fragen an den Patienten:

- *Warum sind Sie hier aufgenommen worden?*
- *Seit wann sind Sie hier?*
- *Darf ich fragen, wie alt Sie sind?*
- *Hat man Ihnen gesagt, in welche Klinik Sie gebracht wurden?*
- *Was machen Sie in Ihrer Freizeit oder tagsüber?*
- *Können Sie mir sagen, welcher Tag (welches Datum) heute ist?*

Welchen Monat haben wir, und welcher Tag ist heute?
Früher konnte man mit den Psychos noch über den Ödipuskomplex oder Narzißmus reden. Heut=zutage wissen sie nicht einmal die banalsten Dinge.....

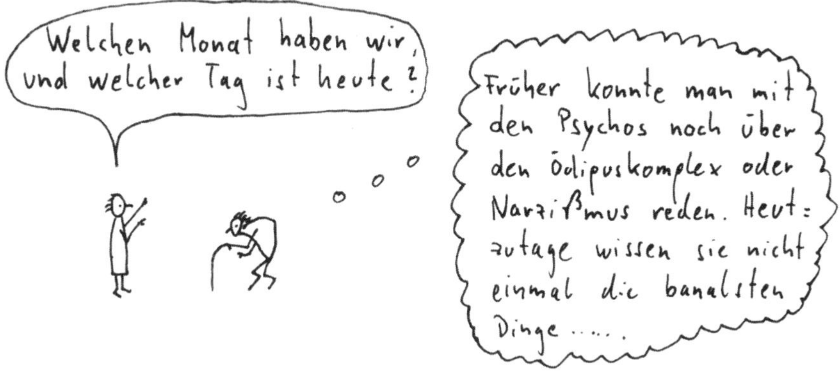

2.2.3 Auffassungs-, Aufmerksamkeits- und Konzentrationsstörungen

Bei diesen Störungen ist die Fähigkeit vermindert, Erlebnisse in ihrer Bedeutung und in ihrem Umfang zu begreifen und sich auf einen bestimmten Sachverhalt zu konzentrieren.

Auffassungsstörung. Der Patient kann das zu ihm Gesagte nicht begreifen und den Sinn nicht erfassen. In einem längeren Gespräch merkt der Untersucher, dass konkrete Gesprächsinhalte nicht verstanden wurden.

Aufmerksamkeitsstörung. Die Wahrnehmung an sich (Gespräche) ist beeinträchtigt.

Konzentrationsstörung. Der Betroffene kann seine Aufmerksamkeit nicht durchgehend auf einen Gegenstand oder Sachverhalt richten.

Hinweise

Auffassungs-, Aufmerksamkeits- und Konzentrationsstörungen lassen sich meist während eines Gesprächsverlaufs erkennen. Bei Auffassungsstörungen begreifen PatientInnen beispielsweise nicht, dass man ein Gespräch über ihre Befindlichkeit führen will oder sie verstehen den Sinn einer Untersuchung nicht. Milde Konzentrationsstörungen zeigen sich unter Umständen erst am Ende einer Exploration. Bei Verdacht können auch einfache Aufgaben gestellt werden, wie beispielsweise mathematische oder verbale Testaufgaben. Das Vorliegen von Symptomen, die die Aufmerksamkeits- oder Konzentrationsfähigkeit betreffen, gibt allein kaum einen Hinweis auf die dahinterliegende Störung, da diese auch jeweils bei dementen, oligophrenen, schizophrenen oder auch depressiven PatientInnen vorkommen können.

Mögliche Fragen an den Patienten:

- *Wie geht es Ihnen, wenn Sie Zeitung lesen?*
- *Verstehen Sie alles?*
- *Können Sie sich bei gewissen Artikeln nicht konzentrieren?*
- *Hat sich Ihre Konzentrationsfähigkeit verändert?*
- *Ich würde gerne Ihre Konzentrationsfähigkeit überprüfen: Bitte subtrahieren Sie von der Zahl 100 die Zahl 7 und von dieser Zahl wieder 7 etc.*

2.2.4 Gedächtnisstörungen

Bei Gedächtnisstörungen kommt es zur Herabsetzung der Fähigkeit, sowohl gerade gemachte als auch ältere Erfahrungen wiederzugeben.

Merkfähigkeitsstörungen (Frisch- oder Kurzzeitgedächtnis). Der Betroffene hat Schwierigkeiten sich frisch gewonnene Eindrücke über einen kurzen Zeitraum (zehn Minuten) zu merken. Dies äußert sich beispielsweise darin, dass ein Patient berichtet, seine Lesebrille häufig zu verlegen. Merkfähigkeitsstörungen zeigen sich nicht selten bei beginnenden Demenzen und treten wesentlich früher auf als eigentliche Gedächtnisstörungen.

Gedächtnisstörungen im engeren Sinn (Störung des Langzeitgedächtnisses). Betroffen ist die Erinnerungsfähigkeit an länger zurückliegende Ereignisse. Bei PatientInnen mit Hirnleistungsfunktionsstörungen kommt es im Krankheitsverlauf oft erst relativ spät zu Gedächtnisstörungen.

Amnesie. Amnesien sind umschriebene (zeitlich begrenzte) Gedächtnislücken. Unterschieden wird die retrograde (der Zeitraum vor einem Ereignis wie Unfall oder Trauma ist betroffen) von der anterograden Amnesie (der Zeitraum nach dem Ereignis ist betroffen). Amnesien treten häufig nach Schädel-Hirn-Traumen ein, stellen aber auch ein eigenes Phänomen im Rahmen von *dissoziativen Störungen* (F44) dar.

Konfabulationen. PatientInnen mit Erinnerungslücken füllen diese mit phantasierten Inhalten oder Geschichten aus. Diese Einfälle werden selbst für Erinnerungen gehalten. Konfabulationen sind Symptome einer schweren *Demenz* oder kommen beim *amnestischen Syndrom bei langjähriger Alkoholabhängigkeit* (F10.6) vor.

Paramnesien und Déjà-vu-Erlebnisse. Dies sind Erinnerungsfälschungen, bei denen die Betroffenen Erinnerungen wie bei einem Wahn umändern (Paramnesien) oder das vermeintliche Gefühl der Vertrautheit (fr. *déjà vu* „schon gesehen") empfinden.

Hinweise

Ähnlich wie bei den Orientierungs- und Aufmerksamkeitsstörungen lassen sich Störungen des Gedächtnisses („mnestische Funktionen") auch während eines Gesprächs gut erkennen. Für spezielle Fragestellungen eignen sich auch psychologische Testverfahren. Gedächtnisstörungen sind primär ein Hinweis auf eine organische psychische Störung, wie eine *Demenz* oder eine psychische Störung nach einem Schädel-Hirn-Trauma. Eine *dissoziative Amnesie* (F44.0) muss differenzialdiagnostisch in Betracht gezogen werden.

Mögliche Fragen an den Patienten:

- *Ich bitte Sie, sich drei Worte – Ball, Tisch, Blume – zu merken und werde Sie in ein paar Minuten danach fragen.*
- *Haben Sie in letzter Zeit öfters etwas verlegt oder verloren?*
- *Merken Sie sich gewisse Dinge so gut wie früher?*
- *Was haben Sie gestern gemacht?*

2.2.5 Denkstörungen

Denkstörungen sind Beeinträchtigungen des Denkablaufs, die sich in der verbalen Kommunikation äußern. Das Denken kann durch Verlangsamung oder Beschleunigung verändert werden bzw. die Denkinhalte können in ihrem Zusammenhang gestört sein. In älteren Lehrbüchern findet man auch den Begriff der „inhaltlichen Denkstörung", wobei hier meist Wahnideen und Ängste gemeint sind. Im Folgenden sind aber nur die „formalen Denkstörungen" gemeint, die für die Diagnostik der *Schizophrenie* eine wesentliche Rolle spielen.

Denkhemmung, Denkverlangsamung. Das Denken wird vom Patienten als verlangsamt und gebremst erlebt und äußert sich in einer verlangsamten und schleppenden Sprechweise. Dies ist typisch bei schwer depressiven und schizophrenen PatientInnen.

Umständliches Denken. Der Betroffene hat eine weitschweifige Ausdrucksweise, wobei es ihm schwer fällt, Wichtiges von Nebensächlichem zu trennen. Es kommt vor bei der *hebephrenen Schizophrenie*, der *schizotypen Störung*, bei schweren *Depressionen* und der *Demenz*.

Eingeengtes Denken. Das Denken kreist ausschließlich um ein einziges Thema, über das der Patient auch vorwiegend spricht. Wenn der Betroffene mit einem Thema regelhaft verhaftet zu sein scheint, spricht man auch von Grübeln oder Grübelzwang. Diese Art der Denkstörung kommt bei *schweren depressiven Störungen*, bei der *Zwangsstörung*, aber auch bei Einschlafstörungen im Rahmen einer *chronischen Insomnie* vor.

Perseveration. Dabei laufen immer wieder dieselben Gedanken ab. Man spricht auch von Gedankenkreisen. Perseverationen kommen oft gemeinsam mit eingeengtem Denken, ständigem Grübeln und sich aufdrängenden Gedanken (Gedankendrängen) vor.

Ideenflucht. Im Gegensatz zu den vorher genannten Symptomen kommt es hier zu einer Fülle von gedanklichen Einfällen, wobei das Denkziel meist nicht erreicht wird, da neue beschleunigte Gedanken und Ideen (Assoziationen) dazwischengeschaltet werden. Man nimmt ein extrem rasches Sprechen wahr, das als „Logorrhoe" bezeichnet wird. Ideenflucht und beschleunigte Denkabläufe sind charakteristisch für *manische Episoden*, kommen aber gelegentlich auch bei der *Schizophrenie* und bei agitiert-depressiven Syndromen vor.

Vorbeireden. Auf Fragen geht der Patient nicht ein, sondern bringt inhaltlich ein anderes Thema vor, obwohl davon ausgegangen werden kann, dass die Frage verstanden wurde. Dies ist kennzeichnend für die *Schizophrenie*, zeitweise auch für schwere *Persönlichkeitsstörungen*.

Sperrungen, Gedankenabreißen. Es kommt zu einem plötzlichen Abbrechen eines Gedankens ohne äußere Ablenkung oder Grund. Auffallend ist das plötzliche Stocken beim Sprechen. Sperrungen sind typische Symptome einer *Schizophrenie*, die auch erfragt (exploriert) werden können.

Zerfahrenheit, Inkohärenz. Das Denken und Sprechen des Patienten zeigen keinen logischen Zusammenhang, die Gedankengänge sind dissoziiert. Sätze, Satzgruppen und Worte sind durcheinander, ohne offensichtlichen Sinn gebildet oder fragmentiert. Typisch sind Paragrammatismus (gestörter Satzbau), Kontaminationen (Verschmelzung von Wortinhalten und heterogenen Sachverhalten), Verdichtungen (Zusammenführen von nicht zusammengehörigen Ideen) und Schizophasie (sinnloses Wort- und Silbengemisch, „Wortsalat"). Zerfahrenheit und Inkohärenz sind die ausgeprägtesten Formen von Denkstörungen bei schizophrenen PatientInnen.

Neologismen. Es handelt sich dabei um Wortneubildungen, die für die Umwelt unverständlich sind, jedoch für den Patienten eine Art Privatsprache darstellen. Beispielsweise verwendet eine schizophrene Patientin an einer psychiatrischen Abteilung wiederholt Worte wie „delphinogen" und „delphinomord", ohne dass das Personal versteht, was sie damit meint.

Hinweise

Bei jungen PatientInnen können leichte Denkstörungen in Form von umständlichem, vagem und eigentümlichem Denken erste Hinweise auf das Vorliegen einer *Schizophrenie* sein. Bevor die Sprache sich ändert, merken die PatientInnen, dass das Denken nicht mehr so flüssig und leicht vorangeht und zeitweise ihre Gedanken „abreißen". Äußerlich kann ein zurückgezogenes, mürrisches, oft auch ängstliches Verhalten mit Wortkargheit und sonderbaren Gedanken beobachtet werden. Denkstörungen sollen aber nicht automatisch mit der *Schizophrenie* in Verbindung gebracht werden, sondern sind – im Sinne einer deskriptiv orientierten Psychopathologie – u. a. auch Ausdruck von *depressiven* und *organischen psychischen Störungen.*

Mögliche Fragen an den Patienten:

- *Haben Sie manchmal das Gefühl, dass sich ihr Denken verlangsamt oder verändert hat?*
- *Passiert es Ihnen manchmal, dass sie einen Gedanken haben und diesen nicht zu Ende denken können?*
- *Kommt es vor, dass Sie immer die gleichen Gedanken haben?*
- *Können Sie sich konzentrieren oder jagt eine Idee die nächste?*

2.2.6 Wahn

Ein Wahn ist definiert als krasse, krankhafte Fehlbeurteilung der Realität, an der mit absoluter Gewissheit festgehalten wird, auch wenn sie im offensichtlichen Widerspruch zur Wirklichkeit und Überzeugung der Mitmenschen steht. Jedoch nicht die „falsche Überzeugung" ist das Charakteristische am Wahn, sondern die unkorrigierbare subjektive Überzeugung im Erleben des Erkrankten. Wahnphänomene treten erfahrungsunabhängig mit verschiedenen Inhalten und Ausdrucksformen auf. Nach Christian Scharfetter ist „Wahn eine private lebensbestimmende Überzeugung eines Menschen von sich selbst und seiner Umwelt (Privatwirklichkeit)".

2.2.6.1 Einteilung nach Art der Wahnentstehung und der Wahnsymptome

Wahneinfall. Unvermittelt und plötzlich treten wahnhafte Vorstellungen auf *(„Heute habe ich bemerkt, dass ich der Sohn des Bundeskanzlers bin")*.

Wahnwahrnehmung. Korrekte und richtige Wahrnehmungen erhalten eine wahnhafte Bedeutung („Dadurch dass Sie mit dem Bein wippen, signalisieren Sie mir, dass ich homosexuell bin.").

Wahnstimmung. Der Betroffene ist in einer besonderen, von anderen nicht nachvollziehbaren Stimmung und Erwartung, die durch die verändert erlebte Welt oder das verändert erlebte Ich-Bewusstsein bedingt ist. Der Patient kann innerlich erschüttert oder ängstlich, bedroht und erschreckt imponieren („Es ist seltsam, aber die Leute schauen mich alle so schief an. Ich weiß, das ist ein Zeichen, dass ich innerlich verseucht bin.").

Systematisierter Wahn. Wenn sich die anfangs noch isoliert und unzusammenhängenden Wahnideen zu einem Wahngebäude zusammenschließen, spricht man von einem systematisierten oder organisierten Wahn.

Wahndynamik. Je stärker die affektive Beteiligung, desto stärker ist die Intensität des Wahns. Beispielsweise entwickelt ein Liebeswahn bei einer manischen Symptomatik eine besonders starke Intensität und Dynamik.

2.2.6.2 Einteilung nach Wahnthemen

Verfolgungs- und Beeinträchtigungswahn. Bei diesem sehr häufigen Wahnthema fühlt sich der Patient meist von bösen Mächten oder Menschen verfolgt und bedroht oder erlebt sich als Ziel von Anfeindungen.

Beziehungswahn. Der Kranke bezieht Dinge und Ereignisse wahnhaft auf sich.

Eifersuchtswahn. Der Betroffene ist sich absolut sicher, vom Partner betrogen zu werden.

Schuldwahn. Der Patient ist wahnhaft davon überzeugt, Schuld auf sich geladen zu haben und fühlt sich für viele Dinge verantwortlich. Der Schuldwahn ist bei schweren *depressiven Episoden mit psychotischen Symptomen* (F32.3, F33.3) besonders häufig.

Verarmungswahn. Der Betroffene ist überzeugt, dass er zu wenig Geld für seinen Lebensunterhalt hat. Auch dieses Wahnthema entspricht einer depressiven Stimmung („synthymer Wahn") und ist, wie der Schuldwahn und der hypochondrische Wahn, bei schweren *depressiven Episoden* häufig anzutreffen.

Hypochondrischer Wahn. Der Patient ist wahnhaft davon überzeugt, eine schwere Krankheit zu haben. Abzugrenzen ist diese Wahnform von der *hypochondrischen Störung* (F45.2), obwohl es fließende Übergänge gibt.

Größenwahn. Der Betroffene meint besondere Fähigkeiten und Kräfte zu besitzen und überschätzt sich dadurch oft in einer für ihn gefährlichen Weise. Manchmal geht die Selbstüberhöhung so weit, dass der Betroffene glaubt eine berühmte Persönlichkeit der Vergangenheit oder Gegenwart zu sein.

Liebeswahn. Das zentrale Wahnthema besteht darin, dass eine bestimmte Person den Betroffenen liebt. Der Kranke deutet das Verhalten der Person als Zeichen von Liebe ihm selber gegenüber, obwohl dies in keiner Weise stimmt („Liebe par distance").

Religiöser Wahn. Der Kranke meint in besonderer Verbindung mit Gott zu stehen oder hält sich selbst für eine religiöse Gestalt (Maria, Jesus, Allah etc.).

Hinweise

Obwohl Wahnphänomene bei der Schizophrenie wesentliche Merkmale sind, muss darauf hingewiesen werden, dass Wahnsymptome bei einer Vielzahl von psychischen und organischen Störungen und prinzipiell auch bei gesunden Menschen vorkommen können. Die Wahninhalte geben keine Hinweise für mögliche Rückschlüsse auf die Diagnose oder Ursache des Symptoms. Wahnsymptome sind oft von ängstlichem Verhalten begleitet, sodass dieser Umstand bei der Diagnostik und Therapie besonders berücksichtigt werden sollte.

Der Begriff „überwertige Idee" soll nicht mit dem Begriff „Wahn" gleichgesetzt werden. Im Gegensatz zu den Erlebnisinhalten des Wahns sind diese aber nicht absolut unkorrigierbar.

Mögliche Fragen an den Patienten:

- *Wie geht es Ihnen mit ihren Nachbarn und Mitmenschen? (Verfolgungswahn)*
- *Haben Sie das Gefühl, dass sich für Sie in letzter Zeit etwas verändert hat?*
- *Sind Dinge passiert, die neu für Sie sind oder für die Sie keine Erklärung haben?*
- *Haben Sie Fähigkeiten, die andere Menschen nicht haben?*
- *Fühlen Sie sich beeinträchtigt oder manchmal gar verfolgt?*
- *Wie fühlen Sie sich insgesamt, fürchten Sie etwas?*
- *Ist es prinzipiell möglich, dass Sie sich irren?*

2.2.7 Halluzinationen und Sinnestäuschungen

2.2.7.1 Illusionen (illusionäre Verkennung)

Illusionen sind wirkliche Wahrnehmungen, die jedoch verfälscht wahrgenommen und fehlgedeutet werden, d. h. Trugwahrnehmungen, denen ein reales Erleben zugrunde liegt. Beispielsweise wird bei Dunkelheit ein schwarzer Fleck an der Wand für eine Person gehalten.

2.2.7.2 Halluzinationen

Halluzinationen sind Wahrnehmungen ohne entsprechenden Gegenstand der Außenwelt als Reizquelle. Der Betroffene hört, sieht, riecht, schmeckt oder fühlt etwas, obwohl es keinen entsprechenden Außenreiz gibt. Alle Sinnesgebiete können Gegenstand von Halluzinationen sein. Als „Pseudohalluzinationen" bezeichnet man Wahrnehmungen, die als falsch erkannt werden.

Akustische Halluzinationen. Der Patient hört Stimmen, Musik, Geräusche oder ein Zischen. Als „Stimmenhören" bezeichnet man das Hören einer oder mehrerer menschlicher Stimmen, die zum Betroffenen sprechen und sein Handeln kommentieren („kommentierende Stimme"), mit oder über ihn sprechen („dialogische oder dialogisierende Stimme") oder aber diesem Befehle erteilen („imperative Stimme"). Das Hören einer Stimme oder das Lautwerden der eigenen Gedanken ist bei der *paranoiden Schizophrenie* ein wesentliches Diagnosekriterium (siehe auch unter *Schizophrenie*, S. 110).

Weiters kommen akustische Halluzinationen bei der schweren *depressiven Episode*, *organischen psychischen Störungen* und *Störungen durch pychotrope Substanzen* vor.

Optische Halluzinationen. Der Betroffene hat optische Eindrücke, die einerseits schemenhaft und amorph („Photome") gestaltet sind, andererseits sich auch als szenische Begebenheit (Personen und Gegenstände) manifestieren. Obwohl optische Halluzinationen auch bei einer *Schizophrenie* auftreten können, sind sie oft ein Hinweis auf das Vorliegen einer *organischen Psychose* (Delir, Demenz).

Körperhalluzinationen. Damit sind Sinneswahrnehmungen von Reizen aus dem Bereich des eigenen Körpers gemeint. Werden die Eindrücke auf der Hautoberfläche wahrgenommen, spricht man von „taktilen Halluzinationen" (z. B. beim Dermatozoenwahn). „Coenästhetische Halluzinationen" hingegen sind Trugwahrnehmungen, die das Körperinnere betreffen. Beispielsweise spürt eine Patientin, dass sich ihre Gedärme auflösen.

Geruchs- und Geschmackshalluzinationen. Diese meist gekoppelt auftretenden Symptome sind Sinnestäuschungen im Geruchs- bzw. Geschmacksbereich (olfaktorische und gustatorische Halluzinationen). Ein Betroffener riecht z. B. ein Giftgas oder Ähnliches.

Hinweise

Obwohl Halluzinationen flüchtig auch bei gesunden Menschen auftreten können (sog. „hypnagoge Halluzinationen" beim Aufwachen, bei der Meditation oder bei Sinnesdeprivation), stellen sie meist ein schwerwiegendes Symptom dar, welches eine medizinische Abklärung und Behandlung erforderlich macht. Halluzinationen sind ein Beispiel einer subjektiven Manifestation eines psychopathologischen Symptoms: Möchte der Untersucher dies erfassen, so ist er darauf angewiesen, dass der Patient seine Trugwahrnehmungen auch mitteilt. Das Berichten von Halluzinationen setzt ein Vertrauensverhältnis zwischen TherapeutIn und PatientIn voraus, da die PatientInnen dazu neigen, ihre Wahrnehmungen und Erlebnisse für sich zu behalten. Die klinische Erfahrung zeigt aber auch, dass, wenn ein Therapeut halluzinatorische Erlebnisse anspricht, der Patient erstaunlich offen und anschaulich über sie berichtet, da diese meist eine Belastung sind und er sich Hilfe erwartet, selbst dann, wenn keine Krankheitseinsicht besteht.

Mögliche Fragen an den Patienten:

- *Hören Sie manchmal ihre eigenen Gedanken so, als ob jemand zu Ihnen spricht?*

- *Wenn Sie alleine sind, hören Sie vielleicht eine Stimme?*
- *Werden Sie von jemandem begleitet, der Sie kommentiert oder zu Ihnen spricht?*
- *Haben Sie ungewöhnliche Erfahrungen, die Sie sich nicht erklären können?*
- *Hat sich in letzter Zeit etwas verändert?*

2.2.8 Ich-Störungen

Unter „Ich-Störungen" versteht man Störungen, bei denen die Grenze zwischen der eigenen Person und der Umwelt verändert oder gestört wahrgenommen wird.

Depersonalisation. Der Patient erlebt sich „als Person" verändert, fremd oder unwirklich. Subjektiv meinen die PatientInnen verrückt zu sein oder an einer schweren psychischen Erkrankung zu leiden. Die Depersonalisation kommt nicht nur bei der *Schizophrenie*, sondern typischerweise auch bei der *Panikstörung* vor.

Derealisation. Der Betroffene erlebt eine Entfremdung der menschlichen und sachlichen Umwelt. Wie die Depersonalisation ist die Derealisation ein häufiges Phänomen und wird bei der *Angst- und Panikstörung* häufig berichtet.

Gedankenausbreitung. Der Patient hat das Gefühl, dass andere an seinen Gedanken teilhaben und diese auch wissen, was er denkt.

Gedankenentzug. Es besteht das Gefühl, dass Gedanken entzogen oder weggenommen werden.

Gedankeneingebung. Der Betroffene hat den Eindruck, dass seine Gedanken nicht von ihm selbst stammen, sondern von außen eingegeben, beeinflusst, gemacht oder gelenkt werden. Neben seinen Gedanken kann der Patient auch sein Fühlen, Wollen und Handeln als von außen gemacht empfinden (Fremdbeeinflussungserlebnisse).

Hinweise

Depersonalisation und Derealisation sind ubiquitäre Phänomene, die auch bei neurotischen Störungen (v. a. *Panikstörung*, *depressive Störung*, *Zwangsstörung*) auftreten. Ebenso beobachtet man das Phänomen bei todesnahen Erfahrungen in Momenten extremer Lebensgefahr und bei der *posttraumatischen Belastungsstörung* (F43.1). Steht bei einem Patienten die Depersonalisation oder Derealisation im Vordergrund, ist es in der ICD-10 möglich, diese als eigenständige Diagnose zu stellen (*Depersonalisations-/Derealisationssyndrom*, F48.19).

Die Symptome Gedankenausbreitung, -entzug und -eingebung sind hingegen für eine schizophrene Psychose typisch und wurden in der Schizophreniediagnose von Kurt Schneider auch als „Symptome ersten Ranges" bezeichnet.

Mögliche Fragen an den Patienten:
- *Empfinden Sie sich oder Ihre Umwelt als verändert?*
- *Hat sich die Grenze zwischen Ihnen und der Außenwelt verschoben?*
- *Haben Sie das Gefühl, dass ihre Gedanken sich ausbreiten oder von anderen Menschen gemacht werden?*
- *Fühlen Sie sich beeinflusst?*

2.2.9 Störungen der Affektivität

Affektivität ist ein Überbegriff und umfasst einerseits kurz dauernde Affekte wie Ärger, Freude, Hass oder Zorn, andererseits auch länger andauernde Stimmungen, wie sie beispielsweise bei *depressiven Störungen* vorkommen.

2.2.9.1 Allgemeine Störungen und Veränderungen der Befindlichkeit

Depressivität/Hoffnungslosigkeit. Der Betroffene fühlt sich traurig, lustlos, niedergeschlagen und desinteressiert. Diese Befindlichkeit führt zu einer pessimistischen Grundstimmung mit Hoffnungslosigkeit und negativen Denkschemata. Der Begriff „depressiv" bezeichnet am ehesten diese Gefühlsqualitäten, sollte aber bei der Beurteilung des psychopathologischen Status nur in Zusammenhang mit dem *depressiven Syndrom* oder der *depressiven Störung* verwendet werden.

Gefühllosigkeit/Störung der „Vitalgefühle". Trauer kann nicht erlebt oder „gespürt" werden. Der Patient leidet unter fehlender Spannkraft, Lebendigkeit, Frische oder anderer affektiven Regungen. Unter „Anhedonie" versteht man die Unfähigkeit, Freude zu empfinden und sich wohl zu fühlen.

Ängstlichkeit. Angst ist ein häufig vorkommendes Phänomen und wird von den eigentlichen affektiven Syndromen abgegrenzt. Dennoch ist Ängstlichkeit ein Affekt, der direkt zu einer Störung der Befindlichkeit führt. Man unterscheidet generalisierte Angst („frei flottierend"), phobische Angst und das panikartige Auftreten von Angst (siehe auch unter *Angststörungen*, S. 159 ff.).

Euphorie. Euphorie bezeichnet übersteigertes Wohlbefinden, Heiterkeit, Geselligkeit und gehobenes Vitalgefühl und kann als komplementäres Gefühl zur Depressivität aufgefasst werden.

Dysphorie. Der Patient ist mürrisch, nörgelnd, „grantig", verärgert und in vielen Situationen schlecht gelaunt. Im Extremfall besteht eine Gereiztheit, die sich bis zur Aggressivität steigern kann. Im klinischen Jargon spricht man auch von „Spannungen".

Innere Unruhe. Der Betroffene fühlt sich schlecht gelaunt und depressiv, erlebt aber gleichzeitig eine innere Unruhe, Antriebssteigerung und Aufgewühltheit. Diese Symptomatik wird auch als „agitiert-depressives Zustandsbild" bezeichnet.

Insuffizienzgefühle. Der Kranke hat eine Störung des Selbstwertgefühls, glaubt „nichts wert" zu sein, versagt zu haben etc.

Schuldgefühle. Der Patient äußert Vorwürfe gegen sich und meint, in der Vergangenheit Verfehlungen begangen zu haben. Schuldgefühle sind oft erste Anzeichen eines *depressiven Syndroms*, können sich aber auch bis zum Schuldwahn ausformen (*schwere depressive Episode*; F32.3, F33.3).

Ambivalenz. Der Betroffene erlebt widersprüchliche Gefühle, Impulse oder Vorstellungen und kann keine Entscheidungen treffen. Dadurch kann es zu inneren Spannungen und Unruhe kommen. Dieses quälende Symptom besteht, neben den *schweren depressiven Störungen*, u. a. auch bei der *Schizophrenie*.

2.2.9.2 Affektive Symptome im Verhältnis zur Umwelt

Affektive Resonanz. Mit affektiver Resonanz („Affizierbarkeit") ist das gefühlsmäßige (affektive) Ansprechen eines Patienten auf Außenreize seiner Umwelt gemeint. Menschen reagieren normalerweise auf Emotionen von Mitmenschen (z. B. auf ein Lächeln) ebenfalls mit einer emotionalen Reaktion und korrespondieren mit ihren Affekten (evtl. mit einer Erwiderung des Lächelns). Analog kommt es bei ernsten Themen auch zu einem affektiven Mitschwingen. Ist die affektive Resonanz eingeschränkt oder aufgehoben, ist dies oft ein Zeichen von schwerer Depressivität (u.U. mit Suizidalität) oder ein Hinweis auf das Vorliegen einer schizophrenen Störung.

Affektlabilität. Der Betroffene zeigt eine Stimmungslabilität mit raschem Wechsel der Affekte und erhöhter affektiver Resonanz. Depressive und manische PatientInnen können gleichermaßen Affektlabilität zeigen. Von Affektinkontinenz spricht man dann, wenn selbst bei geringen Anlässen Affekte wie Wut oder Trauer nicht beherrscht werden können. Dies ist bei PatientInnen mit *Borderline Persönlichkeitsstörung* (F60.3) oder bei *dementen* PatientInnen der Fall.

Affektstarre. Dieses Symptom überschneidet sich mit der „affektiven Resonanz". Hier ist jedoch ausschließlich die Verminderung der affektiven Modulationsfähigkeit gemeint.

Parathymie. Wenn der Inhalt des Gesprochenen nicht mit dem Gefühlsausdruck eines Patienten übereinstimmt, spricht man von „Affektdissoziation“ oder „Parathymie“. Beispielsweise berichtet ein Patient mit lachender Stimme, dass er verfolgt werde oder keine Freude am Leben habe.

Hinweise

Störungen der Affektivität stellen einen wesentlichen Baustein im psychopathologischen Status dar und sind für die Beurteilung eines psychisch kranken Menschen unerlässlich. Bevor so entscheidende Diagnosen wie eine *depressive Störung*, eine *bipolare affektive Störung* oder eine *Dysthymie* gestellt werden, soll an die einzelnen Punkte des Status gedacht und diese nötigenfalls auch erfragt (exploriert) werden. Wichtig ist gleichfalls, dass Affektstörungen ausgeprägten Tagesschwankungen unterliegen, wie beispielsweise das morgendliche Stimmungstief bei der Depression.

Mögliche Fragen an den Patienten:

- *Wie geht es Ihnen bei der Arbeit, zu Hause etc.?*
- *Konnten Sie im Haushalt Ihre Arbeit so verrichten, wie Sie es sich erwarten?*
- *Können Sie sich so freuen wie früher oder hat Ihre Begeisterungsfähigkeit nachgelassen?*
- *Üben Sie ihre Hobbys aus oder hat das Interesse nachgelassen?*
- *Grübeln Sie in den Morgenstunden, wenn Sie vorzeitig aufwachen?*
- *Fühlen Sie sich manchmal niedergeschlagen und traurig, obwohl Sie meinen, eigentlich keinen Grund dafür zu haben?*
- *Müssen Sie zeitweise grundlos oder bei nichtigen Anlässen weinen?*
- *Haben Sie das Gefühl weniger Wert zu sein?*
- *Wie geht es Ihnen bei der Sexualität?*
- *Haben Sie körperliche Beschwerden oder Schlafstörungen?*

2.2.10 Störungen des Antriebs und der Psychomotorik

Antriebsstörungen bewirken meist auch eine veränderte Psychomotorik. Veränderungen des Antriebs zeigen sich im Verhalten des Patienten und betreffen dessen „Energie“ und Aktivität. Veränderungen der Psychomotorik erkennt man am Gang, an der Haltung, Stimme, Gestik und Mimik eines Patienten (Beobachtung).

2.2.10.1 Antriebsverminderung

Antriebshemmung. Der Patient ist motorisch langsam, gebremst und zeigt durch Mangel an Initiative und Energie wenig Aktivität.

Mutismus. Schweigen oder eine extreme Wortkargheit stehen im Vordergrund, obwohl der Betroffene wach ist.

Stupor. Der Kranke bewegt sich kaum und zeigt völlige Regungslosigkeit. Man unterscheidet den „depressiven Stupor", den „dissoziativen Stupor", den „katatonen Stupor" und „stuporöse Bilder bei organischen Krankheiten".

2.2.10.2 Antriebssteigerung

Motorische Unruhe. Es kommt zu einer Zunahme an Energie und Initiative mit motorischer Unruhe und ungerichteter Aktivität. Der Patient ist aufgeregt, hektisch und zeigt unorganisiertes Verhalten.

Logorrhoe. Der Patient spricht schnell und lässt sich nicht unterbrechen (Rededrang).

Raptus. Dieser Begriff bezeichnet einen „Bewegungssturm" im Rahmen einer massiven Antriebssteigerung (Vorkommen bei Alkoholisierung, Erregungszuständen bei *Persönlichkeitsstörungen*, *schizoaffektiver Störung*, *Schizophrenie*, bei der *manischen Episode* und bei *organischen psychischen Störungen*).

Stereotypien. Der Betroffene wiederholt immer wieder die gleichen Bewegungen.

Tic. Tics sind unwillkürliche, rasche Muskelzuckungen oder Bewegungen, die sich dem Patienten aufdrängen, wie beispielsweise Augenzwinkern oder Halsdrehungen.

Parakinesen. Dabei handelt es sich um komplexe Bewegungsabläufe, wie beispielsweise bei der *katatonen Schizophrenie.*

▶ Hinweise

Bei der Exploration müssen selten Fragen zu Antrieb und Psychomotorik gestellt werden, da die Symptome vom Untersucher **beobachtet** werden können. Die Symptomatik weist in den meisten Fällen auf einen beträchtlichen Leidenszustand bei einer psychischen oder organischen Störung hin.

2.2.11 Sonstige Symptome und Symptombereiche

Beim psychopathologischen Befund geht es auch um komplexe Symptombereiche sowie Störungen, die in der Gesprächssituation nicht unmittelbar gegenwärtig, für die Gesamtbeurteilung jedoch wichtig sind:

Suizidalität. Unabhängig davon, welche Störung vermutet wird, ist die Beurteilung der Suizidalität (Selbstmordgefahr) ein wesentlicher Bestandteil der psychiatrischen Exploration und sollte auch in jedes psychotherapeutische Erstgespräch Eingang finden. Unterschieden werden Todeswünsche, Suizidphantasien, Suizidgedanken, konkrete Pläne und Vorbereitungen sowie Suizidversuche in der Vergangenheit.

Selbstschädigungen und parasuizidale Handlungen. Bei selbstschädigendem Verhalten kommt es zu Selbstverletzungen (Schneiden mit Rasierklingen am Unterarm, Anschlagen des Kopfes gegen eine Wand oder eine Glasscheibe etc.). Dieses bei PatientInnen mit einer *Borderline Persönlichkeitsstörung* (F60.3) sehr oft beobachtete Verhalten erfolgt nicht immer in suizidaler Absicht, sondern dient häufig der Abfuhr von unerträglichen Spannungszuständen und Aggressionen. Verletzungen und Intoxikationen im Rahmen von selbstschädigendem Verhalten bezeichnet man als „parasuizidale Handlungen".

Impulshandlungen. Bei Störungen der Impulskontrolle ist die Beherrschung eines Wunsches oder Triebes gestört. Betroffen sind Bereiche wie Sexualität, Aggressivität, Essverhalten, Alkohol- und Drogenkonsum, Glücksspiel etc.

Sozialer Rückzug. Soziales Rückzugsverhalten, das als gestörtes Kontaktverhalten aufgefasst werden kann, kommt bei PatientInnen mit *chronischen Depressionen*, *Persönlichkeitsstörungen* und *schizophrenem Residuum* vor.

Ängste, Zwänge und hypochondrische Befürchtungen. Exploriert sollen auch Symptome wie Phobien und Zwangssymptome werden, die sich im Gespräch nicht unbedingt zeigen (siehe Abschnitt *Neurotische, Belastungs- und somatoforme Störungen*; S. 156 ff.)

Soziale Umtriebigkeit und Aggressivität. Bei diesen komplexen Verhaltensweisen zeigen die Betroffenen entweder distanzlose oder anklammernde Kontaktvermehrung zu anderen Menschen oder Aggressionstendenzen und -handlungen.

Krankheitsgefühl und Krankheitseinsicht. Üblicherweise wird bei der psychiatrischen Exploration auch die Einstellung des Patienten zu seiner Krankheit beschrieben, da dies für die weitere Behandlung und Vorgehensweise von Bedeutung ist. Von fehlendem „Krankheitsgefühl" spricht man, wenn beispielsweise ein manischer Patient sich nicht krank fühlt, obwohl er weiß, dass er an einer bipolaren affektiven Störung leidet. Mangelnde „Krankheitseinsicht“ bedeutet, dass der Betroffene seine Symptome und Beschwerden nicht als krankhaft erlebt und daher eine Behandlung ablehnt. Wenn bei schizophrenen Menschen die Krankheitseinsicht fehlt, führt dies nicht selten zu Behandlungsabbrüchen mit baldigen Folgeaufnahmen auf psychiatrische Akutstationen, oft unter dramatischen Umständen (Selbst- oder Fremdgefährdung).

Vegetativum. Vegetative Symptome gehen direkt auf das vegetative Nervensystem (Sympathikus/Parasympatikus) zurück. Die Symptomatik ist als Schnittstelle zwischen psychopathologischem und somatischem Befund zu sehen, stellt aber auch in der Psychotherapie einen wesentlichen Bereich dar. Es können u. a. Störungen des Schlafverhaltens und des zirkadianen Rhythmus (Einschlaf- und Durchschlafstörungen, Früherwachen, erhöhtes Schlafbedürfnis, Tagesmüdigkeit und tageszeitliches Schwanken der Befindlichkeit), des Appetenzverhaltens (Appetitveränderungen und Durst), des sexuellen Erlebens (Libidoveränderungen, Versagen genitaler Reaktionen, Orgasmusstörungen, Störungen der Sexualpräferenz etc.) sowie funktionelle Störungen im Magen-Darm-Trakt, Herz-Kreislauf-System und im respiratorischen oder urogenitalen System beobachtet werden.

2.3 Syndrome und ihre Beziehung zur ICD-10

Gemeinsam auftretende Symptome oder Symptomenkomplexe werden als „Syndrome“ bezeichnet. Trotz der Entwicklung von deskriptiven Diagnosesystemen kommt den Syndromen nach wie vor eine klinisch praktische Bedeutung zu, da sie als Zwischenschritt in der Diagnostik aufgefasst werden können. Da in der Praxis viele Informationen nicht oder bruchstückhaft vorliegen, ist es zunächst hilfreich, die Beschwerden des Patienten einem Syndrom zuzuordnen, was durch Summierung von berichteten oder beobachtbaren Symptomen erfolgt. Diese rein syndromatologische Diagnostik ist ein wichtiger Schritt, da durch diese bereits eine Vielzahl von Möglichkeiten an psychischen Störungen ausgeschlossen werden kann (siehe auch S. 31).

Die folgenden **zehn Syndrome** sind ein diagnostisches Grundgerüst, wenn man PatientInnen ohne Vorinformation begutachtet und eine (vorläufige) Diagnose stellen will (vgl. dazu nachfolgend Pkt. 2.3.1 bis 2.3.10). Die **„Big Ten“** (Paulitsch) decken im Wesentlichen die Phänomene ab, die in der Psychiatrie relevant sind. Treffen die Kriterien eines Syndroms nicht annähernd zu, kann man davon ausgehen, dass keine schwere psychische Störung vorliegt. Auf **Syndromebene** zu arbeiten hat den großen Vorteil, dass man mit breiten und unspezifischen diagnostischen Kriterien arbeitet, wie sie vor Einführung von operationalisierten Klassifikationssystemen in der Diagnostik von psychischen Störungen üblich waren:

1. Depressives Syndrom
2. Manisches Syndrom
3. Angstsyndrom
4. Dysphorisches Syndrom, Erregungszustand, Störung der Impulskontrolle
5. Zwangssyndrom
6. Psychotisches Syndrom
7. Dissoziatives Syndrom
8. Delirantes Syndrom, Verwirrtheitszustand
9. Demenzsyndrom
10. Organisches Psychosyndrom

2.3.1 Depressives Syndrom

Psychopathologische Kennzeichen (Symptome)

Affekte: depressive Befindlichkeit, gedrückte Stimmung, Freud- und Interessenlosigkeit, Traurigkeit, Schwermut, Pessimismus, Verzweiflung, Schuldgefühle, Insuffizienzgefühle, Affektarmut, reduzierte affektive Resonanz, ggf. auch Affektlabilität, Ambivalenz.

Antrieb und Psychomotorik: motorische Hemmungen mit Verlangsamung, Mutismus, Stupor; auch Agitation mit innerer Unruhe.

Denken: verlangsamtes, zähes Denken, Gedankenkreisen, Grübeln.

Wahn und Halluzinationen: evtl. Schuldwahn, nihilistischer Wahn, Verarmungswahn; Halluzinationen nur während schwerer depressiver Episoden.

Sonstiges: Schlafstörungen aller Art, Biorhythmusstörungen, Libidostörungen, Appetitverlust, Suizidalität, sozialer Rückzug.

Mögliche Diagnosen in der ICD-10 (Störungen)

depressive Episode (F32), *rezidivierende depressive Störung* (F33), *Dysthymia* (F34.1), *rezidivierende kurze depressive Störung* (F38), *bipolare affektive Störung* (F31.3, F31.4, F31.5, F31.6), *Anpassungsstörung* (F43.2), *Angst und depressive Störung gemischt* (F41.2), *postschizophrene Depression* (F20.4), *schizodepressive Störung* (F25.1), *Störungen durch psychotrope Substanzen mit depressiven Symptomen* (F1x.5), *organische depressive Störung* (F06.32).

2.3.2 Manisches Syndrom

Psychopathologische Kennzeichen (Symptome)

Affekte: Euphorie, heitere Grundstimmung, auch aggressive Gereiztheit, Gefühl von Kraft und Schwung, Selbstvertrauen, Optimismus, Leichtfertigkeit, Selbstüberschätzung, überschießende Affekte, erhöhte affektive Resonanz.

Antrieb und Psychomotorik: Antriebssteigerung, Umtriebigkeit, Bewegungsbedürfnis, Erregung, Raptus.

Denken: beschleunigtes Denken, Ideenreichtum, Ideenflucht, Assoziationsreichtum, Logorrhoe.

Wahn und Halluzinationen: Größenwahn, Halluzinationen nur während schwerer Phasen.

Sonstiges: Soziale Umtriebigkeit, Distanzlosigkeit, Aggressivität („Zornmanie"), sexuelle Enthemmung, Schlafverkürzung.

Mögliche Diagnosen in der ICD-10 (Störungen)

Hypomanie, Manie (F30), *bipolare affektive Störung* (F31), *Zyklothymia* (F34.1), *schizomanische Störung* (F25.0), *Störungen durch psychotrope Substanzen mit manischen Symptomen* (F1x.5), *organische bipolare Störung* (F06.31).

2.3.3 Angstsyndrom

Psychopathologische Kennzeichen (Symptome)

Affekte: Unsicherheit, Sorge um das eigene Leben, ungerichtete Ängste („frei flottierend"), phobische Ängste, Panikattacken.

Antrieb und Psychomotorik: Spannungen, Erregung, motorische Unruhe.

Sonstiges: vegetative Symptome in Form von Schwindel, Zittern, Kopfdruck, Atemstörungen, Schwitzen, Herzklopfen etc.

Mögliche Diagnosen in der ICD-10 (Störungen)

Agoraphobie (F40.0), *soziale Phobie* (F40.1), *spezifische Phobie* (F40.2), *Panikstörung* (F41.0), *generalisierte Angststörung* (F41.1), *Angst und depressive Störung, gemischt* (F41.2), *posttraumatische Belastungsstörung* (F43.1), *Anpassungsstörung* (F43.2), *ängstliche (vermeidende) Persönlich-*

keitsstörung (F60.6), *Borderline Persönlichkeitsstörung* (F60.3), Angst auch im Rahmen von *schizophrenen Störungen* (F2), Störung durch *Kokain, Halluzinogene* (F14, F16), *organische Angststörung* (F06.4).

2.3.4 Dysphorisches Syndrom, Erregungszustand, Störung der Impulskontrolle

Psychopathologische Kennzeichen (Symptome)

Affekte: mürrisch, gereizt, ärgerlich, misstrauisch-feindselig, auch aufbrausend, drohend, innerlich gespannt, aggressiv, gewalttätig. Affektlabilität, Affektinkontinenz mit fehlender Beherrschung von Affektäußerungen.

Denken: zeitweise Ideenflucht, sonst keine formalen Denkstörungen.

Antrieb und Psychomotorik: manchmal Antriebssteigerung, motorische Unruhe, Erregungszustände, Raptus.

Wahn: manchmal Verfolgungswahn.

Sonstiges: Aggressivität, Selbstbeschädigungen, suizidales Verhalten, Substanzmittelabusus, Impulsdurchbrüche.

Mögliche Diagnosen in der ICD-10 (Störungen)

Hypomanie, Manie (Zornmanie, F30), *bipolare affektive Störung, gemischte Episode* (F31.6), *Anpassungsstörung* (F43.2), *paranoide, dissoziale und Borderline Persönlichkeitsstörung* (F60.0, F60.2, F60.3), *abnorme Gewohnheiten* und *Störungen der Impulskontrolle* (pathologisches Glücksspiel, Stehlen etc.; F63), *schizomanische Störung* und *gemischte schizoaffektive Störung* (F25.0, F25.2), *Schizophrenie und wahnhafte Störung* (F20, F22), *Verhaltensstörungen durch psychotrope Substanzen*, v. a. *Alkoholintoxikation* (F1), *organische psychische Störungen* jedweder Art (F0), *Intelligenzminderung* (F8); *hyperkinetische Störung (ADHS)* (F90).

2.3.5 Zwangssyndrom

Psychopathologische Kennzeichen (Symptome)

Affekte: Depressive und ängstliche Grundstimmung.

Denken: Umständliches Denken, Perseverationen, Grübeln, Gedankendrängen.

Antrieb und Psychomotorik: Antriebshemmung, langsame und kontrollierte Bewegungen.

Sonstiges: Zwangsgedanken, Zwangshandlungen, Misstrauen, hypochondrische Befürchtungen, Ängste und Phobien, sozialer Rückzug.

Mögliche Diagnosen in der ICD-10 (Störungen)

Zwangsstörung (F42), *Schizophrenie* (F20), *schwere depressive Episode* und *rezidivierende depressive Störung* (F31, F32.2, F32.3, F33.2, F33.3), *anankastische Persönlichkeitsstörung* (F60.5), *Ticstörungen*, *Tourette-Syndrom* (F95).

2.3.6 Psychotisches Syndrom

Psychopathologische Kennzeichen (Symptome)

Affekte: Kein einheitliches Affektsyndrom. Angst, Unsicherheit, Misstrauen, Ratlosigkeit, Gleichgültigkeit, Dysphorie, Parathymie, Affektverflachung, eingeschränkte affektive Resonanz, Spannungszustände.

Antrieb und Psychomotorik: Wechselnde Antriebslage, manchmal Starrheit, Mutismus, Bewegungslosigkeit (katatoner Stupor), zeitweise auch angetrieben, bizarre Bewegungen, Erregungszustand, Raptus (katatone Erregung).

Denken: formale Denkstörungen wie Vorbeireden, Sperrungen, Neologismen oder inkohärenter Duktus.

Wahn und Halluzinationen: Wahn und Halluzinationen (= psychotische Symptome) in jeder Form. Typisch sind auch Ich-Störungen.

Sonstiges: Viele Bereiche des Verhaltens sind betroffen. Häufig sozialer Rückzug, Schlafstörungen, Aggressivität, Selbstgefährdung, fehlende Krankheitseinsicht und Realitätsverlust.

Mögliche Diagnosen in der ICD-10 (Störungen)

Schizophrenie (F20), *schizotype Störung* (F21), *wahnhafte Störung* (F22), *akute psychotische Störungen* (F23), *schizoaffektive Störung* (F25), *Manie mit psychotischen Symptomen* (F30.2), *bipolare affektive Störung* (F31.2, F31.5), *depressive Episode mit psychotischen Symptomen* (F32.3), *rezidivierende depressive Störung* (F33.3), *Borderline Persönlichkeitsstörung*, nur flüchtige psychotische Symptome (F60.3), *Störungen durch psychotrope Substanzen* bei Intoxikationen, im Rahmen eines Entzuges und chronisch als

„psychotische Störung" (F1x.0, F1x.2, F1x.5), *organische psychische Störungen* wie *Demenz*, *Delir* und *organische Halluzinose* (F00–F03, F05, F06.0).

2.3.7 Dissoziatives Syndrom

Psychopathologische Kennzeichen (Symptome)

Bewusstsein: quantitativ wach, qualitativ getrübt oder eingeengt.
Orientierung: zeitliche und örtliche Desorientiertheit möglich.
Gedächtnis, Denken, Konzentration: Erinnerungslücken, Amnesien, gestörte Aufmerksamkeit und Auffassung, Einengung des Denkens.
Affekte: Spannungen, Ängste, Affektdissoziation (Parathymie) mit traumhaftem Umhergehen.
Antrieb und Psychomotorik: Antriebssteigerung, aber auch kompletter Verlust der Bewegungsfähigkeit (Lähmungen, Stupor), Sensibilitäts- und Empfindungsstörungen, Krampfanfälle.
Sonstiges: auffälliges Verhalten (Imitation von verschiedenen Syndromen), Umtriebigkeit, theatralische Mimik und Gestik, Anfälle aller Art, Lähmungen, Identitätsstörungen und Trancezustände.

Mögliche Diagnosen in der ICD-10 (Störungen)

dissoziative Störungen (Konversionsstörungen, F44), *Borderline Persönlichkeitsstörung* (F60.3), *akute Belastungsreaktion* (F43.0), *posttraumatische Belastungsstörung* (F43.1), *Störung durch psychotrope Substanzen, pathologischer Rausch* (F10.07), *organische dissoziative Störung* (F06.5).

2.3.8 Delirantes Syndrom, Verwirrtheitszustand

Psychopathologische Kennzeichen (Symptome)

Bewusstsein: leicht getrübt bis komatös.
Orientierung: Desorientierung in allen Qualitäten möglich.
Denken, Auffassung, Gedächtnis: Beeinträchtigungen des abstrakten Denkens und der Auffassung, Gedächtnisstörungen sowie globale Störung aller kognitiven Funktionen.
Affekte: Depressionen, Angst, Reizbarkeit, Euphorie oder Apathie.
Antrieb und Psychomotorik: Wechsel von Antriebssteigerung und Antriebsverminderung, motorische Unruhe, Nesteln.

Wahn und Halluzination: Verzerrungen der Wahrnehmung, Illusionen, Halluzinationen.

Sonstiges: Störung des Schlaf-wach-Rhythmus, nächtliche Umtriebigkeit, Schwitzen, Zittern, Hautrötungen, körperliche Schäden.

Mögliche Diagnosen in der ICD-10 (Störungen)

Delir ohne Demenz (F05.0), *Delir bei Demenz* (F05.1), *Intoxikationen* (F1x.0), *Störungen* (Entzugsyndrom mit Delir) *durch psychotrope Substanzen* wie Alkohol, Sedativa, Kokain, Halluzinogene (F1x.4).

2.3.9 Demenzsyndrom

Psychopathologische Kennzeichen (Symptome)

Bewusstsein: keine quantitative Störung.

Orientierung: je nach Schweregrad Störungen in allen Qualitäten möglich.

Denken, Auffassung, Gedächtnis: Abnahme aller Gedächtnisleistungen, Störungen der globalen kognitiven Funktionen.

Antrieb und Psychomotorik: sowohl Antriebssteigerung als auch -hemmung.

Affekte: Gleichgültigkeit, Dysphorie, Depressivität, Ängstlichkeit, Affektinkontinenz.

Wahn und Halluzinationen: häufig psychotische Symptome bei fortgeschrittenen demenziellen Syndromen.

Sonstiges: passageres Auftreten von deliranten Syndromen möglich, sozialer Rückzug. Verhaltensstörungen mit sozialer Umtriebigkeit, Aggressivität und Realitätsverlust mit Selbstgefährdung.

Mögliche Diagnosen in der ICD-10 (Störungen)

Demenz bei Alzheimer-Krankheit (F00), *vaskuläre Demenz* (F01), *sonstige Demenzen* (F02, F03), *Störungen durch psychotrope Substanzen bei chronischem Gebrauch, Demenz* (F1x.73).

2.3.10 Organisches Psychosyndrom

Psychopathologische Kennzeichen (Symptome)

Bewusstsein und Orientierung: nicht gestört.

Denken, Auffassung, Gedächtnis: kognitive Funktionen nur leicht beeinträchtigt; Konzentrationsstörungen.

Affekte: depressive oder dysphorisch-gereizte Stimmung. Affektdurchbrüche und Störungen der Impulskontrolle; emotionale Labilität.

Antrieb und Psychomotorik: Wechsel von Apathie und Umtriebigkeit, Redefluss.

Wahn und Halluzinationen: selten; wenn, dann paranoides Denken, Misstrauen oder Beschäftigung mit einem einzigen Thema wie beispielsweise Recht und Unrecht; überwertige Ideen.

Sonstiges: veränderte Persönlichkeit, verändertes Sexualverhalten; Äußerung von Bedürfnissen und Impulsen ohne Berücksichtigung von sozialen Konsequenzen, Schlafstörungen.

Mögliche Diagnosen in der ICD-10 (Störungen)

organische Persönlichkeitsstörung (F07.0), *postenzephalitisches Syndrom* (F07.1), *organisches Psychosyndrom nach Schädel-Hirn-Trauma* (F07.2), *Störungen durch psychotrope Substanzen, Persönlichkeits- oder Verhaltensstörung* (F1x.71), *Intelligenzminderung* (F7).

2.4 Krankheitsanamnese und Exploration

Die Information, die man aus der Erhebung des psychopathologischen Status erhält, ist die Symptomatik, die der Patient zum Zeitpunkt der Untersuchung schildert oder die an ihm beobachtet werden kann. Diese Symptome bezeichnet man auch als **Querschnittsymptome**, da es sich um einen zeitlichen Querschnitt aus dem Leben eines Menschen handelt.

Obwohl die Erfassung der Beschwerdelage für die aktuelle Beurteilung eines Patienten sehr wichtig ist, wird immer nur ein kleiner Ausschnitt der gesamten Situation des Betroffenen gesehen. Die Kenntnis der Vorgeschichte und des Verlaufs einer psychischen Störung ist eine Grundvoraussetzung für die Diagnostik und sollte daher ganz besonders im Blickpunkt stehen. In Analogie zum Querschnitt spricht man von **Längsschnittsymptomen**.

Die **Exploration** (lat. *explorare* „auskundschaften, erkunden“) kann sich nicht auf den äußerlichen Objektbezug beschränken, sondern inkludiert die

Reflexion, die Gegenübertragung und die persönliche Gefühlslage des Untersuchers. Sie ist daher als dialogisch konfigurierter Prozess zwischen PatientIn und TherapeutIn aufzufassen, der ein „offenes Feld zwischen Betroffensein und Verstehen mit dem Ziel der Erkenntnis darstellt" (Schmidt-Degenhard).

Bestandteile jedes psychiatrischen **und** psychotherapeutischen Erstgesprächs sollen die Beschwerden des Patienten, seine aktuelle Vorgeschichte, die psychiatrische und somatische Anamnese, die Familienanamnese, seine Biografie und das Erstellen des aktuellen psychopathologischen Befunds sein. Die einzelnen Teile stellen ein Gerüst für die Datensammlung dar und können in der Reihenfolge variieren. Jede Therapeutin, jeder Therapeut wird mit der Zeit seinen/ihren eigenen Stil entwickeln, allerdings unter Berücksichtigung aller wesentlichen angeführten Punkte:

2.4.1 Hauptbeschwerden

Mittlerweile ist es auch in einem psychiatrischen Interview gängige Praxis, was in einem psychoanalytischen Erstgespräch schon seit jeher üblich war, nämlich zu warten, mit welchen Beschwerden der Patient das Gespräch eröffnet. Wenn der Patient jedoch nicht oder nur zögerlich über seine Probleme berichtet, hilft es, mit „offenen Fragen" das Gespräch zu beginnen *(Welche Beschwerden führen Sie zu mir?)*. Im weiteren Verlauf werden auch „geschlossene Fragen" gestellt *(Wie schlafen Sie? Trinken Sie gelegentlich Alkohol?)*. Der Patient soll mit den eigenen Worten seine Beschwerden, Wünsche und Erwartungen schildern. Für eine bessere Kommunizierbarkeit kann auch Nachfragen hilfreich sein: Wenn ein Patient beispielsweise über „Depressionen" berichtet, ist es sinnvoll, zu fragen, was er darunter versteht.

2.4.2 Aktuelle Vorgeschichte

In ihr sind der Grund des Kommens oder die Umstände, die zu einer Konsultation führen, festzuhalten. Man wird den Patienten auffordern mitzuteilen, seit wann welche Symptome in welcher Intensität bestehen, in welchem Kontext sie aufgetreten sind und inwiefern diese in sozialen und beruflichen Belangen beeinträchtigend sind.

2.4.3 Psychiatrische Anamnese

Die psychiatrische Anamnese soll den Langzeitverlauf (Längsschnitt) von psychischen Störungen wie *depressive Störungen* oder *bipolare affektive Störungen* erfassen. Man sollte den Beginn der Störung ebenso wie jahreszeitliche Schwankungen, Intensität und Episodendauer erfragen. Auch Auslösefaktoren wie somatische Krankheiten oder familiäre Konflikte sollen erhoben werden. Ein wesentlicher Bestandteil ist die **Suchtanamnese**, die für diagnostische und prognostische Fragestellungen unerlässlich ist. Die psychiatrische Anamnese ist neben der aktuellen Vorgeschichte eine Vorrausetzung für das Erstellen des psychopathologischen Befundes.

2.4.4 Somatische Anamnese

Alle körperlichen Krankheiten, an die sich der Patient erinnert, sind zu erheben. Dies können Krankheiten im Kindesalter, Stoffwechselstörungen, Operationen, Verletzungen, Unfälle etc. sein. Besonders zu beachten sind Störungen, die sich gleichzeitig in psychischen Symptomen manifestieren, wie etwa Schädel-Hirn-Traumen oder Schilddrüsenerkrankungen. Ebenso sollte eine **Medikamentenanamnese** durchgeführt werden. Beim geringsten Verdacht, dass die psychischen Beschwerden mit somatischen oder medizinischen Faktoren zusammenhängen könnten, sollte zu einer ärztlichen Konsultation geraten werden.

2.4.5 Familienanamnese

Es ist wichtig zu erheben, ob in der näheren und weiteren Verwandtschaft (Großeltern, Eltern und Geschwister) psychische Erkrankungen vorliegen, da beispielsweise *bipolare affektive Störungen*, *depressive Störungen*, Suizide, Suizidversuche und *schizophrene Erkrankungen* nicht selten familiär gehäuft auftreten.

2.4.6 Biografie

Die biografische Anamnese (Lebenslauf) soll Auskunft über die Familienherkunft, Geburt, frühe Kindheit, schulische Entwicklung, Pubertät und Adoleszenz, Ausbildung und Beruf und der aktuellen Lebenssituation des Patienten geben. Vor diesem Hintergrund können Auftreten und Verlauf einer psychischen Störung besser verstanden werden. Diese „äußere" Biografie, bei der objektiv relevante Fakten erhoben werden, wird von der „inneren" Lebensgeschichte unterschieden, bei der über persönliche Erinnerungen, Entscheidungen und Werte gesprochen wird.

2.4.7 Aktueller psychopathologischer Befund

Der psychopathologische Befund steht am Ende der Erhebung aller Daten, Fakten und Beobachtungen und nach den Schilderungen des Patienten sowie – wenn möglich – auch nach einer Außenanamnese (Fremdanamnese). Psychopathologische Begriffe werden in konkreter Reihenfolge aufgezählt, wobei es sinnvoll ist, mit dem äußeren Erscheinungsbild zu beginnen. Anschließend werden die Bewusstseinslage, die Orientierung und die kognitiven Funktionen (Gedächtnis, Auffassung, Konzentration, Denken) beschrieben, gefolgt von Affektivität, Antrieb, Psychomotorik, psychotischen Symptomen und sonstigen Bestandteilen (vegetative Symptome etc.). Bei der Abfassung des Befundes sollte man sich immer auf die Fragestellung und den Kontext beziehen. Beispielsweise macht es wenig Sinn, die kognitiven Funktionen bei einem jungen berufstätigen Menschen ausführlich zu beschreiben, der eigentlich wegen einer Beziehungsproblematik eine Konsultation aufgesucht hat.

▶ Fallgeschichte

Beispiel für einen normalen psychopathologischen Befund

Eine äußerlich gepflegte, 50-jährige Frau kommt zum Gespräch. Sie ist wach, bei klarem Bewusstsein und in allen Qualitäten orientiert. Konzentrations- und Auffassungsfähigkeiten sind ebenso unauffällig wie Gedächtnis, Intelligenz und der formale Denkablauf. Die Stimmung ist indifferent und die affektive Resonanz situationsadäquat gegeben. Es besteht kein Hinweis auf Wahnsymptome, Halluzinationen oder Ich-Störungen. Im persönlichen Kontakt ist die Patientin freundlich und zugewandt. Auf Befragen berichtet sie über leichte Einschlafstörungen, die jedoch für sie weder neu noch belastend seien.

Beispiel für einen psychopathologischen Befund bei einem Patienten mit einem depressiven Syndrom

Ein 45-jähriger, äußerlich unauffälliger Patient kommt in Begleitung seiner Frau zum Gespräch. Der Patient ist wach, in allen Qualitäten gut orientiert

und zeigt keine Störungen des Gedächtnisses, der Intelligenz oder des Denkens. Es liegt eine Antriebsstörung vor, die sich zum Zeitpunkt des Gesprächs durch eingeschränkte Bewegungen, eine gebückte Körperhaltung, leise Stimme sowie reduzierte Mimik zeigt. Objektiv zeigen sich keine Aufmerksamkeits- oder Konzentrationsstörungen, der Patient klagt jedoch über eine seit drei Wochen bestehende Müdigkeit sowie eingeschränkte Leistungsfähigkeit. Es besteht eine negativ getönte Befindlichkeit mit Lustlosigkeit und Niedergeschlagenheit. Die affektive Resonanz ist eingeschränkt, aber nicht ganz aufgehoben. Er berichtet von Grübeleien über seine Arbeit vorwiegend in den Morgenstunden und von Schuldgefühlen seiner Frau gegenüber, die in seiner eingeschränkten Arbeitsfähigkeit im Haushalt begründet seien. Vor vier Tagen hatte er auch Suizidgedanken, aber ohne konkrete Absichten und Pläne. Es besteht kein Hinweis auf Wahngedanken oder Halluzinationen. Zuletzt kam es zu einer Abnahme des Appetits und dem Auftreten von Durchschlafstörungen mit morgendlichem Früherwachen.

Beispiel für einen psychopathologischen Befund bei einer Patientin mit paranoider Schizophrenie

Eine 30-jährige, leicht verwahrlost wirkende Frau wird zur Aufnahme gebracht. Die Haare der Patientin sind ungepflegt, die Bluse und Hose weisen Flecken auf, beim rechten Schuh fehlt das Schuhband. Im Gespräch ist die Patientin kooperativ und zeigt sich froh darüber, ins Spital gebracht worden zu sein. Sie ist bei klarem Bewusstsein, in allen Qualitäten orientiert, Gedächtnisleistungen und Intelligenz scheinen altersentsprechend zu sein. Es besteht eine leichte Antriebssteigerung mit psychomotorischer Unruhe. Bis auf eine Logorrhoe bestehen keine formalen Denkstörungen. Sie wirkt angespannt und ängstlich und zeigt eine Parathymie, indem sie immer wieder ohne für den Untersucher ersichtlichen Grund lächelt. Suizidgedanken werden verneint. Explorierbar sind Wahngedanken, wobei die Patientin sich als Ziel von Anfeindungen aller Hausmitbewohner sieht. Sie meint, wegen ihrer Katze hätten die Nachbarn Gas in die Wohnung eingeleitet, um sie und ihre Katze zu vernichten. Akustische Halluzinationen sind in Form von beschimpfenden Stimmen vorhanden: Sie berichtet über implantierte Lautsprecher in den Wänden ihrer Wohnung, aus denen sie von einer Stimme beschimpft und erniedrigt würde. Dies halte sie nicht mehr aus und sie sei froh nun ins Spital gebracht worden zu sein. Durch Befragen lassen sich Schlafstörungen und zuletzt auch Substanzmittelabusus (Alkohol, Cannabis) erheben.

2.5 Drei Schritte zur Differenzialdiagnose

- **Ausschluss einer organischen Störung bzw. einer Störung durch psychotrope Substanzen**
  Neben einer organischen Ätiologie (z. B. Alzheimer-Demenz, Hirnhautentzündung) spielen bei der Verursachung von psychischen Symptomen Alkohol, Medikamente und Drogen eine wichtige Rolle. Da dieser Umstand von TherapeutInnen häufig unterschätzt oder nicht wahrgenommen wird, soll nochmals auf die Wichtigkeit einer ausführlichen Anamnese hingewiesen werden. Falls ein Substanzmittelabusus exploriert wird, muss die schwierige Abschätzung getroffen werden, ob zwischen diesem und den psychischen Symptomen ein Zusammenhang oder gar eine ätiologische Beziehung steht.
- **Bestimmung der psychischen Störung** (eigentliche Diagnostik)
  Nach Ausschluss einer organischen oder durch Substanzmittelabusus bedingten Störung soll jene psychische Störung gesucht werden, welche die gegenwärtigen Beschwerden am besten beschreibt. Der Weg führt von der Symptomerhebung zur Zuordnung eines der genannten Syndrome. Danach erfolgt der eigentliche diagnostische Prozess, der die Grundlagen der operationalisierten Diagnostik, wie Ein- und Ausschlusskriterien, Entscheidungs- und Verknüpfungsregeln, Komorbidität und Multiaxialität beinhalten soll (siehe Abschnitt *Grundlagen der ICD-10*, S. 67 ff.)
- **Bestimmung, ob *keine* psychische Störung bzw. eine Anpassungsstörung vorliegt**
  Es kommt häufig vor, dass die Symptomatik die Kriterien einer spezifischen Störung nach ICD-10 nicht erfüllt. Wenn die Beschwerden dennoch eindrucksvoll und stark und Ausdruck einer gestörten Adaption an schwierige psychosoziale Umstände sind, sollten die Diagnosen *Anpassungsstörung* (F43.2), bei kurzer Dauer *akute Belastungsreaktion* (F43.0) oder – bei Katastrophen und Traumen – *posttraumatische Belastungsstörung* (F43.1) gestellt werden.
  Sind die Symptome einer psychischen Störung (noch) nicht vollständig vorhanden, wenn z. B. zu wenige Kriterien der diagnostischen Leitlinien zutreffen, macht es Sinn, Ausdrücke wie „vorläufig" oder „Verdacht auf" zu verwenden. Auch die Möglichkeit **keine** Diagnose zu stellen sollte nicht unerwähnt bleiben, da der Übergang von „gesund" zu „psychisch gestört" oft fließend und vom jeweiligen Kontext, auch kultureller Natur, abhängig sind.
  Im klinischen Alltag kommt es selten vor, dass ein Patient psychische Symptome vortäuscht. Dies kann als bewusste **Simulation** geschehen (z. B. Vermeidung von Militärdienst, Aufnahmewunsch um an Drogen zu

gelangen) oder aus unbewussten Motiven im Rahmen einer *artifiziellen Störung* (siehe Abschnitt *Münchhausen-Syndrom*, S. 256).

2.6 Einflüsse und Fehler im deskriptiven diagnostischen Prozess

2.6.1 Ignorieren der operationalisierten diagnostischen Kriterien der ICD-10

Durch die Fülle an Kriterien, die bei der operationalisierten Diagnostik beachtet werden müssen, wie Zeitkriterien, Ein- und Ausschlusskriterien oder exakte Symptomerhebung, kann es zu Fehlern und falschen Urteilen kommen. Auch die Vernachlässigung der häufig bestehenden **Komorbidität** kann als Fehlerqelle im diagnostischen Prozess beobachtet werden, wie z. B. das Nicht-Erheben eines Substanzmittelmissbrauchs.

2.6.2 Einfluss von älteren oder anderen diagnostischen Konzepten

Die Gefahr, dass man in der operationalisierten Diagnostik von anderen (z. B. psychodynamischen oder verhaltenstherapeutischen) Konzepten beeinflusst wird, ist für PsychotherapeutInnen besonders groß. Wird der Fokus auf die subjektive Erlebnisweise und die inneren Konflikte des Patienten gerichtet, werden Fakten, wie z. B. Zeitkriterien einer Störung oder tageszeitliche Schwankungen der Symptomatik, häufig nicht exploriert. Auch die theoretische Annahme, dass eine psychische Störung vorwiegend „psychogen“ entstanden sei, kann zu falschen diagnostischen Zuordnungen führen, beispielsweise bei der Differenzierung zwischen einer *posttraumatischen Belastungsstörung* und einer *Persönlichkeitsstörung*.

2.6.3 Haloeffekt

In der Psychologie bezeichnet der „Haloeffekt“ das Entstehen falscher Diagnosen, wenn der erste Eindruck oder die Einschätzung einer Person die Wahrnehmung anderer Merkmale bzw. die Gesamtbeurteilung einer Persönlichkeit verzerrt. Ein typisches Beispiel ist der sofortige Rückschluss auf eine *histrionische Persönlichkeitsstörung* bei agitiert-theatralischem Verhalten. Auch unreflektierte Gegenübertragungsgefühle können die Diagnose verfälschen.

2.6.4 Übermäßige Beschäftigung mit einer Diagnose („Modediagnosen")

Es kann beobachtet werden, dass es phasenweise zu einer auffälligen Häufung bestimmter Diagnosen kommt. Einerseits führt die theoretische Beschäftigung (Symposien, Publikationen in Fachzeitschriften und Büchern etc.) mit einer Störung dazu, dass diese auch öfters als berechtigt „gesehen" und diagnostiziert wird. Andererseits zeigt die Geschichte der Klassifikation von psychischen Störungen auch sogenannte „Modediagnosen", die durch Vergänglichkeit auffallen. Beispiele aus der Vergangenheit sind die Diagnosen „Neurasthenie" und „pseudoneurotische Schizophrenie". Gegenwärtig betrifft dies die Diagnosen *Borderline Persönlichkeitsstörung*, *narzisstische Persönlichkeitsstörung*, *posttraumatische Belastungsstörung* und – in den USA – die *multiple Persönlichkeitsstörung*. Welche Diagnosen in Zukunft diese Rolle übernehmen werden, ist Spekulation. Eine Möglichkeit ist die „Aufmerksamkeitsstörung bei Erwachsenen" (ADHS), die zur Zeit in wissenschaftlichen und populärwissenschaftlichen Publikationen gerne diskutiert wird.

3 Grundlagen der ICD-10

Die ICD-10 der WHO (1992) ist der internationale Standard der Krankheitsklassifikation und wurde in enger Zusammenarbeit mit über 700 Klinikern und Forschern an 110 Einrichtungen in 40 Ländern entwickelt. Nach Literaturübersichten und zahlreichen Felduntersuchungen ist die Klassifikation das Ergebnis einer der größten Studien, die je zur Weiterentwicklung und Verbesserung der Diagnostik von psychischen Störungen gemacht wurde. Der Leitgedanke, nämlich operationalisierte diagnostische Kriterien (deskriptiver Ansatz, Ein- und Ausschlusskriterien, Komorbidität, Multiaxialität) einzuführen, ging jedoch vom DSM III aus, welches den Autoren der ICD-10 als Vorbild diente. Die Systeme (derzeit DSM IV und ICD-10) stimmen in vielen Bereichen überein. Das DSM IV als ursprüngliches Klassifikationssystem hat in vielen Bereichen stringentere Diagnosekriterien, die ICD-10 hingegen schließt an die bisherige (auch europäische) psychiatrische Tradition an und hat dadurch größere praktische Bedeutung für klinisch tätige TherapeutInnen. Bedauerlicherweise liegen deswegen zwei Versionen der ICD-10 vor: einerseits die bekannten „klinisch-diagnostischen" Leitlinien für den praktischen Gebrauch, andererseits die „Forschungskriterien", die strikt formulierte diagnostische Kriterien vorgeben und daher dem DSM IV näher stehen. Derzeit ist die ICD-10 von 190 Mitgliedsstaaten der WHO anerkannt und muss seit einigen Jahren auch im Gesundheitswesen des deutschsprachigen Raumes verpflichtend verwendet werden.

3.1 Operationalisierte Diagnostik

3.1.1 Deskriptiver diagnostischer Ansatz

Der deskriptive diagnostische Ansatz bezeichnet eine Vorgehensweise in der Psychiatrie und Psychotherapie, die psychische Störungen einerseits durch Vorgabe von psychopathologischen Kriterien mit bestimmten Anforderungen an zeitliches Bestehen und Verlauf, andererseits durch diagnostische Entscheidungs- und Verknüpfungsregeln für diagnostische Kriterien definiert. Die phänomenologisch-symptomorientierte Störungsbeschreibung soll zu einer von ätiologischen und theoretischen Annahmen weitgehend freien Diagnostik führen („atheoretisches Prinzip").

3.1.1.1 Psychopathologische Kriterien (Einschlusskriterien)

Als wesentlicher diagnostischer Schritt gilt die Erfassung von **Symptomen**, die eindeutig beobachtet werden können, also beobachtungsnah sind. Daher haben „Ausdruckssymptome“ (signs) gegenüber „Erlebnissymptomen“ Vorrang. Die Merkmale sollen kein zu hohes Abstraktionsniveau haben und in Hinblick auf Zeit und Verlaufskriterien präzise abgrenzbar sein. Beispielsweise werden für die Diagnose einer *depressiven Episode* (F32) drei ausdrucksnahe und klar definierte Symptome (depressive Stimmung, Verlust von Freude und Interesse, reduzierter Antrieb) gefordert. Neben Ausdruckssymptomen werden auch subjektive Informationen (Erlebnissymptome) des Patienten herangezogen. Der Erfassung eines **exakten psychopathologischen Status** kommt daher eine besondere Bedeutung zu.

3.1.1.2 Ausschlusskriterien

Ausschlusskriterien sind Merkmale oder Symptome, die häufig bei einer anderen Störung vorkommen und daher eigens erwähnt werden, um die Differenzialdiagnose zu erleichtern. Z. B. wird bei der *Schizophrenie* (F20) als Ausschlusskriterium das Vorliegen einer *organischen psychischen Störung* (F0) oder einer *Störung durch psychotrope Substanzen* (F1) genannt. Dies bedeutet, dass bei Vorhandensein dieser Störungen nicht eine *Schizophrenie* diagnostiziert werden soll.

3.1.1.3 Entscheidungs- und Verknüpfungsregeln

Für eine Diagnose ist eine gewisse Anzahl und Zusammensetzung von Symptomen für ein definiertes Zeitintervall erforderlich. So wird beispielsweise für die Diagnose einer *depressiven Episode* (F32) ein Zeitraum von mehr als zwei Wochen, mindestens zwei Symptome aus der ersten Symptomgruppe (depressive Verstimmung, Interessensverlust und reduzierter Antrieb) und ein oder mehrere zusätzliche Symptome aus einer zweiten Gruppe gefordert.

Die klinische Praxis hat gezeigt, dass die in den diagnostischen Leitlinien beschriebenen Voraussetzungen nicht immer erfüllt sind. In vielen Fällen macht es dennoch Sinn, eine Diagnose zu stellen, die man mit den Attributen „vorläufig“ oder „Verdacht auf“ versehen darf. In der Einleitung in den klinisch-diagnostischen Leitlinien der ICD-10 wird explizit darauf hingewiesen, dass sich der Diagnostiker sein eigenes Urteil über die Angemessenheit einer Diagnose bilden soll, auch wenn die Dauer eines einzelnen Symptoms kürzer oder länger als angegeben ist.

3.1.2 Komorbidität

„Komorbidität“ meint das gemeinsame oder gleichzeitige Auftreten verschiedener psychischer Störungen bei einer Person. Generell sollten nach ICD-10 so viele Diagnosen vergeben werden, wie für die Beschreibung der Symptomatik eines Patienten erforderlich sind. Das Komorbiditätsprinzip ist als Änderung von Diagnosegewohnheiten zu verstehen, wie sie noch in der ICD-9 üblich waren, wo psychische Störungen in Schichten geordnet waren. Die „tiefste“ Schicht entspricht den organischen Störungen, gefolgt von den endogenen, affektiven und zuletzt von den neurotischen Erkrankungen. Die Diagnose sollte anhand der tieferliegenden Schicht erfolgen („Schichtenregel“ nach Jaspers). Diese nicht mehr gültige Theorie hatte zur Folge, dass beispielsweise ein Alkoholabusus bei einem schizophrenen Patienten als Bestandteil der Grunderkrankung gesehen wurde.

Die Einführung des Komorbiditätsprinzips führte zu einem quantitativen Ansteigen von Diagnosen, was klinische und wissenschaftliche Folgen hatte. Im Fall einer ängstlich-depressiven Symptomatik ist durch eine „Doppeldiagnose“ eine Differenzierung in zwei Störungsbereiche möglich und dies kann und soll bei der Behandlung berücksichtigt werden. Trotzdem wird empfohlen, zwischen **Haupt-** und **Nebendiagnose** zu unterscheiden. Priorität hat jene Diagnose (= Hauptdiagnose), der die größte aktuelle Bedeutung zukommt. In der Praxis bezieht sich diese auf Störungen, wegen derer sich der Patient an die betreffende Institution gewandt hat. Unter Umständen können Haupt- und Nebendiagnose auch kontextbezogen wechseln. Beispielsweise wendet sich eine Patientin wegen einer schweren depressiven Symptomatik an ein Kriseninterventionszentrum. Trotz eines bestehenden Alkoholmissbrauchs erhält sie die Diagnose *schwere depressive Episode* (F32.3). Nach einigen Beratungsgesprächen wird mit der Patientin vereinbart, eine stationäre Alkoholentzugstherapie zu beginnen. In diesem Institut erhält sie von der behandelnden Ärztin die Hauptdiagnose *Alkoholabhängigkeitssyndrom* (F10.2) und nur als Nebendiagnose *schwere depressive Störung*. Dies ist insofern korrekt, als das Problem des Alkoholabusus zum Aufsuchen des Instituts geführt hat.

Wenn keine Informationen zu vorherigen Erkrankungen vorliegen oder der Untersucher im Zweifel ist, in welcher Reihenfolge die einzelnen Diagnosen gestellt werden sollen, sind nach ICD-10 die Diagnosen in der numerischen Reihenfolge zu stellen, in welcher sie in der Klassifikation erscheinen (F0x und F1x sind z. B. prioritär gegenüber F2x und F3x).

Von „Multimorbidität“ wird gesprochen, wenn zusätzlich zu einer oder mehreren psychischen Störung(en) eine *somatische Erkrankung* vorliegt.

3.1.3 Multiaxiale Diagnostik

Da an den traditionellen Systematiken psychischer Störungen zurecht kritisiert wurde, dass nur einzelne Aspekte psychiatrischer Krankheitsbilder zur Diagnostik herausgegriffen würden, ist von verschiedenen Autoren wiederholt eine **mehrdimensionale Diagnostik** gefordert worden, die im Konzept der **multiaxialen Klassifikation** ihren Niederschlag gefunden hat (DSM III, 1980). Um die Komplexität eines Patienten, mit seiner Herkunft, seinem Gesundheitszustand und seiner sozialen Bezüge, zu erfassen, sollen neben der eigentlichen klinischen Symptomatik (Psychopathologie) weitere Merkmale oder Dimensionen, sogenannte „Achsen“ beschrieben werden. Diese betreffen Persönlichkeitsaspekte oder -störungen, Intelligenzminderung und Entwicklungsstörungen, somatische Erkrankungen, psychosoziale Belastungen, Anpassungsfähigkeit und Behinderungen.

So kann zum Beispiel bei einer Patientin mit einem depressiven Syndrom auf einer Achse ein möglicher psychosozialer Auslöser, auf einer anderen Achse die soziale Funktionseinschränkung und auf einer weiteren eine zusätzlich bestehende körperliche Beeinträchtigung beurteilt oder diagnostiziert werden und so mit der psychischen Störung in Zusammenhang gebracht werden.

Im **DSM IV** sind **fünf Achsen** definiert, wobei die psychischen Störungen sich auf den Achsen I und II befinden. Auf Achse I findet man die psychischen Syndrome und klassischen Störbilder, hingegen liegen die Persönlichkeitsstörungen und geistigen Behinderungen – wegen der Stabilität und relativen therapeutischen Unbeeinflussbarkeit – auf Achse II. Körperliche Krankheiten, wie z. B. ein Diabetes mellitus, werden auf Achse III erfasst. Auf Achse IV können psychosoziale Belastungen angeführt werden, eine Gesamteinschätzung des sogenannten „globalen Funktionsniveaus“ (GAF) ist auf Achse V möglich (s. Tab. 3).

In der **ICD-10** ist ein multiaxiales System mit **drei Achsen** vorgesehen, dieses wird jedoch in Praxis und Forschung kaum angewandt (s. Tab. 3).

Tab. 3: Multiaxiale Ansätze in der ICD-10 und DSM IV

Achsen	ICD-10	DSM IV
Achse I	Klinische Diagnosen • Psychische Störungen (inkl. Persönlichkeitsstörungen) • Somatische Störungen	Klinische Störungen und andere klinisch relevante Probleme
Achse II	Psychosoziale Funktionseinschränkungen (WHO Disability Diagnostic Scale) • Selbstfürsorge • Familie und Haushalt • Funktionseinschätzung im weiteren sozialen Kontext • Globaleinschätzung	Persönlichkeitsstörungen, geistige Behinderung
Achse III	Psychosoziale Belastungsfaktoren • Negative Erlebnisse in der Kindheit • Erziehung und Bildung • Primäre Bezugsgruppe einschließlich Familie • Soziale Umgebung • Wohnungsbedingungen und finanzielle Verhältnisse • Berufstätigkeit und Arbeitslosigkeit • Umweltbelastungen • Psychosoziale oder juristische Probleme • Krankheiten oder Behinderungen in der Familie • Lebensführung/Lebensbewältigung	Medizinische Krankheitsfaktoren
Achse IV		Psychosoziale und umgebungsbedingte Probleme
Achse V		Globale Erfassung des Funktionsniveaus (GAF-Skala von 100–0). Die psychischen, sozialen und beruflichen Funktionen sind auf einem hypothetischen Kontinuum von psychischer Gesundheit (100) bis schwerer Beeinträchtigung und Krankheit (0) gedacht.

3.2 Prinzipien, Aufbau und Terminologie der ICD-10

Da sich die ICD-10 am Konzept des DSM orientiert, ist eine Gegenüberstellung dieser zwei Diagnosesysteme sinnvoll. Der Aufbau und das Ordnungsprinzip sind bei beiden Klassifikationssystemen ähnlich (s. Tab. 4).

Tab. 4: Aufbau und Ordnungsprinzip von ICD-10 und DSM IV im Vergleich

ICD-10		DSM IV
F0	Organische, einschließlich symptomatischer psychischer Störungen	Psychische Störungen aufgrund eines medizinischen Krankheitsfaktors; Delir, Demenz, amnestische und andere kognitive Störungen
F1	Psychische und Verhaltensstörungen durch psychotrope Substanzn	Störungen in Zusammenhang mit psychotropen Substanzen
F2	Schizophrenie, schizotype und wahnhafte Störungen	Schizophrenie und andere psychotische Störungen
F3	Affektive Störungen	Affektive Störungen
F4	Neurotische, Belastungs- und somatoforme Störungen Dissoziative Störungen Anpassungsstörungen	Angststörungen Somatoforme Störungen
F5	Verhaltensauffälligkeiten in Verbindung mit körperlichen Störungen und Faktoren	Ess-Störungen Schlafstörungen Sexuelle und Geschlechtsidentitätsstörungen
F6	Persönlichkeits- und Verhaltensstörungen	Persönlichkeitsstörungen Vorgetäuschte Störungen
F7	Intelligenzminderung	
F8	Entwicklungsstörungen	
F9	Verhaltens- und emotionale Störungen mit Beginn in der Kindheit und Jugend	Störungen mit typischem Beginn im Kindes- und Jugendalter

3.2.1 Allgemeine Prinzipien

Für die ICD-10 wurde ein alphanumerisches Kodierungsschema gewählt, das sich aus einem einzelnen Buchstaben und zwei Zahlen zusammensetzt. Im Gegensatz zum DSM, das ausschließlich psychische Störungen beinhaltet, regelt die ICD in ihrer 10. Revision die Klassifikation der gesamten medizinischen Diagnosestellungen. Im Kapitel V (Buchstabe F als erste Stelle im Kode) sind die psychischen und Verhaltensstörungen zusammengefasst und hierarchisch gegliedert. Mit der zweiten Stelle (F**x**x.xx) wird die Hauptkategorie und mit der dritten (Fx**x**.xx) die Hauptgruppe gekennzeichnet. Die vierte Stelle (Fxx.**x**x) beschreibt die eigentliche klinische Störung, die fünfte (Fxx.x**x**) ist für deren Schweregrad, Typologie und Verlaufsform vorgesehen (s. Tab. 5).

Tab. 5: Kodierungsebenen in der ICD-10 (Beispiel)

Kodierung	Störungsbezeichnung
F3 (2-stellig)	Affektive Störung
F32 (3-stellig)	Depressive Episode
F32.1 (4-stellig)	Mittelgradige depressive Episode
F32.10 (5-stellig)	Mittelgradige depressive Episode ohne somatisches Syndrom
F32.11	Mittelgradige depressive Episode mit somatischem Syndrom

Trotz des Komorbiditätsprinzips wurden die Hauptkategorien nach ihrer medizinisch-klinischen Wertigkeit hierarchisch geordnet, wobei die niedrige Zahl (z. B. F1) gegenüber der höheren (z. B. F4) diagnostische Priorität hat. Dies bedeutet keineswegs, dass ein Patient mit einer höher kodierten Diagnose (z. B. *Panikstörung*, F41.0) weniger leidet – und im Zweifel keine Behandlung benötigt – als ein Patient mit einer niedrigeren Zahl (z. B. *Alkoholabhängigkeitssyndrom*, F10.2). Die niedrigen Zahlen weisen aber auf einen medizinischen oder somatischen Faktor hin, der besonders berücksichtigt werden muss und in der Kategorisierung so seinen Ausdruck findet.

In der ICD-10 werden psychische und Verhaltensstörungen zu Gruppen mit gemeinsamer Symptomatik oder ähnlichen Charakteristika zugeordnet. So werden alle psychischen Störungen, die durch eine direkte oder indirekte Störung der Gehirnfunktionen ausgelöst werden, im ersten Kapitel *Organische psychische Störungen* (F0) zusammengefasst. Durch Substanzmittelabusus (psychotrope Substanzen wie Alkohol, Heroin, Kokain) bedingte Störungen werden im folgenden Abschnitt *Psychische und Verhaltensstörungen durch psychotrope Substanzen* (F1) gemeinsam abgehandelt. Es folgen die Störungen des *schizophrenen Spektrums* (F2) und die ebenfalls klinisch bedeutsamen *affektiven Störungen* (F3) wie Depression, Manie oder bipolare affektive Störung. Danach folgen die Abschnitte *Neurotische,*

Belastungs- und somatoforme Störungen (F4), *Verhaltensauffälligkeiten mit körperlichen Störungen* (F5) und die *Persönlichkeitsstörungen* (F6), in denen psychische Störungen beschrieben werden, die in der Psychotherapie eine große Rolle spielen.
Intelligenzminderungen, *Entwicklungsstörungen* und *Störungen der Kindheit* (F7, F8, F9) zählen ebenso zum Kapitel V (Kode F) der ICD-10. Das gesamte Kapitel V ist am Ende dieses Bandes aufgelistet (siehe S. 285).

Im Anhang der ICD-10 sind im Kapitel XXI Faktoren, die den Gesundheitszustand beeinflussen und zur Inanspruchnahme von Gesundheitsdiensten führen (Z00–Z99) angeführt. Diese „Z-Diagnosen" sind keine psychischen Störungen per se, sondern beschreiben psychosoziale Funktionsseinschränkungen, wie zum Beispiel Probleme in Verbindung mit Arbeitslosigkeit (Z56) oder Probleme durch negative Kindheitserfahrungen (Z61). Diese Kodierungen können nur zusätzlich zu den „F-Diagnosen" (= psychische Störungen!) verwendet werden und drücken ein „multiaxiales Verständnis" seitens des Diagnostikers aus. Das gesamte Kapitel XXI ist am Ende dieses Bandes aufgelistet (siehe Anhang S. 299 ff.).

3.2.2 Terminologie in der ICD-10

Störung. Im Gegensatz zu früheren Ausgaben der ICD wird in der gesamten Klassifikation der ICD-10 nun ausschließlich der Begriff „Störung" (engl. *disorder*) verwendet, der zwischen den Begriffen „Syndrom" und „Krankheit" beheimatet ist. Er soll einen klinisch erkennbaren Komplex von Symptomen oder Verhaltensauffälligkeiten anzeigen, der neben einer individuellen Belastung eines Patienten auch zu einer Beeinträchtigung von psychosozialen Funktionen führt. Der Begriff „Störung" streicht auch den deskriptiven Ansatz hervor. „Krankheit" hingegen – als Konzept – ist durch Ätiologie, Verlauf und Therapieart gekennzeichnet und sollte daher bei den meisten psychischen Syndromen nicht verwendet werden, da bei diesen sowohl Ursache als auch Therapie kontrovers diskutiert werden. Der Ansatz, psychische Verhaltensauffälligkeiten und Syndrome als „Störungen" zu bezeichnen, drückt daher auch das Eingeständnis aus, über viele psychische Phänomene noch zu wenig zu wissen, um diese als „Krankheiten" definieren zu können (siehe auch S. 32).

Psychose, „psychotisch". Nach der ICD-10 soll der traditionelle Terminus „psychotisch" im deskriptiven Sinn verwendet werden. Der Begriff beschreibt das Vorhandensein von Halluzinationen, wahnhafter Symptomatik und bestimmten Formen schweren abnormen Verhaltens, wie schwere

Erregungszustände, Überaktivität, ausgeprägte psychomotorische Hemmung und katatone Symptome.

Neurose, „neurotisch". Der Begriff „neurotisch" erscheint in der ICD-10 nur mehr in der Überschrift des vierten Kapitels (*Neurotische, Belastungs- und somatoforme Störungen*, F4) und dies ist wohl als Zugeständnis an die traditionelle Diagnostik (ICD-8, ICD-9) zu sehen, wo psychische Störungen vorwiegend „triadisch" und ätiologiebezogen klassifiziert wurden. Das Neurosenmodell, das unbewusste Konflikte als Ursache von einigen psychischen Störungen postuliert, ist unter Forschern und Wissenschaftlern nicht konsensfähig und es bestehen Zweifel, ob die unterschiedlichen Störungen (Neurosen) einer einheitlichen Krankheitsgruppe angehören. Daher ist es nur konsequent, den Begriff „Neurose" bei den einzelnen Störbildern nicht mehr zu verwenden, will man einer deskriptiv-phänomenologischen Klassifikation mit operationalisierten Kriterien, wie sie die ICD-10 für sich beansprucht, gerecht werden. Die Dichotomie „neurotisch" versus „psychotisch" wurde aufgegeben, statt dessen wurden die Störungen entsprechend der Hauptsymptomatik und der deskriptiven Ähnlichkeit in Gruppen zusammengefasst.

Psychogen. Ein ähnliches Schicksal wie der Begriff „neurotisch" hat auch der Terminus „psychogen" in der ICD-10 erfahren. Er drückt eine psychische Verursachung von Störungen aus, die bei den meisten psychischen Störungen alleine nicht gegeben scheint (multifaktorielle Ätiopathogenese). Ausnahmen sind in der ICD-10 nur die *akute Belastungsreaktion* (F43.0), die *posttraumatische Belastungsstörung* (F43.1), die *Anpassungsstörung* (F43.2) und die *dissoziativen Störungen* (F44), die als vorwiegend „psychogene" Störungen anzusehen sind.

Welche Diagnose habe ich?
Für meine Therapeutin bin ich nur eine Nummer...
Ich denke F 34.1

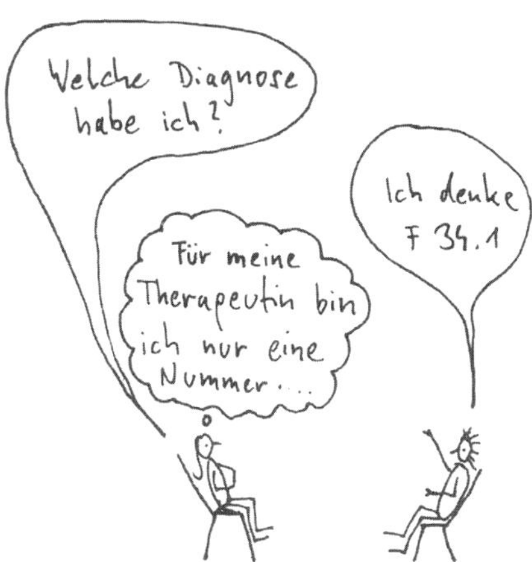

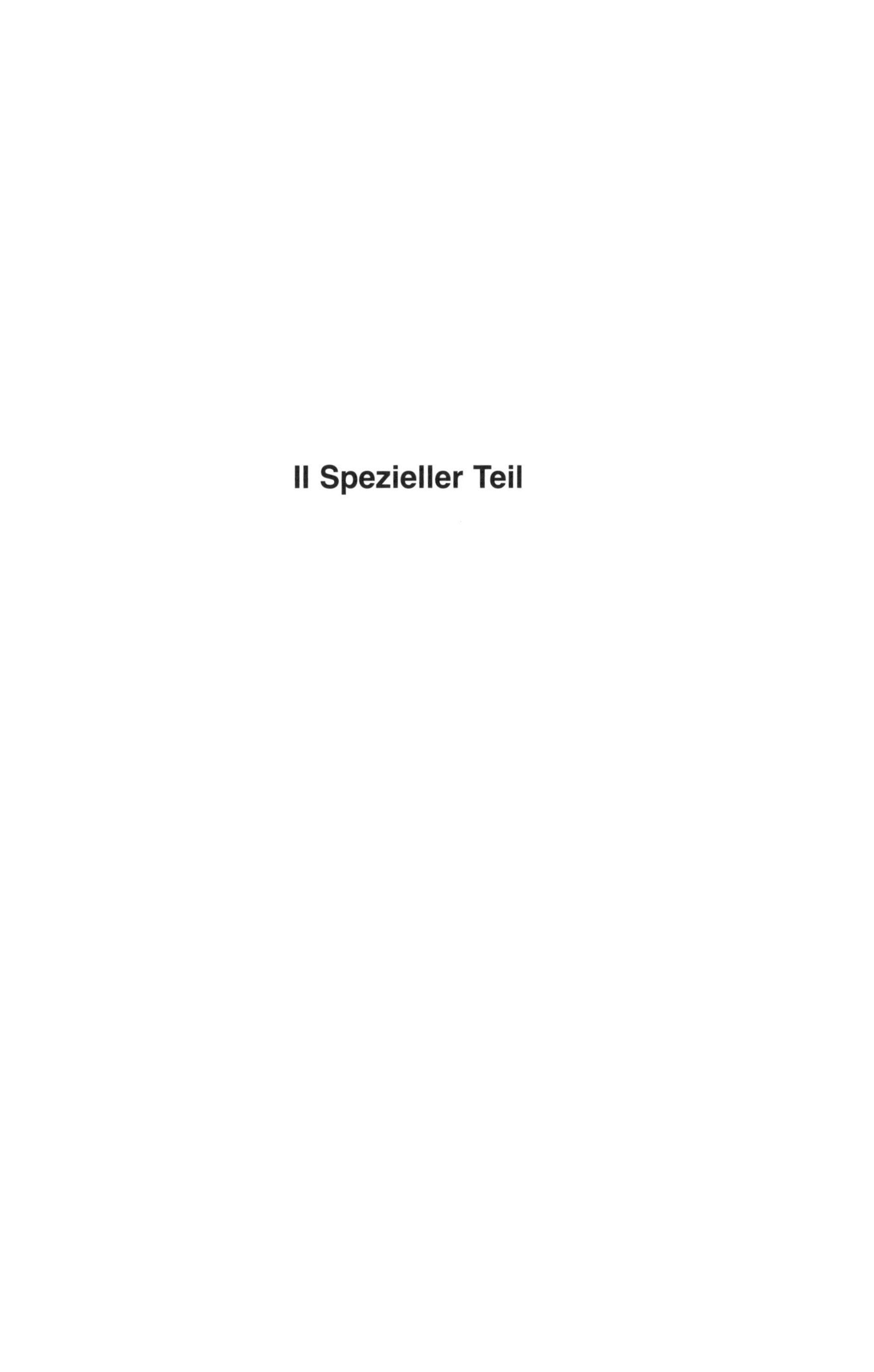

II Spezieller Teil

1 Organische psychische Störungen

F0 Organische einschließlich symptomatischer psychischer Störungen

F00 Demenz bei Alzheimer-Krankheit
- F00.0 Demenz bei Alzheimer-Krankheit mit frühem Beginn
- F00.1 Demenz bei Alzheimer-Krankheit mit spätem Beginn
- F00.2 Demenz bei Alzheimer-Krankheit, atypische oder gemischte Form
- F00.9 nicht näher bezeichnete Demenz bei Alzheimer-Krankheit

F01 vaskuläre Demenz
- F01.0 vaskuläre Demenz mit akutem Beginn
- F01.1 Multiinfarktdemenz
- F01.2 subkortikale vaskuläre Demenz
- F01.3 gemischte (kortikale und subkortikale) vaskuläre Demenz
- F01.8 sonstige vaskuläre Demenz
- F01.9 nicht näher bezeichnete vaskuläre Demenz

F02 Demenz bei sonstigen andernorts klassifizierten Krankheiten
- F02.0 Demenz bei Pick-Krankheit
- F02.1 Demenz bei Creutzfeldt-Jakob-Krankheit
- F02.2 Demenz bei Huntington-Krankheit
- F02.3 Demenz bei Parkinson-Krankheit
- F02.4 Demenz bei Krankheit durch das Humane-Immundefizienz-Virus (HIV)
- F02.8 Demenz bei sonstigen andernorts klassifizierten Krankheiten

F03 nicht näher bezeichnete Demenz
Mit einer fünften Stelle kann die Demenz (F00–F03) wie folgt näher gekennzeichnet werden:
- .x0 ohne zusätzliche Symptome
- .x1 zusätzliche Symptome, vorwiegend wahnhaft
- .x2 zusätzliche Symptome, vorwiegend halluzinatorisch
- .x3 zusätzliche Symptome, vorwiegend depressiv
- .x4 zusätzliche gemischte Symptome

F04 organisches amnestisches Syndrom, nicht durch Alkohol oder sonstige psychotrope Substanzen bedingt

F05 Delir, nicht durch Alkohol oder sonstige psychotrope Substanzen bedingt
- F05.0 Delir ohne Demenz
- F05.1 Delir bei Demenz
- F05.8 sonstiges Delir
- F05.9 nicht näher bezeichnetes Delir

F06 sonstige psychische Störungen aufgrund einer Schädigung oder Funktionsstörung des Gehirns oder einer körperlichen Krankheit
- F06.0 organische Halluzinose
- F06.1 organische katatone Störung
- F06.2 organische wahnhafte (schizophreniforme) Störung
- F06.3 organische affektive Störung
  - .30 organische manische Störung
  - .31 organische bipolare Störung
  - .32 organische depressive Störung
  - .33 organische gemischte affektive Störung
- F06.4 organische Angststörung
- F06.5 organische dissoziative Störung
- F06.6 organische emotional labile (asthenische) Störung
- F06.7 leichte kognitive Störung
  - .70 nicht in Verbindung mit einer körperlichen Störung
  - .71 in Verbindung mit einer körperlichen Störung
- F06.8 sonstige näher bezeichnete psychische Störung aufgrund einer Schädigung oder Funktionsstörung des Gehirns oder einer körperlichen Krankheit
- F06.9 nicht näher bezeichnete psychische Störung aufgrund einer Schädigung oder Funktionsstörung des Gehirns oder einer körperlichen Krankheit

F07 Persönlichkeits- und Verhaltensstörungen aufgrund einer Krankheit, Schädigung oder Funktionsstörung des Gehirns
- F07.0 organische Persönlichkeitsstörung
- F07.1 postenzephalitisches Syndrom
- F07.2 organisches Psychosyndrom nach Schädel-Hirn-Trauma
- F07.8 sonstige organische Persönlichkeits- und Verhaltensstörung aufgrund einer Krankheit, Schädigung oder Funktionsstörung des Gehirns
- F07.9 nicht näher bezeichnete organische Persönlichkeits- und Verhaltensstörung aufgrund einer Krankheit, Schädigung oder Funktionsstörung des Gehirns

F09 nicht näher bezeichnete organische oder symptomatische psychische Störung

Der Abschnitt *Organische, einschließlich symptomatischer psychischen Störungen* (F00–F09) ist das erste Kapitel in der ICD-10 und soll auch generell bei allen diagnostischen Überlegungen an erster Stelle stehen. Wenn ein Patient über psychische Symptome klagt, muss immer zuerst die Frage beantwortet werden, ob die Symptome nicht auf eine organische Störung oder auf einen medizinischen Faktor zurückzuführen sind. Dieses „urärztliche Denken" ist auch für PsychotherapeutInnen und PsychologInnen gesetzlich verpflichtend und für die richtige Behandlung von PatientInnen notwendig.

Der Begriff **„organisch"** ist umstritten, da er eine Leib-Seele-Dichotomie impliziert, die in der Wissenschaft in dieser Form nicht mehr postuliert wird. Alle sogenannten „psychischen" Störungen gehen nämlich mit biochemischen Veränderungen auf Neurotransmitterebene einher, obwohl bei der *depressiven Störung* beispielsweise Routineuntersuchungen (Blutlaboranalyse, Computertomografie etc.) einen unauffälligen Befund ergeben. In speziellen, neuartigen und aufwendigen Untersuchungen (Single-Photon-Emissionscomputertomografie, SPECT; Positronenemissionstomografie, PET) zeigt sich jedoch, dass im Bereich des Zentralnervensystems sehr wohl „organische" Veränderungen (Stoffwechselanomalien) vorliegen. Dies bedeutet aber keineswegs, dass es keine psychogene Ursachen für psychische Störungen gibt – im Gegenteil: Untersuchungen der letzten Jahre haben gezeigt, dass langjährige Traumen zu bleibenden organischen Veränderungen im Zentralnervensystem führen können, die sich auf psychopathologischer Ebene beispielsweise als schwere, chronische depressive Störungen manifestieren können.

Im **DSM IV** wird daher der Begriff „organische Störung" konsequenterweise nicht verwendet, die Störungen werden vielmehr als „auf einen medizinischen Krankheitsfaktor zurückgehend" oder „Folge einer bestimmten Substanz oder Medikation" bezeichnet. In der **ICD-10** bezeichnet der Begriff „organisch" die Störungen des Abschnitts F0 *(Demenz, Delir, psychische Störung aufgrund einer Schädigung des Gehirns, organische Persönlichkeitsstörung)*.

Im Folgenden wird ein kurzer Überblick über die Diagnostik von organischen Störungen nach ICD-10 gegeben, sofern diese für PsychotherapeutInnen bzw. PsychologInnen relevant sind. Die eigentliche Diagnosestellung ist eine ärztliche Aufgabe und ist den medizinischen Fächern Innere Medizin, Neurologie, Psychiatrie und Geriatrie vorbehalten.

Besteht aufgrund der Symptomatik oder auch wegen zusätzlicher somatischer Symptome der Verdacht auf eine Störung aus diesem Abschnitt, so sollte man zunächst eine genaue Anamneseerhebung durchführen und einen psychopathologischen Befund erstellen. Anschließend erfolgt die Zuweisung zu einer körperlichen Untersuchung, um eine diagnostische Einschätzung und einen Therapievorschlag zu erhalten.

Die in diesem Kapitel dargestellten Krankheiten sind psychische Störungen mit einer nachweisbaren, ursächlich vorliegenden zerebralen Krankheit (z. B. Hirnhautentzündung, Hirntumore), einer Hirnverletzung, einer degenerativen Störung (Demenz) oder einer anderen Schädigung, die zu einer Hirnfunktionsstörung führt. Von einer „primären organischen Störung" spricht man, wenn Krankheit, Störung oder Verletzung direkt das Zentralnervensystem (Hirn) betreffen, hingegen sind mit „sekundärer organischer Störung" meist Systemerkrankungen gemeint, die neben dem Gehirn auch andere Organe betreffen (z. B. hormonelle Störungen).

1.1 Demenz

Diagnosekriterien nach ICD-10, F00–F03

- **Abnahme der Gedächtnisleistung** mit Beeinträchtigungen im täglichen Leben. Im Frühstadium der Krankheit ist vor allem das Kurzzeitgedächtnis betroffen (Schwierigkeiten beim Merken von neuen Informationen). Bei leichtem Gedächtnisverlust kommt es zu Problemen hinsichtlich alltäglicher Dinge (z. B. merkt sich der Betroffene nicht, wo etwas hingelegt wurde), in schweren Fällen auch zu einer Störung des Langzeitgedächtnisses mit Beeinträchtigungen beim Sicherinnern an früher Erlerntes. Manchmal werden nicht einmal mehr Verwandte erkannt.
- **Abnahme auch anderer kognitiver Fähigkeiten** (intellektuelle Leistungsfähigkeit) wie Verminderung der Urteilsfähigkeit und des Denkvermögens (Fähigkeit zu planen und zu organisieren, Informationsverarbeitung). Zunächst können nur kompliziertere alltägliche Aufgaben oder Freizeitbeschäftigungen nicht mehr ausgeführt werden, die Betroffenen sind aber nicht von anderen Personen abhängig. Bei mittelgradigen und schweren Beeinträchtigungen führt die Abnahme der kognitiven Fähigkeiten zur Einschränkung von Tätigkeiten und zum Angewiesensein auf die Hilfe anderer. Typisch sind Verhaltensauffälligkeiten mit nicht nachvollziehbaren Gedankengängen und Handlungen des Erkrankten. Die Beeinträchtigungen betreffen tägliche Aktivitäten wie Waschen, Anziehen, Essen und Körperhygiene, hängen jedoch auch vom sozialen und kulturellen Umfeld der betroffenen Person ab.

- **Verminderungen der Affektkontrolle** und des Antriebs oder eine Veränderung des Sozialverhaltens manifestieren sich in emotionaler Labilität, Reizbarkeit, Apathie oder einer Vergröberung des zwischenmenschlichen Kontakts.
- Das Bewusstsein ist klar (Differenzialdiagnose zum *Delir*).
- Die Symptomatik besteht **mindestens sechs Monate** (Diagnosekriterium).

Klassifikation (Hauptkategorien nach ICD-10)

- Demenz bei Alzheimer-Krankheit (F00)
- Vaskuläre Demenz (F01)
- Demenz bei sonstigen andernorts klassifizierten Krankheiten (F02)
- Nicht näher bezeichnete Demenz (F03)

Demenz bei Alzheimer-Krankheit (F00)
Die Prävalenz der erstmals 1907 von Aloys Alzheimer beschriebenen Krankheit ist durch die Erhöhung der Lebenserwartung stark gestiegen. Man spricht von der Alzheimer-Krankheit, wenn ein Demenz-Syndrom vorliegt und Untersuchungen keinen Hinweis auf eine andere Ursache (z. B. vaskuläre Veränderungen) ergeben. Der Beginn ist meist schleichend mit anschließender langsamer Progredienz. Somit ist diese Demenzform eigentlich eine Ausschlussdiagnose, d. h. keine andere Diagnose erklärt besser das Störbild. Ursächlich wird ein degenerativer Prozess des Gehirns angenommen, der zu Veränderungen des Hirngewebes und in der Folge zu einer Atrophie (Verkleinerung) des Gehirns führt. Das klinische Bild variiert stark, im Vollbild zeigen sich auch Wortfindungsstörungen, Apraxie (die PatientInnen sind nicht fähig sich richtig anzuziehen), Unruhe, Verhaltensauffälligkeiten (Aggressionen, Schreien, Tag-Nacht-Umkehr), Wahnvorstellungen und Halluzinationen.

In der ICD-10 unterscheidet man die *Demenz bei Alzheimer-Krankheit mit frühem Beginn* (F00.0), wenn der Beginn vor dem 65. Lebensjahr liegt, und der *Demenz bei Alzheimer-Krankheit mit spätem Beginn* (F00.1), wenn die Krankheit nach dem 65. Lebensjahr auftritt. *Gemischte, atypische* und *nicht näher bezeichnete Formen* sind mit F00.2 bzw. F00.9 kodiert.

Vaskuläre Demenz (F01)
Die *Vaskuläre Demenz* ist die Folge einer Gefäßschädigung (zerebrovaskuläre Ereignisse wie Arteriosklerose, Schlaganfall, transitorisch-ischämische

Attacke etc.) und demnach das Resultat einer Infarzierung des Gehirns. Entscheidend für die Diagnose ist das Vorliegen eines Demenz-Syndroms (wie bei der Alzheimer-Demenz), eines plötzlichen Beginns mit schrittweiser Verschlechterung, von neurologischen Herdzeichen und der eindeutige Nachweis einer zerebrovaskulären Krankheit. Klinisch unterscheidet sich die *vaskuläre Demenz* nicht unbedingt von der *Alzheimer-Demenz*, der Beginn ist jedoch abrupter, die PatientInnen sind meist älter und die Symptomatik zeigt einen undulierenden (wechselhaften) Verlauf.

Differenziert werden die *vaskuläre Demenz mit akutem Beginn* (F01.0), die *Multiinfarktdemenz* (F01.1), die *subkortikale vaskuläre Demenz* (F01.2) und die *gemischte vaskuläre Demenz* (F01.3).

Demenz bei sonstigen andernorts klassifizierten Krankheiten (F02)
Dieser Kategorie werden jene Fälle von Demenzen subsumiert, bei denen eine andere Ursache als eine Alzheimer-Krankheit oder zerebrovaskuläre Krankheit vorliegt: *Demenz bei Pick-Krankheit* (F02.0), *Demenz bei Creutzfeld-Jakob-Krankheit* (F02.1), *Demenz bei Huntington-Krankheit* (F02.2), *Demenz bei Parkinson-Krankheit* (F02.3), *Demenz bei AIDS* (F02.4) etc.

Nicht näher bezeichnete Demenz (F03)
Diese Diagnosekategorie ist dann zu verwenden, wenn kein Demenztyp (F00–F02) bestimmt werden kann, die Kriterien für eine *Demenz* jedoch zutreffen.

Eine **fünfte Stelle** kennzeichnet zusätzliche Symptome:
- … *ohne zusätzliche Symptome* (F0x.x**0**),
- … *zusätzliche Symptome, vorwiegend wahnhaft* (F0x.x**1**),
- … *vorwiegend halluzinatorisch* (F0x.x**2**),
- … *vorwiegend depressiv* (F0x.x**3**),
- … *gemischte Symptome* (F0x.x**4**).

Mit der **sechsten Stelle** kann der Schweregrad näher gekennzeichnet werden:
- *leicht* (F0x.xx**0**),
- *mittelgradig* (F0x.xx**1**),
- *schwer* (F0x.xx**2**).

Der Gesamtschweregrad richtet sich nach dem Niveau der Gedächtnis- oder intellektuellen Leistungen.

Wurde der Begriff „Demenz“ vor 200 Jahren noch für jede Form geistiger Störung gebraucht, wurde er später für Verminderungen der kognitiven

Funktionen mit einem Nachlassen der Intelligenz verwendet. Darunter verstand man vorwiegend irreversible degenerative, organische Psychosyndrome, bei denen keine Verbesserung des klinischen Bildes zu erwarten war („Verblödung").

In der ICD-10 wird der Begriff – analog zum DSM IV – weiter gefasst und beinhaltet alle (organischen) psychischen Störungen, bei denen es zu einer **Abnahme des Gedächtnisses und der kognitiven Funktionen** (= „Demenz-Syndrom") kommt, unabhängig davon, ob diese Symptome reversibel sind oder nicht. Dies bedeutet, dass man wesentlich mehr Zustandsbilder als *Demenz* bezeichnen kann und nicht immer ein irreversibler Prozess mit schlechter Prognose dahinter stehen muss.

Durch die Überalterung der Bevölkerung ist die *Demenz* eines der größten Probleme der Gesundheitspolitik. Bei 85-jährigen liegt die Prävalenz bei ca. 25 %. Ein Großteil der PatientInnen, die im Alter in einem Pflegeheim leben, tun dies wegen eines Demenz-Syndroms, da die Versorgung zu Hause aufgrund der Symptome nicht mehr möglich war.

Die Symptomatik der *Demenz* wurde bereits bei den einzelnen Formen beschrieben, es soll jedoch darauf hingewiesen werden, dass **früh auftretende Gedächtnisstörungen ein besonderes Merkmal einer beginnenden Demenz** sein können.

Obwohl **psychologische Tests** bei der Diagnose von psychischen Störungen in diesem Buch bis jetzt nicht vorgestellt wurden, soll auf einen einfachen und praktikablen Test aufmerksam gemacht werden, der ein Screening-Instrument zur Erfassung einer *Demenz* ist: der **Mini-Mental-Status-Test**. Bei diesem werden dem Patienten innerhalb weniger Minuten Fragen und Aufgaben aus den Bereichen Orientierung, Aufmerksamkeit, Rechnen, Gedächtnis und Sprache gestellt und man lässt ihn einfache Anweisungen ausführen. Danach wird ein Globalscore errechnet, der einen ersten Hinweis auf das Vorliegen eines demenziellen Syndroms liefert. Der Test ist einfach und kann auch ohne spezielle Schulung problemlos angewendet werden.

Differenzialdiagnose

- Depression
- Delir

Depression

Eine *depressive Störung* beim alten Menschen lässt sich nicht immer von einer *Demenz* unterscheiden und wird deswegen auch „Pseudodemenz" genannt. Ein depressiver Patient betont oft seine kognitiven Einbußen, klagt über diesen Umstand, gibt häufig Antwort wie „Ich weiß nicht" oder „Das kann ich nicht sagen" und hat in der Anamnese bereits einige *depressive Episoden* vorzuweisen. Demenzpatienten hingegen imponieren durch Affektflachheit und Unbeteiligtsein, versuchen im Gespräch ihre Defizite zu verbergen, indem sie bereitwillig Antworten geben, die jedoch oft falsch sind. Die Symptomatik der *Demenz* verstärkt sich meist in den Abend- und Nachtstunden. Manchmal kann erst der Krankheitsverlauf die Entscheidung bringen, um welches Bild (*Demenz* oder *Depression*) es sich handelt. Ebenso können natürlich beide Störungen im Sinne der Komorbidität parallel auftreten.

Delir

Nicht jede Gedächtnisstörung und Störung der kognitiven Funktion darf mit *Demenz* gleichgesetzt werden. Das Zeitkriterium (mindestens sechs Monate) ist bei der Diagnosestellung *Demenz* zu berücksichtigen. Kurze Störungen der kognitiven Funktionen, wie beispielsweise postoperativ oder bei älteren Menschen während eines Spitalsaufenthalts (z. B. bei einer Lungenentzündung), sind akute reversible Verwirrheitszustände und werden – in Analogie zum weiten Begriff *Demenz* – *Delir* genannt. Eine *Demenz* ist wiederum häufig mit einem *Delir* vergesellschaftet, sodass dann beide Diagnosen zu stellen sind (siehe S. 87 f.).

Allgemeine Hinweise

Die Diagnose einer *Demenz* (so wie aller *organischen psychischen Störungen*) kann nur multiprofessionell in Zusammenarbeit mit ÄrztInnen gestellt werden. PsychotherapeutInnen werden durch die Zunahme von älteren Menschen in unserer Gesellschaft zunehmend auch mit dieser Patientengruppe konfrontiert, weshalb die Kenntnis der Diagnosekriterien dieser Krankheit wichtig und hilfreich ist. Das Erkennen von Frühsymptomen, die Abgrenzung zur Depression des älteren Menschen („Pseudodemenz") und der Umgang mit einfachen Testverfahren (Mini-Mental-Status-Test) sind für PsychotherapeutInnen Vorrausetzungen für Diagnose und Therapie.

Neben medikamentöser Behandlung kommen ebenso psychotherapeutische Maßnahmen und Verfahren zum Einsatz. In der Psychotherapie geht es meist nicht um ein Wiedererlangen der geistigen Fähigkeiten, sondern um Akzeptanz von Einschränkungen, um Neuorientierung und Neugestaltung des Alltags der Betroffenen. Daneben werden übende therapeutische Verfahren und Stimulierungen angewendet, die primär eine würdige und bessere Lebensqualität zum Ziel haben.

1.2 Organisches amnestisches Syndrom

Diagnosekriterien nach ICD-10, F04

- Störung des Kurzzeitgedächtnisses (die Fähigkeit Neues zu erlernen ist beeinträchtigt), antero- und retrograde Amnesie, verminderte Fähigkeit, sich an vergangene Erlebnisse zu erinnern.
- Eine Hirnerkrankung oder ein Insult sind objektiv nachweisbar.
- Es **fehlen** eine *Demenz* (F00–F03), eine Bewusstseinsstörung, eine Auffassungsstörung und eine Störung des Immediatgedächtnisses (unmittelbare Wiedergabe von Informationen, wie z. B. Zahlen nachsprechen).

Bei diesem Syndrom kommt es durch eine Hirnerkrankung vor allem zu einer Störung des Kurzzeit- und Langzeitgedächtnisses. Das sogenannte „Immediatgedächtnis" ist erhalten, trotzdem kommt es durch die Störung zu zeitlicher Desorientierung und anterograder Amnesie. Eine auftretende retrograde Amnesie vergeht, wenn sich der hirnmorphologische Prozess wieder zurückgebildet hat. Das klinisch wichtigste Zeichen ist die Gedächtnisstörung bei sonst intakten kognitiven Funktionen. Abzugrenzen ist das Syndrom von anderen *organischen Störungen* mit auffälligen Gedächtnisstörungen *(Demenz, Delir)*, von der *dissoziativen Amnesie* (F44.0) und von *depressiven Störungen* (F32, F33) mit subjektiven kognitiven Funktionsbeeinträchtigungen.

Das klassische *organische amnestische Syndrom* hat in der deutschsprachigen Psychopathologie eine lange Tradition und wurde deswegen als eigene Kategorie in die ICD-10 aufgenommen.

1.3 Delir

Diagnosekriterien nach ICD-10, F05

- Störung des Bewusstseins und der Aufmerksamkeit.
- Globale Störung der Kognition, Wahrnehmungsstörungen (Verzerrungen der Wahrnehmung, optische Halluzinationen), Beeinträchtigung des abstrakten Denkens und des Kurzzeitgedächtnisses, zeitliche Desorientierung, in schweren Fällen auch Desorientierung bezüglich Ort und Person.

- Psychomotorische Unruhe (Hypo- oder Hyperaktivität, verlängerte Reaktionszeit, Redefluss, verstärkte Schreckreaktion).
- Störungen des Schlaf-Wach-Rhythmus (Schlafumkehr, Schlaflosigkeit, unangenehme Träume, nächtliche Halluzinationen).
- Affektive Syndrome wie Depression, Angst, Reizbarkeit, Euphorie oder Apathie.

Der diagnostische Begriff „Delir" hat eine deutliche Erweiterung zur früheren Bedeutung erfahren, wo mit „Delirium" meist Bewusstseinsstörungen mit vegetativer Entgleisung, massiver Unruhe und optischen Halluzinationen (beispielsweise bei alkoholkranken PatientInnen) bezeichnet wurden.

Nach ICD-10 und DSM IV entspricht ein *Delir* allen **akuten** *organischen psychischen Störungen*, die mit einer Bewusstseins- und Aufmerksamkeitsstörung sowie einer globalen Beeinträchtigung der Kognition einhergehen. Der Beginn ist akut und die Dauer beträgt manchmal nur wenige Stunden, kann aber im Extremfall bis zu sechs Monate betragen. Oft sind Wahrnehmungsstörungen wie Wahn oder optische Halluzinationen (beispielsweise das Sehen von weißen Mäusen) vorhanden, diese stellen jedoch nur fakultative Symptome dar. Fehlen diese halluzinatorischen Phänomene, was einem leichteren Verlauf entspricht, sagt man dazu auch „einfache Verwirrtheit" oder „Verwirrtheitszustand". Ein typisches Beispiel ist eine ältere Person, die in der Nacht die Wohnung verlässt und nicht mehr zurückfindet, obwohl sie tagsüber gut orientiert ist.

Das *Delir* ist ein sehr häufiges Syndrom, das einen Verwirrtheitszustand **ohne ätiologische Zuordnung** beschreibt. Die Ursachen sind vielfältig: Erkrankungen des Gehirns und des Zentralnevensystems (z. B. Demenz, Epilepsie, Enzephalitis, Schlaganfall), metabolische Störungen, Schädel-Hirn-Traumen etc. Ist das delirante Syndrom auf eine psychotrope Substanz zurückzuführen (z. B. Alkoholentzugssyndrom, Drogenintoxikation), soll eine Diagnose aus dem Abschnitt *Störungen durch psychotrope Substanzen* (F1) gestellt werden, obwohl klinisch unter Umständen kein Unterschied zu den vorher genannten Zustandsbildern besteht.

Ein *Delir* – auch wenn vordergründig nur eine einfache Verwirrtheit bestehen kann – ist ein medizinischer Notfall, der eine diagnostische Abklärung und rasche Behandlung in einem Krankenhaus erfordert.

In der ICD-10 wurde weiter in *Delir ohne Demenz* (wenn keine *Demenz* besteht, F05.0), *Delir bei Demenz* (wenn sich das Syndrom im Verlauf einer *Demenz* entwickelt, F05.1) und *Delir gemischter Ätiologie* (sonstige Formen) klassifiziert.

1.4 Sonstige psychische Störungen aufgrund einer Schädigung oder Funktionsstörung des Gehirns oder einer körperlichen Krankheit

Diagnosekriterien nach ICD-10, F06

- Eine zerebrale Erkrankung, Verletzung oder Funktionsstörung oder eine systemische körperliche Krankheit (z. B. Hormonstörung) muss nachgewiesen sein.
- Ein zeitlicher Zusammenhang zwischen der Entwicklung der zugrunde liegenden Ursache und dem Auftreten des psychischen Syndroms.
- Es kommt zur Rückbildung der psychischen Symptomatik nach Besserung (oder Heilung) der vermuteten körperlichen Krankheit.
- Kein überzeugender Beweis für eine andere Ursache des psychischen Syndroms (wie z. B. eine sehr belastende Familiengeschichte).

Klassifikation

- Organische Halluzinose (F06.0)
- Organische katatone Störung (F06.1)
- Organische wahnhafte (schizophreniforme) Störung (F06.2)
- Organische affektive Störung (F06.3)
- Organische Angststörung (F06.4)
- Organische dissoziative Störung (F06.5)
- Organische emotional labile (asthenische) Störung (F06.6)
- Leichte kognitive Störung (F06.7)

Diese Störungen stehen ursächlich mit einer Hirnfunktionsstörung im Zusammenhang. Das klinische Erscheinungsbild entspricht dem von typischen psychischen Störungen, wie sie in den vorigen Abschnitten ausführlich besprochen wurden. Teilweise ist die **Symptomatik** dieser *organischen Störungen* **völlig ident mit jener von psychischen Störungen** wie beispielsweise einer *Angststörung*. Trotzdem sind die Symptome auf eine rein körperliche Krankheit zurückzuführen und stehen in keinem Zusammenhang mit einer psychischen Belastung oder gar Ursache. Auch wenn sich eine organische Erkrankung selten ausschließlich in Form einer psychischen Symptomatik manifestiert, so **besteht bei jeder psychischen Störung, die mit psychoti-**

schen, ängstlichen, affektiven oder dissoziativen Symptomen einhergeht, die Möglichkeit einer dahinterliegenden somatischen Krankheit.

Folgende Krankheiten können psychische Symptome verursachen: Epilepsie, Enzephalitis, Meningitis, Huntington-Krankheit, Schädel-Hirn-Trauma, Hirntumor, extrakranielle Neoplasmen mit Fernwirkung auf das Gehirn (speziell eine Pankreas-Karzinom), zerebrale Gefäßerkrankungen, Hirnfehlbildungen oder -läsionen, Lupus erythematodes und andere Kollagenosen, hormonelle (endokrine) Krankheiten (Hypo- und Hyperthyreose, Morbus Cushing), Stoffwechselkrankheiten (Hypoglykämie, Porphyrie, Hypoxie), tropische Infektions- und parasitäre Krankheiten, toxische Wirkungen von nicht-psychotropen Medikamenten (Propranolol, L-Dopa, Metyldopa, Steroide, Antihypertensiva, Antimalaria-Mittel).

1.5 Persönlichkeits- und Verhaltensstörungen aufgrund einer Krankheit, Schädigung oder Funktionsstörung des Gehirns, OPS

Diagnosekriterien nach ICD-10, F07

- Nachweis einer zerebralen Krankheit, Schädigung oder Funktionsstörung.
- Fehlen von Bewusstseinstrübung oder ausgeprägten Gedächtnisstörungen.
- Kein ausreichender Beleg für eine andere Verursachung der Persönlichkeits- und Verhaltensstörung.

Klassifikation

- Organische Persönlichkeitsstörung (F07.0)
- Postenzephalitisches Syndrom (F07.1)
- Organisches Psychosyndrom nach Schädel-Hirn-Trauma (F07.2)
- Sonstige organische Persönlichkeits- und Verhaltensstörungen aufgrund einer Krankheit, Schädigung oder Funktionsstörung des Gehirns (F07.8)

Organische Persönlichkeitsstörung (F07.0)
Der Betroffene zeigt ein auffälliges **Verhalten**, das vor der Krankheit oder Schädigung des Gehirns nicht bestanden hat. Diese tiefgreifenden Veränderungen betreffen die Gefühle, Bedürfnisse und Impulse. Die kognitiven

Fähigkeiten sind nur wenig beeinträchtigt; es hängt auch davon ab, welche Hirnregion geschädigt wurde. Die PatientInnen haben eine reduzierte Fähigkeit, zielgerichtete Aktivitäten durchzuführen und zeigen Veränderungen im affektiven Bereich wie emotionale Labilität, Euphorie, inadäquate Scherzhaftigkeit („Witzelsucht"), Reizbarkeit, Ausbrüche von Wut und Aggression sowie Apathie. Teilweise wird Bedürfnissen oder Impulsen ungehemmt – ohne Berücksichtigung der sozialen Konsequenzen – Rechnung getragen. Dazu zählen unangemessene sexuelle Annäherungsversuche, gieriges Essen und Vernachlässigen der Körperpflege. Manchmal kommt es auch zu einem ausgeprägten Misstrauen, paranoiden Ideen und exzessiver Beschäftigung mit einem einzigen Thema (z. B. Religion, Recht und Unrecht). Auffällig ist auch die Sprache, die von Veränderungen im Redefluss sowie Umständlichkeit und Unschärfe geprägt ist.

Postenzephalitisches Syndrom (F07.1)
Persönlichkeits- und Verhaltensänderungen können nach einer viralen oder bakteriellen Enzephalitis auftreten. Die Störung gleicht einer *organischen Persönlichkeitsstörung*, ist im Gegensatz zu dieser aber oft **reversibel** und dauert **selten länger als zwei Jahre**. Generell ist die Symptomatik unspezifisch und variiert von Fall zu Fall. Typisch sind jedoch allgemeine Reizbarkeit, Unwohlsein, Apathie, leicht reduzierte kognitive Funktionen, Änderungen im Sexualverhalten sowie veränderte Schlaf- und Essgewohnheiten. Neurologische Restsymptome (Lähmung, Taubheit, Aphasie, Apraxie und Akalkulie) können zusätzlich bestehen.

Organisches Psychosyndrom nach Schädel-Hirn-Trauma (F07.2)
Diese *organische psychische Störung* entsteht nach einem schweren Schädeltrauma (Gehirnerschütterung), das zur Bewusstlosigkeit führte. Die Gehirnerschütterung geht den Symptomen bis zu vier Wochen voraus. Der Betroffene zeigt verschiedenartige Beschwerden wie Kopfschmerzen, Schwindel, Erschöpfbarkeit, Reizbarkeit, Konzentrationsstörungen, Gedächtnisstörungen, Schlafprobleme, verminderte Alkoholtoleranz und verminderte Belastungsfähigkeit bei Stress und emotionalen Reizen. Zusätzlich können Angstzustände, Depressivität und hypochondrische oder überwertige Ideen hinzukommen.

Sonstige organische Persönlichkeits- und Verhaltensstörungen aufgrund einer Krankheit, Schädigung oder Funktionsstörung des Gehirns (F07.8)
Diese Kategorie ist für jene kognitiven und affektiven Persönlichkeits- und Verhaltensstörungen vorgesehen, die nicht unter den oben genannten Störungen zu klassifizieren sind.

Die oben genannten Störungen sind auch unter anderen Bezeichnungen wie „hirnlokales Psychosyndrom“ oder „Psychosyndrom“ bekannt. Diese Termini haben – wie das *amnestische Syndrom* – Tradition in der deutschsprachigen Psychiatrie und Psychopathologie. Bei den *Psychosyndromen* handelt es sich aber nicht um eine Störungen des Bewusstseins oder der kognitiven Funktionen, sondern um **Veränderungen im Bereich des allgemeinen Antriebs, der Stimmung, der affektiven Resonanz und der Triebe** (**Hunger, Durst, Libido**). Durch die Kombination der Symptome kommt es zu einer **Persönlichkeits-** oder **Verhaltensänderung**, die eher den Mitmenschen auffallen als den Betroffenen selbst. Da diese psychischen Symptome nur schlecht durch Psychopharmaka beeinflussbar sind, stellt auch diese Gruppe von Störungen eine große Herausforderung und ein Betätigungsfeld für PsychotherapeutInnen dar und ist nicht nur ÄrztInnen vorbehalten.

2 Störungen durch psychotrope Substanzen

F1 Psychische und Verhaltensstörungen durch psychotrope Substanzen

F10 Psychische und Verhaltensstörungen durch Alkohol
F11 Psychische und Verhaltensstörungen durch Opioide
F12 Psychische und Verhaltensstörungen durch Cannabinoide
F13 Psychische und Verhaltensstörungen durch Sedativa oder Hypnotika
F14 Psychische und Verhaltensstörungen durch Kokain
F15 Psychische und Verhaltensstörungen durch sonstige Stimulanzien einschließlich Koffein
F16 Psychische und Verhaltensstörungen durch Halluzinogene
F17 Psychische und Verhaltensstörungen durch Tabak
F18 Psychische und Verhaltensstörungen durch flüchtige Lösungsmittel
F19 Psychische und Verhaltensstörungen durch multiplen Substanzgebrauch und Konsum sonstiger psychotroper Substanzen

Mit der vierten und fünften Stelle können die klinischen Zustandsbilder näher bezeichnet werden:

F1x.0 akute Intoxikation
- .00 ohne Komplikationen
- .01 mit Verletzungen oder anderen körperlichen Schäden
- .02 mit anderen medizinischen Komplikationen
- .03 mit Delir
- .04 mit Wahrnehmungsstörungen
- .05 mit Koma
- .06 mit Krampfanfällen
- .07 pathologischer Rausch

F1x.1 schädlicher Gebrauch

F1x.2 Abhängigkeitssyndrom
- .20 gegenwärtig abstinent
- .200 frühe Remission
- .201 Teilremission
  Vollremission
- .21 gegenwärtig abstinent, aber in beschützender Umgebung
- .22 gegenwärtige Teilnahme an einem ärztlich überwachten Ersatzdrogenprogramm (kontrollierte Abhängigkeit)
- .23 gegenwärtig abstinent, aber in Behandlung mit aversiven oder hemmenden Medikamenten

	.24	gegenwärtiger Substanzgebrauch (aktive Abhängigkeit)
	.240	ohne körperliche Symptome
	.241	mit körperlichen Symptomen
	.25	ständiger Substanzgebrauch
	.26	episodischer Substanzgebrauch (z. B. Dipsomanie)
F1x.3	Entzugssyndrom	
	.30	unkompliziert
	.31	mit Krampfanfällen
F1x.4	Entzugssyndrom mit Delir	
	.40	ohne Krampfanfälle
	.41	mit Krampfanfällen
F1x.5	psychotische Störung	
	.50	schizophreniform
	.51	vorwiegend wahnhaft
	.52	vorwiegend halluzinatorisch (einschließlich Alkoholhalluzinose)
	.53	vorwiegend polymorph
	.54	vorwiegend depressive psychotische Symptome
	.55	vorwiegend manische psychotische Symptome
	.56	gemischt
F1x.6	amnestisches Syndrom	
F1x.7	Restzustand und verzögert auftretende psychotische Störung	
	.70	Nachhallzustände (Flashbacks)
	.71	Persönlichkeits- oder Verhaltensstörung
	.72	residualaffektives Zustandsbild
	.73	Demenz
	.74	andere anhaltende kognitive Beeinträchtigungen
	.75	verzögert auftretende psychotische Störung
F1x.8	sonstige psychische oder Verhaltensstörungen	
F1x.9	nicht näher bezeichnete psychische oder Verhaltensstörung	

Alle Syndrome und Störungen, die durch *psychotrope Substanzen* ausgelöst werden, sind im Abschnitt F1 der ICD-10 zusammengefasst. Psychotrope Substanzen sind suchterzeugende Stoffe, die eine direkte – teilweise auch toxische – Wirkung auf das Zentralnervensystem haben, wie ärztlich verordnete oder missbräuchlich eingenommene Medikamente, gesellschaftlich akzeptierte Substanzen wie Alkohol oder Tabak sowie illegale Drogen (Heroin, Cannabinoide, Kokain, Halluzinogene etc.).

Der Abschnitt *Störungen durch psychotrope Substanzen* beinhaltet eine umfangreiche und heterogene Gruppe von Krankheiten mit unterschiedlicher klinischer Bedeutung. Diese ergibt sich durch die unterschiedliche chemische Zusammensetzung der Substanzen, durch die Art, Dauer und Menge der Konsumation und durch die Vielzahl der klinischen Bilder, die von *schädlichem Gebrauch* bis zu schweren *Abhängigkeitssyndromen* und *demenziellen Zustandsbildern* reichen können. Manche Substanzen sind jedoch miteinander vergleichbar, wie etwa Alkohol und Sedativa (Benzodiazepine) oder Kokain und Amphetamine, die eine ähnliche Wirkungsweise besitzen.

Die niedrige Kodierungsnummer (F1) ist ein Hinweis darauf, dass klinische Erscheinungsbilder, die auf eine Substanzeinnahme zurückzuführen sind, **vorrangig** gegenüber allen weiteren Diagnosen (F2–F9) zu berücksichtigen sind. Beispielsweise findet man die Diagnose für eine psychotische Störung, die durch Kokainabusus ausgelöst wurde, in diesem Abschnitt (*Psychotische Störung durch Kokain*, F14.5) und nicht bei den *schizophrenen Störungen* (F2), selbst dann, wenn sich die Symptomatik nicht von diesen Störungen unterscheidet. Durch dieses „diagnostisch-hierarchische Denken", das eine Störung durch *psychotrope Substanzen* **höher bewertet** (aber mit niedrigeren Nummern kodiert) als alle weiteren Störungen, soll vermieden werden, dass beispielsweise eine drogeninduzierte Störung nach den gleichen therapeutischen Leitlinien wie eine *Schizophrenie* behandelt wird, was nämlich erhebliche Nachteile für den Betroffenen hätte. Daher gilt, dass bei einer Befundung aller Syndrome und psychischen Störungen zunächst ein Substanzmittelabusus ausgeschlossen werden soll.

Dennoch ist die **Komorbidität** mit anderen psychischen Störungen, vor allem mit *depressiven Störungen*, *Angststörungen* und *Persönlichkeitsstörungen*, hoch und sollte im diagnotischen Prozess stets berücksichtigt werden.

Klassifikation

- Störung durch Alkohol (F10)
- Störung durch Opioide (F11)
- Störung durch Cannabinoide (F12)
- Störung durch Sedativa oder Hypnotika (F13)
- Störung durch Kokain (F14)
- Störung durch sonstige Stimulanzien einschließlich Koffein (F15)
- Störung durch Halluzinogene (F16)
- Störung durch Tabak (F17)
- Störung durch flüchtige Lösungsmittel (F18)
- Störung durch multiplen Substanzgebrauch und Konsum sonstiger psychotroper Substanzen (F19)

Störung durch Alkohol (F10)
Alkoholkonsum führt neben einer psychischen zu einer starken körperlichen Abhängigkeit mit teilweise irreparablen somatischen Schäden (u. a. Leberzirrhose, Demenz) und kann psychosoziale Folgeerscheinungen wie Arbeitslosigkeit, Scheidung und Unfälle nach sich ziehen. Ein Großteil der Straftaten (u.a. Gewaltdelikte) wird unter Alkoholeinfluss verübt. Der Alkoholismus stellt eines der größten Probleme im Gesundheitsbereich dar. Die *Störung durch Alkohol* ist daher zurecht an erster Stelle klassifiziert.

Störung durch Opioide (F11)
Opium, Heroin, Methadon, retardierte Morphine (Substitol®, Compensan®), Buprenorphin und stark wirksame Analgetika wie Pethidin und Pentacocin bewirken eine Schmerzlinderung; missbräuchlich verwendet rufen sie Euphorie mit Glücksgefühlen hervor. Diese Substanzen besitzen ein hohes Potenzial zur raschen Ausbildung einer psychischen und körperlichen Abhängigkeit.

Störung durch Cannabinoide (F12)
Haschisch und Marihuana (Hauptwirkstoff: Tetrahydrocannabinol, THC) wird meist vermischt mit Tabak in Form von „Joints" konsumiert (inhaliert). Der Konsum dieser Cannabinoide führt zu Euphorie und Sorglosigkeit und kann bei prädisponierten Personen Halluzinationen und motorische Unruhe auslösen. Langfristig sind Apathie und Passivität, aber auch Vergiftungserscheinungen zu erwarten. Durch Cannabisabusus entsteht eine psychische, aber keine körperliche Abhängigkeit.

Störung durch Sedativa oder Hypnotika (F13)
Die wichtigsten Vertreter der Sedativa sind Benzodiazepine (Valium®, Rohypnol®, Lexotanil® etc.), die beruhigend, angstlösend, muskelentspannend und einschläfernd wirken. Sie werden häufig bei Angsterkrankungen und Schlafstörungen ärztlich verordnet, erzeugen aber bei längerem Konsum eine körperliche Abhängigkeit. Missbräuchlich werden sie in großen Mengen gemeinsam mit anderen Substanzen von PatientInnen mit einer „Polytoxikomanie" (*polyvalentes Abhängigkeitssyndrom*, F19) eingenommen.

Störung durch Kokain (F14)
Kokain wird meist intranasal konsumiert („geschnupft"), kann aber auch geraucht oder intravenös gespritzt werden. Die Wirkung besteht aus Glücksgefühlen, Steigerung der Leistungsfähigkeit und des Antriebs sowie reduziertem Durst- und Hungergefühl, gefolgt von einem depressiven Stadium. Es entsteht eine starke psychische, aber keine körperliche Abhängigkeit.

Störung durch sonstige Stimulanzien einschließlich Koffein (F15)
Zu dieser Gruppe zählt man Amphetamine, die missbräuchlich zur Leistungssteigerung und als Appetitzügler eingenommen werden. Auch unter den sogenannten „Designerdrogen“ (Ecstasy) findet man Amphetaminabkömmlinge. Eine psychische Abhängigkeit kann entstehen, die Gefahr einer körperlichen Abhängigkeit ist minimal. Die Gefahr liegt in der unbekümmerten Einnahme auf Jugendparties („Raves“) mit stundenlangem Feiern und Tanzen bis zur körperlichen Erschöpfung.

Störung durch Halluzinogene (F16)
Halluzinogene sind Stoffe, die Wahrnehmungsverzerrungen (meist optische Halluzinationen) hervorrufen, wodurch es zu einer erheblichen Gefährdung des Konsumenten kommen kann. Typische Vertreter sind LSD, Meskalin, Psilocybin, DOM und Phencyclidin. Es entwickelt sich eine starke psychische, aber keine körperliche Abhängigkeit.

Störung durch Tabak (F17)
Der suchterzeugende Wirkstoff im Zigarettenrauch ist das Alkaloid Nikotin, welches sowohl eine stimulierende als auch eine beruhigende Wirkung besitzt. Da bei Rauchern Entzugserscheinungen auftreten (Nervosität, Konzentrationsstörungen, Reizbarkeit und Schlafstörungen), geht man auch von einer körperlichen Abhängigkeit aus. Die gesundheitliche Gefährdung geht bekanntlich von chronischem Zigarettenkonsum aus.

Störung durch flüchtige Lösungsmittel (F18)
Klebstoffe, Lacke und Nitroverdünner werden inhaliert („Schnüffelsucht“). Die meist aus sozioökonomisch niederen Gesellschaftsschichten stammenden Kinder und Jugendlichen geraten durch die Inhalation von organischen Lösungsmitteln in Rauschzustände mit Euphorie und Entspannung.

Störung durch multiplen Substanzgebrauch und Konsum sonstiger psychotroper Substanzen (F19)
Der Konsum von mehreren Substanzen gleichzeitig ist bei Drogenabhängigen eher die Regel als die Ausnahme. Häufig werden neben Opiaten auch Kokain, Sedativa (Benzodiazepine) und Alkohol in großen Mengen eingenommen. Die Diagnose *Störung durch multiplen Substanzgebrauch* – auch „Polytoxikomanie“ oder „polyvalentes Abhängigkeitssyndrom“ genannt – wird im suchttherapeutischen Bereich besonders häufig gestellt.

2.1 Klinische Erscheinungsbilder

Wird nach den Prinzipien der ICD-10 diagnostiziert, so richtet man sich zunächst nach der **Substanz**, die konsumiert wird (z. B. *Störung durch Alkohol*, F10) und orientiert sich erst im nächsten Schritt an den **klinischen Erscheinungsbildern.** Diese können mit einer vierten und fünften Stelle kodiert werden (z. B. *Störung durch Alkohol, Abhängigkeitssyndrom, gegenwärtig abstinent*, F10.20). Es kann vorkommen, dass bei einem Patienten gleichzeitig eine *leichte Intoxikation*, ein *Abhängigkeitssyndrom* und ein *psychotische Störung* aufgrund eines Substanzmittelabusus vorliegen. Hier sollten alle drei Störungen diagnostiziert werden.

Akute Intoxikation (F1x.0)

Akute Intoxikationen sind Vergiftungen mit Alkohol, Medikamenten oder Drogen. Wenn es durch den Konsum dieser Substanzen zu einer Störung des Bewusstseins, der kognitiven Funktionen, der Wahrnehmung und des Verhaltens kommt, spricht man von Intoxikation. Im Grunde ist dies bereits dann der Fall, wenn durchschnittliche Alkoholmengen getrunken worden sind. Eine Vergiftung ist in erster Linie ein medizinisches Problem, welches eine Behandlung – meist in einem Spital – erfordert. In seltenen Fällen wird ein intoxikierter Patient mit einem Abhängigkeitsproblem eine Therapiestunde beanspruchen; es kann jedoch für PsychotherapeutInnen hilfreich sein, die jeweiligen klinischen Erscheinungsbilder bei Intoxikationen zu kennen:

- Akuter Alkohohlrausch (Alkoholintoxikation, F10.0)
- Akute Opiatintoxikation (F11.0)
- Akute Cannabinoidintoxikation (F12.0)
- Akute Sedativaintoxikation (F13.0)
- Akute Kokainintoxikation (F14.0)
- Akute Halluzinogenintoxikation (F16.0)

Akuter Alkohohlrausch (Alkoholintoxikation, F10.0)
Beim *Alkoholrausch* kommt es zu Verhaltensauffälligkeiten wie Enthemmung, Streitbarkeit, Reizbarkeit, Aggressivität, Affektlabilität, Aufmerksamkeitsstörungen und zu einer Einschränkung der Urteilsfähigkeit. Der Patient fällt durch verwaschenes Sprechen, Gang- und Standunsicherheit und Bewusstseinstrübung auf. Als *pathologischen Alkoholrausch* (F10.07) bezeichnet man eine abnorme Reaktion, bei der der Betroffene bereits nach

einer geringen Alkoholmenge verbal aggressiv und körperlich gewalttätig wird. Zusätzlich kann es zu optischen und akustischen Halluzinationen kommen.

Akute Opiatintoxikation (F11.0)
Typische Verhaltensauffälligkeiten sind Apathie, Sedierung, psychomotorische Verlangsamung, aber auch Enthemmung. Weitere Anzeichen sind verwaschene Sprache, Schläfrigkeit, Bewusstseinsverminderung und Pupillenverengung.

Akute Cannabinoidintoxikation (F12.0)
Das funktionsgestörte Verhalten ist durch Euphorie und Enthemmung, Angst oder Agitiertheit, paranoide Vorstellungen, verlangsamtes Zeiterleben, Aufmerksamkeitsstörung, Depersonalisation, Derealisation und in seltenen Fällen auch durch Halluzinationen gekennzeichnet. Zusätzlich kann eine Appetitsteigerung und Mundtrockenheit bestehen.

Akute Sedativaintoxikation (F13.0)
Das Verhalten bei akut mit Sedativa (z. B. Schlafmittel) intoxikierten PatientInnen ähnelt dem der *Alkoholintoxikation*. Die PatientInnen sind aber meist „sediert" und nicht im Erregungszustand.

Akute Kokainintoxikation (F14.0)
Charakteristisch sind Gefühle von gesteigerter Energie, erhöhte Aufmerksamkeit (Vigilanz), Euphorie, aber auch Aggressivität, Streitlust und Affektlabilität. In Einzelfällen können Halluzinationen und paranoide Vorstellungen hinzutreten. Körperliche Symptome wie Tachykardie, Schweißausbrüche, Übelkeit und psychomotorische Unruhe sind häufig.

Akute Halluzinogenintoxikation (F16.0)
Neben Angst, Affektlabilität oder Hyperaktivität sind Halluzinationen (akustische, optische oder taktile Halluzinationen bei erhaltener Vigilanz und gesteigerter Aufmerksamkeit) und paranoide Vorstellungen besonders gefürchtet.

Weiters besteht die Möglichkeit noch eine **fünfte Stelle** zu verwenden:
Intoxikation…

- *… ohne Komplikation* (F1x.00),
- *… mit Verletzung oder sonstiger körperlicher Schädigung* (F1x.01),
- *… mit sonstigen medizinischen Komplikationen* (F1x.02),

- ... *mit Delir* (F1x.03),
- ... *mit Wahrnehmungsstörung* (F1x.04),
- ... *mit Koma* (F1x.05),
- ... *mit Krampfanfällen* (F1x.06),
- ... *mit pathologischem Rausch* (F1x.07).

Schädlicher Gebrauch (F1x.1)

Durch den *schädlichen Gebrauch* (Abusus oder Missbrauch) kommt es zu körperlichen oder psychischen Schäden und zu Problemen bei zwischenmenschlichen Beziehungen. Eine psychische oder körperliche Abhängigkeit besteht **nicht.** Substanzmittelabusus besteht häufig passager bei vielen psychischen Störungen, u. a. bei *Anpassungsstörungen* (F43.2), bei *affektiven Störungen* (F31, F32, F33, F34), bei *Angststörungen* (F40, F41) und bei *schizophrenen Störungen* (F2). In diesen Fällen können beide Diagnosen gestellt werden.

Abhängigkeitssyndrom (F1x.2)

Die ICD-10 unterscheidet **nicht** zwischen „psychischer" und „körperlicher" Abhängigkeit. Unter ersterer versteht man ein übermächtiges und unwiderstehliches Verlangen danach, eine Substanz immer wieder einzunehmen. Bei der körperlichen Abhängigkeit kommt es zusätzlich zu einer Toleranzentwicklung und – beim Aussetzen des Substanzkonsums – zum Auftreten von vegetativen Entzugssymptomen.

Diagnostische Leitlinien

- Die Diagnose *Abhängigkeitssyndrom* soll nur gestellt werden, wenn während des vergangenen Jahres drei oder mehr der folgenden Kriterien zutrafen:
  1. Starker Wunsch oder „Zwang" die psychotrope Substanz zu konsumieren
  2. Verminderung/Verlust der Kontrolle über den Substanzmittelgebrauch
  3. Auftreten eines körperlichen Entzugssyndroms, wenn die Substanz in reduzierter Menge eingenommen oder ganz abgesetzt wird

4. Toleranzentwicklung gegenüber den Wirkungen der Substanz (Dosissteigerung)
5. Einengung des Denkens auf den Substanzgebrauch sowie Vernachlässigung von Pflichten und Interessensbereichen. Viel Zeit wird dafür verwendet, die Substanz zu beschaffen oder zu konsumieren
6. Obwohl es zu eindeutig schädlichen Folgen kommt, wird der Substanzgebrauch nicht aufgegeben

Mit einer **fünften Stelle** kann ein *Abhängigkeitssyndrom* noch weiter spezifiziert werden:
Abhängigkeitssyndrom…
- *… gegenwärtig abstinent* (F1x.20),
- *… gegenwärtig abstinent, aber in beschützter Umgebung* (F1x.21),
- *… gegenwärtig Teilnahme an einem ärztlich überwachten Abgabe- oder Ersatzdrogenprogramm* (z. B. Methadonprogramm, F1x.22),
- *… gegenwärtig abstinent, aber in Behandlung mit aversiven Medikamenten* (z. B. Naloxon, F1x.23),
- *… gegenwärtiger Substanzgebrauch* (aktive Abhängigkeit, F1x.24),
- *… ständiger Substanzgebrauch* (F1x.25),
- *… episodischer Substanzgebrauch* (F1x.26).

Entzugssyndrom mit und ohne Delir (F1x.3, F1x.4)

Ein *Entzugssyndrom* soll nur dann diagnostiziert werden, wenn das klinische Störungsbild so schwerwiegend ist, dass eine medizinische Behandlung erforderlich ist. Der Verlauf ist zeitlich begrenzt sowie von der Substanzart und von der vor dem Absetzen verwendeten Dosis abhängig. Typisch sind körperliche Symptome wie Tremor, Schwitzen, Übelkeit, Herzrasen, Unruhe, Muskelschmerzen, Rhinorrhoe (Nasenrinnen), Durchfall, Gähnen, Kopfschmerzen und Lethargie. Auch psychische Symptome wie Angstzustände, Depressionen oder Schlafstörungen sind häufige Merkmale. Krampfanfälle oder ein *Delir* (Verwirrtheitszustand mit Bewusstseinstrübung, Halluzinationen, Unruhe, Schlaflosigkeit und vegetativer Übererregbarkeit) können erschwerend hinzukommen. Ein *Entzugssymptom mit Delir* gilt als medizinischer bzw. psychiatrischer Notfall.

Psychotische Störung (F1x.5)

Wenn ein psychotisches Syndrom während oder unmittelbar nach Substanzgebrauch auftritt, so ist dies vermutlich ursächlich auf diesen zurückzuführen und nicht auf eine davon unabhängige *Schizophrenie.* Nicht alle Substanzen bewirken aber die gleiche psychotische Symptomatik. Typisch ist eine paranoid-halluzinatorische Symptomatik bei Einnahme von Halluzinogenen, Kokain und Cannabisprodukten. Die Symptome dauern oft nur kurze Zeit, bei länger andauernder psychotischer Symptomatik ist die Abgrenzung zu einer *schizophrenen Psychose* unter Umständen schwierig, da Drogen diese auch auslösen können. Chronischer Alkoholkonsum kann im Spätstadium zu chronischen akustischen Halluzinationen führen.

Amnestisches Syndrom (F1x.6)

Aufgrund eines jahrelangen Substanzmittelabusus sind häufig auch die kognitiven Funktionen beeinträchtigt. Betroffen ist vorwiegend das Kurzzeitgedächtnis (vermindertes Lernen von Neuem) und in schweren Fällen auch das Langzeitgedächtnis. Andere kognitive Funktionen sind meist nicht beeinträchtigt, im Vordergrund stehen amnestische Störungen (Störung der Erinnerungsfähigkeit). Dieses auch als „Korsakow-Syndrom" bekannte Syndrom wird vorwiegend bei langjährigen Alkoholpatienten diagnostiziert.

Restzustand und verzögert auftretende psychotische Störung (F1x.7)

Durch eine direkte Substanzwirkung (meist Alkohol) kommt es zu einer Veränderung der kognitiven Fähigkeiten, des Affekts, der Persönlichkeit oder des Verhaltens. Die Diagnose soll nur dann gestellt werden, wenn die Störung in unmittelbarem Zusammenhang mit dem Substanzkonsum steht.

Klassifikation

- Nachhallzustände (Flash-backs, F1x.70)
- Persönlichkeits- oder Verhaltensstörung (F1x.71; Symptomatik ist wie bei der *organischen Persönlichkeitsstörung*, F07.0)

- Affektives (residualaffektives) Zustandsbild (F1x.72; Diagnosekriterien wie bei der *organisch affektiven Störung*, F06.3)
- Demenz (F1x.73; die allgemeinen Kriterien einer *Demenz* müssen erfüllt sein, F0).
- Sonstige anhaltende kognitive Beeinträchtigung (F1x.74)
- Verzögert auftretende substanzbedingte psychotische Störung (F1x.75)

Allgemeine Hinweise

Der Gebrauch von psychotropen Substanzen ist in fast allen Gesellschaften ein weit verbreitetes Phänomen. Die entscheidende Frage in der Diagnostik ist, ob der Substanzkonsum ein „normales" kulturelles Freizeitverhalten, einen Missbrauch oder bereits ein Abhängigkeitssyndrom darstellt. Hier spielen auch persönliche Haltungen zu den einzelnen Drogen eine wesentliche Rolle. TherapeutInnen, die selber Erfahrungen mit „weichen Drogen" wie Cannabis und Marihuana gemacht haben, werden die Grenze zwischen Missbrauch und Abhängigkeit anders ziehen als solche, die völlig abstinent leben.

Eine **Substanzabhängigkeit**, die durch eine Toleranzentwicklung, das Auftreten von Entzugssymptomen und eine Gier die Substanz immer wieder einzunehmen („Craving") gekennzeichnet ist, stellt auf jeden Fall ein gravierendes Problem für den Betroffenen dar, da negative Konsequenzen in vielen Lebensbereichen zu erwarten sind. Neben einer medizinischen Behandlung stellt die **Psychotherapie** ein wesentliches Behandlungsverfahren dar, einerseits um direkt eine Entwöhnung mit psychotherapeutischen Mitteln zu bewirken, andererseits um die Probleme zu bearbeiten, die sich durch das Suchtverhalten im Umgang mit anderen Menschen ergeben haben.

Die **Diagnosestellung** ist nicht schwierig, wenn PatientInnen die Substanzabhängigkeit und ihr Suchtverhalten direkt zum Thema und Problem erklären. In der Psychotherapie ist man jedoch häufig damit konfrontiert, dass PatientInnen mit anderen psychischen Störungen, wie amnestischen und psychotische Syndromen, affektiven Störungen, Schlafstörungen und sexuellen Störungen, überwiesen werden. Häufig liegt diesen Syndromen ein Substanzmittelabusus zu Grunde, sei es ursächlich oder im Sinne einer **Komorbidität**. Daher ist die **Frage nach dem Konsum von Alkohol, Medikamenten, Koffein, Nikotin und illegalen Drogen eine wesentliche und entscheidende, die am Anfang jeder Therapie zu stellen ist.**

3 Schizophrenie, schizotype und wahnhafte Störungen

F2 Schizophrenie, schizotype und wahnhafte Störungen

F20 Schizophrenie
- F20.0 paranoide Schizophrenie
- F20.1 hebephrene Schizophrenie
- F20.2 katatone Schizophrenie
- F20.3 undifferenzierte Schizophrenie
- F20.4 postschizophrene Depression
- F20.5 schizophrenes Residuum
- F20.6 Schizophrenia simplex
- F20.8 sonstige Schizophrenie
- F20.9 nicht näher bezeichnete Schizophrenie

Mit der fünften Stelle kann der Verlauf kodiert werden:
- F20.x0 kontinuierlich
- F20.x1 episodisch, mit zunehmendem Residuum
- F20.x2 episodisch, mit stabilem Residuum
- F20.x3 episodisch remittierend
- F20.x4 unvollständige Remission
- F20.x5 vollständige Remission
- F20.x8 sonstige
- F20.x9 Verlauf unklar; Beobachtungszeitraum zu kurz

F21 schizotype Störung

F22 anhaltende wahnhafte Störungen
- F22.0 wahnhafte Störung
- F22.8 sonstige anhaltende wahnhafte Störungen
- F22.9 nicht näher bezeichnete anhaltende wahnhafte Störung

F23 akute vorübergehende psychotische Störungen
- F23.0 akute polymorphe psychotische Störung ohne Symptome einer Schizophrenie
- F23.1 akute polymorphe psychotische Störung mit Symptomen eine Schizophrenie

F23.2 akute schizophreniforme psychotische Störung
F23.3 sonstige akute vorwiegend wahnhafte psychotische Störung
F23.8 sonstige akute vorübergehende psychotische Episode
F23.9 nicht näher bezeichnete akute vorübergehende psychotische Episode

Mit der fünften Stelle kann das Vorliegen oder Fehlen von akuter Belastung kodiert werden:
F23.x0 ohne akute Belastung
F23.x1 mit akuter Belastung

F24 induzierte wahnhafte Störung

F25 schizoaffektive Störungen
F25.0 schizomanische Störung
F25.1 schizodepressive Störung
F25.2 gemischte schizoaffektive Störungen
F25.8 sonstige schizoaffektive Störungen
F25.9 nicht näher bezeichnete schizoaffektive Störung

Mit der fünften Stelle können folgende Subtypen näher gekennzeichnet werden:
F25.x0 ausschließlich gleichzeitig bestehende affektive und schizophrene Symptome
F25.x1 gleichzeitig bestehende affektive und schizophrene Symptome, außerdem Persistieren schizophrener Symptome nach Abklingen der affektiven Symptome

F28 sonstige nichtorganische psychotische Störungen

F29 nicht näher bezeichnete nichtorganische Psychose

Im Folgenden werden die klassischen schizophrenen Erkrankungen (psychotische Störungen im engeren Sinn) vorgestellt. Sie spielen vorwiegend im psychiatrischen Alltag eine wichtige Rolle, durch die Entwicklung von neuen therapeutischen Konzepten jedoch werden sie auch in der Psychotherapie eine zunehmende Bedeutung erlangen. Die Diagnostik hat hier eine lange Geschichte und ist traditionell den in der Psychiatrie Tätigen vorbehalten, v. a. PsychiaterInnen und klinischen PsychologInnen. Wie bei keiner anderen Störung sonst ist klinische Praxis und Erfahrung besonders wichtig und stellt für die Diagnostik ebenso eine Vorraussetzung dar wie die Anwendung der Kriterienkataloge der ICD-10.

3.1 Schizophrenie

Diagnosekriterien nach ICD-10, F20

Die Diagnose einer *Schizophrenie* stellt man, wenn ein Symptom der 1. Gruppe oder zwei Symptome der 2. Gruppe vorliegen und wenn die Symptomatik fast ununterbrochen während eines Monats oder länger besteht.

- **1. Gruppe:**
  1. Gedankenlautwerden, Gedankeneingebung, Gedankenentzug oder Gedankenausbreitung
  2. Kontrollwahn, Beeinflussungswahn, Gefühl des Gemachten, Wahnwahrnehmung
  3. Kommentierende oder dialogische Stimmen, die über das Verhalten des Patienten reden oder miteinander über ihn diskutieren, oder andere Stimmen, die aus bestimmten Körperteilen kommen
  4. Anhaltender, kulturell unangemessener, bizarrer und völlig unrealistischer Wahn, wie z. B. die Überzeugung das Wetter kontrollieren zu können oder mit Außerirdischen in Verbindung zu stehen
- **2. Gruppe:**
  1. Halluzinationen jeder Sinnesmodalität, täglich und mindestens einen Monat lang, begleitet von flüchtigen oder undeutlich ausgebildeten Wahngedanken
  2. Formale Denkstörungen in Form von Neologismen, Gedankenabreißen oder Einschiebungen in den Gedankenfluss, was zu Zerfahrenheit oder Danebenreden führt
  3. Katatone Symptome wie Erregung, Haltungsstereotypien, Mutismus, Stupor oder Negativismus
  4. „Negative Symptome" wie Apathie, Sprachverarmung, verflachte oder inadäquate Affekte

Klassifikation bezüglich der Verlaufsform

Diese weltweit bei einem Prozent der Bevölkerung vorkommende, schwere psychische Erkrankung verläuft typischerweise in unregelmäßigen Schüben, die auch **„psychotische Episoden"** genannt werden und meistens im jungen Erwachsenenalter erstmals auftreten.

- Kontinuierlich (F20.x0): Keine Symptomrückbildung im Beobachtungszeitraum, s. Abb. 1a
- Episodisch, mit zunehmendem Residuum (F20.x1): Zunehmende Entwicklung von negativen Symptomen, s. Abb. 1b
- Episodisch, mit stabilem Residuum (F20.x2): Anhaltende, aber nicht zunehmende negative Symptome, s. Abb. 1c
- Episodisch remittierend (F20.x3): Remission (Rückbildung) zwischen den psychotischen Episoden, s. Abb. 1d
- Unvollständige Remission (F20.x4): S. Abb. 1e
- Vollständige Remission (F20.x5)
- Sonstige Verlaufsform (F20.x6)
- Verlauf unsicher, Beobachtungszeitraum zu kurz (F20.x7)

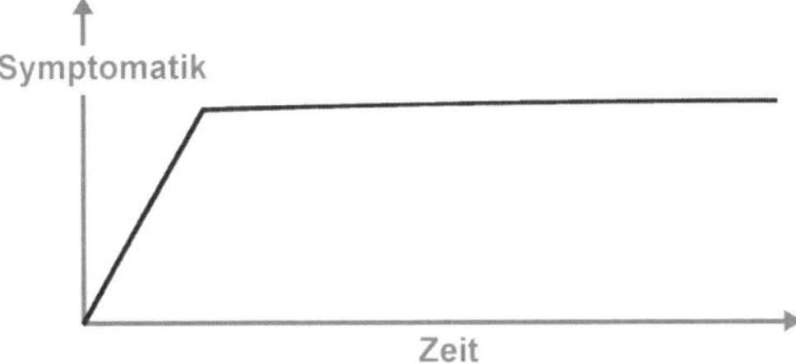

Abb. 1a: Schizophrenie – kontinuierlich

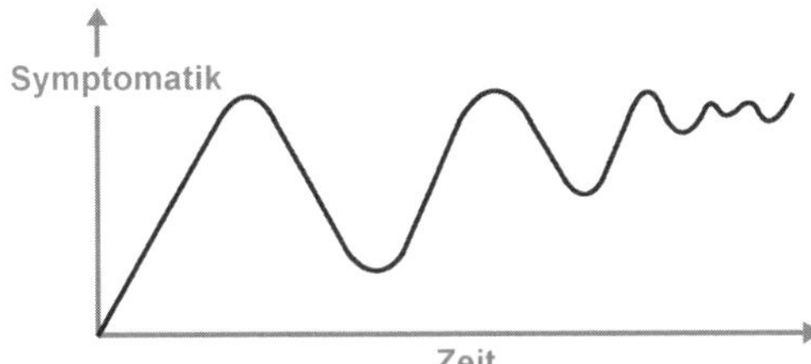

Abb. 1b: Schizophrenie – episodisch mit zunehmendem Residuum

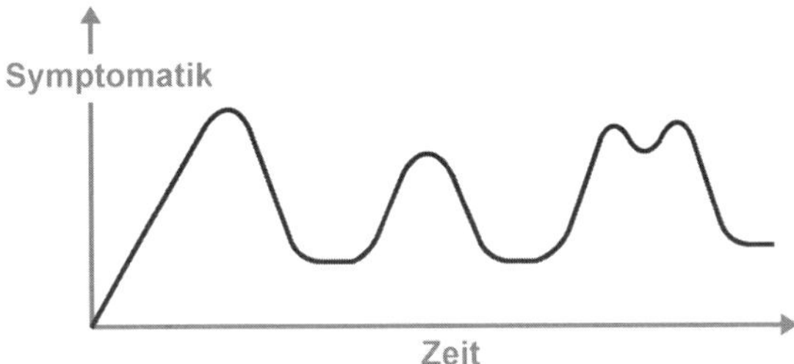

Abb. 1c: Schizophrenie – episodisch mit stabilem Residuum

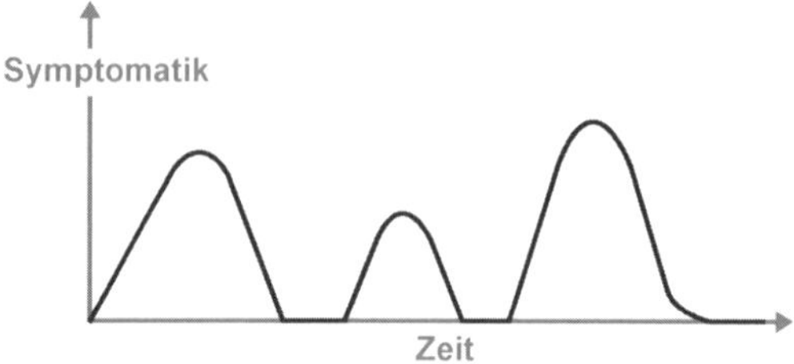

Abb. 1d: Schizophrenie – episodisch remittierend

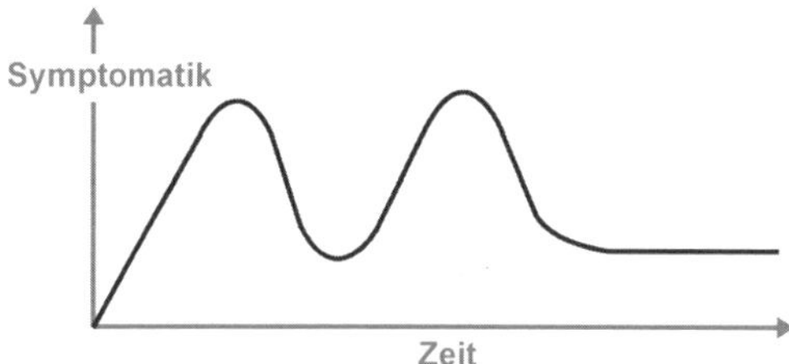

Abb. 1e: Schizophrenie – unvollständige Remission

Eine psychotische Episode tritt nicht immer plötzlich und unvermutet auf. Viel häufiger ist eine schleichende Entwicklung der charakteristischen Symptome. Vor dem eindeutig erkennbaren Auftreten entwickeln sich meist sogenannte **„Prodromalsymptome“**, die uncharakteristisch sind und erst retrospektiv als solche erkannt werden. Es kommt zu leicht depressiven Verstimmungen, zu Konzentrationsstörungen, zu einem Leistungsabfall und zu einem für den Betroffenen untypischen Verhalten. Vielen psychische Störungen zeigen diese Symptome, die selbst von erfahrenen TherapeutInnen nicht immer einer schizophrenen Störung zugeordnet werden können.

Als **„Erstmanifestation“** bezeichnet man diejenige Phase, bei der die ersten schizophrenen (= psychotischen) Symptome wie Wahn, Halluzinationen oder Denkstörungen auftreten. Der weitere Verlauf der Krankheit lässt sich nicht vorhersagen und daher kann auch keine Prognose abgegeben werden. Akute Schübe ohne Prodromalsymtome sind allerdings prognostisch günstiger einzuschätzen als schleichende Formen (u. a. die *hebephrene Schizophrenie*).

Über die Ursache der Schizophrenie herrscht Uneinigkeit unter den Fachleuten; es wird aber eine **multifaktorielle Ätiopathogenese** mit einem erheblichen genetischen Anteil angenommen.

Klassifikation bezüglich der klinischen Subtypen

Die Klassifikation nach Subtypen ist die **traditionelle** Einteilung, die eigentlich keine eigenen Krankheitseinheiten, sondern nur psychopathologische Formen (Syndrome) beinhaltet, die gemischt oder abwechselnd ineinander übergehen können. Bei allen Formen müssen die Diagnosekriterien der *Schizophrenie* (s. S. 106) erfüllt sein, die Klassifikation erfolgt nach der gerade vorherrschenden Symptomatik:

- Paranoide Schizophrenie (F20.0)
- Hebephrene Schizophrenie (F20.1)
- Katatone Schizophrenie (F20.2)
- Undifferenzierte Schizophrenie (F20.3)
- Postschizophrene Depression (F20.4)
- Schizophrenes Residuum (F20.5)
- Schizophrenia simplex (F20.6)

Paranoide Schizophrenie (F20.0)
Im Vordergrund der Symptomatik stehen Wahnphänomene (Verfolgungswahn, Beziehungswahn, Abstammungswahn, Sendungswahn, Eifersuchtswahn oder coenästhetischer Wahn) sowie Halluzinationen (drohende oder befehlende Stimmen, Geruchs- und Geschmackshalluzinationen, optische Halluzinationen). Die Krankheit ist gekennzeichnet durch einen schubförmigen Verlauf mit Phasen der Genesung (Remission) sowie durch eine hohe Rückfallsgefahr. Der Übergang in ein *schizophrenes Residuum* ist häufig. Dieser Typ kommt weltweit am häufigsten vor.

Hebephrene Schizophrenie (F20.1)
Der hebephrene Typ ist gekennzeichnet durch eine Verflachung, Inadäquatheit oder Oberflächlichkeit des Affekts, was sich in „alberner" Grundstimmung, leerer Heiterkeit oder Gleichgültigkeit zeigt. Zusätzlich treten formale Denkstörungen sowie unberechenbares und zielloses Sozialverhalten auf. Dieser Krankheitstyp (im DSM IV als „desorganisierte Schizophrenie" bezeichnet) entwickelt sich meist schleichend zwischen dem 15. und 25. Lebensjahr und hat eine schlechtere Prognose als der paranoide Typ.

Katatone Schizophrenie (F20.2)
Wesentliches Merkmal sind psychomotorische (katatone) Symptome: Erregungszustände (sinnlose motorische Aktivität) und Hyperkinesien können sich abwechseln mit Stupor (eindeutig verminderte Reaktion auf Umweltreize, Bewegungsarmut), Haltungsstereotypien (freiwilliges Einnehmen und

Beibehalten bizarrer Bewegungen), Negativismus, Starre und Befehlsautomatismen (automatische Befolgung von Anweisungen). Dieses klinische Bild ist durch die Möglichkeit einer Behandlung mit Antipsychotika (Neuroleptika) selten geworden, stellt aber einen psychiatrischen und medizinischen Notfall dar, da es zu vegetativen Entgleisungen und Hyperthermie mit Entwicklung der lebensbedrohlichen „perniziösen Katatonie“ kommen kann.

Eine Reihe von körperlichen Erkrankungen (Stoffwechselstörungen, Meningitis, Intoxikationen etc.) mit einem ähnlichen klinischen Krankheitsbild müssen differenzialdiagnostisch ausgeschlossen werden.

Undifferenzierte Schizophrenie (F20.3)
Dieser Typ wird auch als „atypische Schizophrenie“ bezeichnet und erfüllt die allgemeinen Diagnosekriterien der *Schizophrenie*, weist aber nicht ausreichend Symptome auf, um einem klinischen Subtyp zu entsprechen.

Postschizophrene Depression (F20.4)
Hier müssen die Diagnosekriterien für eine *Schizophrenie* während der letzten zwölf Monate erfüllt gewesen sein, zum Zeitpunkt der Diagnosestellung sind aber nicht mehr alle Symptome nachweisbar. Zusätzlich liegt eine depressive Symptomatik vor, die einer *depressiven Episode* (F32) entspricht. Es ist oft schwer zu unterscheiden, ob die Symptome Nebenwirkungen von Medikamenten sind oder ob die Affektverflachung und Antriebslosigkeit auf die schizophrene Erkrankung selbst zurückzuführen sind.

Schizophrenes Residuum (F20.5)
Merkmale des *schizophrenen Residuums*, das auch „Residual- oder Restzustand“ genannt wird, sind sogenannte „negative Symptome“. Dazu zählen psychomotorische Verlangsamung, Affektverflachung, Passivität, Mangel an Initiative, Sprachverarmung, verminderte soziale Leistungsfähigkeit und Vernachlässigung der Körperpflege. Die Folge ist eine Veränderung der gesamten Persönlichkeit. Bei schweren Zuständen kommt es zu sozialen Rückzugstendenzen, Einengung der Interessen, massiver affektiver Verarmung und Verwahrlosung. Um die Diagnose zu stellen, müssen im vergangenen Krankheitsverlauf die allgemeinen Diagnosekriterien für eine *Schizophrenie* erfüllt gewesen sein.

Schizophrenia simplex (F20.6)
Dieser seltene Subtyp ist eine schleichende, symptomarme und langsam progrediente Form der *Schizophrenie*, bei der die typischen produktiven Symptome wie Wahnsymptomatik und Halluzinationen fehlen, was eigentlich gegen die Diagnose *Schizophrenie* spricht. Aufgrund dieses Widerspruchs

sollte man diagnostisch sehr zurückhaltend sein (im DSM IV fehlt diese Diagnosekategorie). Der Verlauf ist chronisch mit Entwicklung eines Residuums, wobei die typischen Folgen sozialer Abstieg und Obdachlosigkeit sind.

Der **Begriff** „Schizophrenie" wird häufig als „Spaltung der Persönlichkeit" missinterpretiert: Schizophrene PatientInnen haben nicht zwei Persönlichkeiten wie Dr. Jekyll und Mr. Hyde in der Novelle des Schriftstellers Robert Louis Stevenson. Den Wechsel von Identitäten gibt es zwar, dieser kommt aber bei einem anderen, seltenen Krankheitsbild vor, das als *Multiple Persönlichkeitsstörung* (F44.81, s. S. 188) bekannt ist. Der Schweizer Psychiater Eugen Bleuler, der 1908 den Begriff „Schizophrenie" (gr. *schizein* „spalten", *phren* „Geist, Gemüt") prägte, meinte damit vor allem den Zerfall von Denkprozessen, Fühlen und Wollen. Die unglücklich gewählte Bezeichnung wurde leider bis heute beibehalten, wobei das Wort „schizophren" auch alltagssprachlich für ein unverständliches und widersprüchliches Verhalten verwendet wird. Der falsche Gebrauch des Begriffs trägt wesentlich zur Stigmatisierung der Betroffenen bei.

Die **Symptomatik** ist heterogen. Die Diagnosekriterien der ICD-10 entsprechen den Kriterien des DSM IV, keine Übereinstimmung gibt es jedoch im Zeitkriterium. In der ICD-10 ist ein Zeitraum von nur einem Monat gefordert, hingegen müssen die Symptome laut DSM IV über sechs Monate bestehen. Kürzere Verläufe bezeichnet man als *schizophreniforme Störungen* (F23).

Für die Diagnose der *Schizophrenie* ist erst die Kombination von verschiedenen Symptomen (formale Denkstörungen, Wahnphänomene, Halluzinationen, Ich-Störungen, Störungen des Affekts und psychomotorische Auffälligkeiten) relevant. Die Unterscheidung zwischen „positiven Symptomen" (Plussymptomatik) und „negativen Symptomen" (Minussymptomatik) hat in letzter Zeit gegenüber der Einteilung in klinische Subtypen an Bedeutung gewonnen.

Zur **Positivsymptomatik** werden Wahn, Halluzinationen, Ich-Erlebnisstörungen, formale Denkstörungen und psychomotorische Erregung gezählt, zur **Negativsymptomatik** Antriebsmangel, Affektverflachung, Passivität, Sprachverarmung etc. Die Differenzierung hat besondere klinische Relevanz, da bei PatientInnen mit positiven Symptomen durch die akute Symptomatik oft eine Spitalseinweisung unumgänglich ist, während bei PatientInnen mit negativen Symptomen die psychosoziale Rehabilitation das vorrangige Problem darstellt.

Folgende Symptome bestimmen das klinische Bild:

- **Wahnerlebnisse**
  Diese sind im akuten Stadium häufig, können sich teilweise zurückbilden oder aber chronifizieren. Inhaltlich können viele Bereiche betroffen sein, die häufigste Wahnform ist jedoch der Verfolgungswahn. Andere Beispiele sind der Beeinträchtigungswahn, der Beziehungswahn, der Liebeswahn oder der Größenwahn. Ein Patient kann der Überzeugung sein, dass eine zufällige Begebenheit, wie das Hupen eines vorbeifahrenden Autos, eine geheime Botschaft für ihn enthält. Schizophrene Wahnideen werden als „bizarr" und „magisch-mystisch" beschrieben und können sich im Verlauf zu einem regelrechten Wahnsystem entwickeln (siehe auch S. 42).
- **Akustische Halluzinationen**
  Solche Symptome kommen bei schizophrenen PatientInnen häufig in Form von Stimmen vor, die den Betroffenen beschimpfen, diesen kommentieren oder über ihn sprechen. Die Situation kann dramatisch werden, wenn es zu befehlenden (imperativen) Stimmen kommt, die den Patienten beispielsweise zu einem Sprung aus dem Fenster auffordern. Das Gedankenlautwerden (das vermeintliche Hören der eigenen Gedanken) gehört ebenso zu den akustischen Halluzinationen. Auch Geruchs- und Geschmackshalluzinationen sowie Empfindungen aus dem Körperinneren (coenästhetische Halluzinationen) bestimmen das klinische Bild (siehe auch S. 44 f.).
- **Ich-Störung**
  Mit „Ich-Störung" meint man das Verschwimmen der Grenzen zwischen dem Ich und der Außenwelt. Dazu gehören Fremdbeeinflussung, Gedankenausbreitung, Gedankeneingebung, Depersonalisation und Derealisation. Ein Patient kann das Gefühl haben, dass sich seine Gedanken im Raum ausbreiten oder dass er die Herrschaft über das eigene Denken verliert. In schweren Fällen kommt es zur Abkapselung von der Welt und zum völligen Realitätsverlust (siehe auch S. 46).
- **Formale Denkstörungen**
  Charakteristisch sind auch formale Denkstörungen, die sich erst in einem längeren Gespräch oder bei bestimmten Aufgabenstellungen zeigen können. Der Betreffende verwendet unübliche Begriffe (Neologismen) und der Sprachfluss gerät ins Stocken. Typische schizophrene Denkstörungen sind Sperrungen, Gedankenabreißen, Kontaminationen (Begriffe verlieren ihre Bedeutung und Sachverhalte haben keinen Bedeutungsinhalt), Zerfahrenheit und Sprachzerfall (siehe auch S. 40).
- **Affekte**
  Obwohl die Schizophrenie keine affektive Störung im engeren Sinn ist, sind in charakteristischer Weise fast immer auch die Affekte betroffen.

Typisch ist der eingeschränkte emotionale Kontakt mit anderen Menschen (reduzierte affektive Resonanz), ein unpassender Affekt (Parathymie), leere Heiterkeit und Albernheit und eine psychotische Ambivalenz, die sich als Unentschlossenheit mit gleichzeitigem Bestehen von gegensätzlichen Gefühlen manifestiert. Die affektive Verarmung ist als Negativsymptomatik aufzufassen und kommt vor allem beim schizophrenen Residuum vor.

- **Katatone Symptome**
  Als „katatone Symptome" bezeichnet man die Psychomotorik betreffende Krankheitszeichen. PatientInnen mit katatonem Stupor verharren regungslos, sprechen nichts und sind innerlich angespannt und ängstlich. Hingegen kommt es beim katatonen Erregungszustand zu heftiger motorischer Unruhe mit Schreien, Toben, Grimassieren und ungebremster Aggressivität. Diese raptusartigen Zustände sind selten, stellen aber für Betroffene und deren Umfeld eine große Gefahr dar und gelten als psychiatrischer Notfall. Zu den katatonen Symptomen zählt man auch Bewegungsstereotypien (rhythmische Bewegungsabläufe) und Befehlsautomatismen (automatisches Durchführen von Aufträgen; siehe auch S. 50).
- **Gestörtes Sozialverhalten**
  Störungen des Sozialverhaltens mit Rückzugstendenzen und Antriebsstörung sind häufig und charakteristisch für bereits länger bestehende Formen wie das *schizophrene Residuum.* Verantwortlich für die soziale Isolierung sind Energielosigkeit, Einschränkung der Interessen, Affektarmut, Passivität und eine Reduktion der generellen Leistungsfähigkeit. Mit den Folgen dieser Symptomatik und dieses Verhaltens beschäftigt sich die Sozialpsychiatrie mit ihren rehabilitativen und therapeutischen Angeboten.

Differenzialdiagnose

- Organische psychische Störungen
- Affektive und schizoaffektive Störung
- Akute schizophreniforme Störung
- Andere psychischen Störungen

Organische psychische Störungen

Organische Erkrankungen wie *hirnorganische Störungen* (Meningitis, Enzephalitis, Hirntumor, Epilepsie, etc), *internistische Erkrankungen* (Stoffwechselerkrankungen, Autoimmunerkrankungen, Hormonelle Störungen, etc.)

und *toxische Funktionsstörungen* (Drogeninduzierte Psychose, Alkohol, etc) müssen ausgeschlossen werden. Daher ist bei jeder vermuteten Neuerkrankung eine komplette internistische und neurologische Untersuchung obligat.

Affektive und schizoaffektive Störung

Obwohl bei der *Schizophrenie* immer auch Affekte betroffen sind, müssen Gemütserkrankungen abgegrenzt werden. Zu berücksichtigen sind dabei *depressive* und *manische Episoden*, die mit psychotischen Episoden einhergehen (F30.2, F31.5, F32.3, F33.3), und die *schizoaffektive Störung* (F25), die eine Mittelstellung zwischen der *bipolaren affektiven Störung* und der *Schizophrenie* einnimmt.

Akute schizophreniforme Störung

Die Symptome der *schizophreniformen Störung* (F23.2) entsprechen denen der *Schizophrenie*, die Abgrenzung erfolgt aber aufgrund der Dauer der Symptome, die hier weniger als einen Monat beträgt.

Andere psychischen Störungen

Aus dem Kapitel F2 der ICD-10 (*Schizophrenie*, *schizotype* und *wahnhafte Störung*) müssen praktisch alle Störungen in die diagnostischen Überlegungen miteinbezogen werden. Daneben sollte auch an schwere Persönlichkeitsstörungen wie die *Borderline Persönlichkeitsstörung* (F60.3) oder die *paranoide Persönlichkeitsstörung* (F60.0) gedacht werden.

Allgemeine Hinweise

Besteht bei einem Patienten am Anfang oder während einer Psychotherapie der Verdacht auf psychotische (schizophrene) Symptome, so sollen in jedem Fall psychiatrische Einrichtungen kontaktiert werden, um eine diagnostische Einschätzung und therapeutische Hilfe zu erhalten.

Die Therapie der *Schizophrenie* ist **mehrdimensional** orientiert (Pharmakotherapie, Psychotherapie und Soziotherapie), wobei in den einzelnen Krankheitsphasen den verschiedenen Behandlungsverfahren unterschiedliche Bedeutung zukommt. Steht in der akuten Behandlungsphase die medikamentöse Therapie mit Antipsychotika (Neuroleptika) im Vordergrund, so werden im weiteren Verlauf alle therapeutischen Maßnahmen eingesetzt. Die regelmäßige, konsequente Einnahme von Medikamenten zur Reduzierung der erheblichen Rückfallsgefahr (Rezidivprophylaxe) – oft über viele Jahre – stellt die Basis für den Erfolg aller psychosozialen Interventionen dar.

Psychotherapeutisch kommen in der Regel stützende Verfahren wie das Training sozialer Fertigkeiten, Familieninterventionen, Psychoedukation, kognitive Rehabilitation und Coping-Skills-Training zum Einsatz. Einsichtsorientierte Verfahren und psychodynamische Therapien werden generell nicht empfohlen und sollten nur den mit psychotischen PatientInnen vertrauten TherapeutInnen vorbehalten bleiben. In der Psychotherapie bei schizophrenen Menschen muss berücksichtigt werden, dass Verhaltensweisen wie sozialer Rückzug, Kontaktreduktion und Sprachverarmung für den Patienten sinnvolle Copingstrategien (Abwehrverhalten) sein können, die vor einer drohenden psychotischen Dekompensation schützen sollen und daher nicht von vornherein als behandlungsrelevante Symptome (wie etwa bei *Angststörungen*) anzusehen sind.

Obwohl zur Zeit nur wenige schizophrene PatientInnen in psychotherapeutischen Praxen behandelt werden, so bleibt doch die Hoffnung, dass für diese meist finanziell schlecht gestellten PatientInnen Wege gefunden werden, ihnen auch psychotherapeutische Hilfe zukommen zu lassen. Dies erfordert jedoch die Erforschung und Entwicklung von entsprechenden Therapieverfahren, die Bereitschaft der TherapeutInnen, sich dieser PatientInnen auch anzunehmen und der Krankenkassen, die Kosten der Psychotherapie zu übernehmen.

Fallgeschichte

Ein 35-jähriger alleinstehender Beamter kommt auf Anraten einer Fachärztin für Psychiatrie zur Sprechstunde in eine psychotherapeutische Praxis. Der äußerlich unauffällige und zurückhaltende Patient berichtet über ein Phänomen, an dem er mittlerweile mehrere Jahre leidet, und welches schon zweimal einen Aufenthalt an einer psychiatrischen Abteilung notwendig machte: Er sei von einer „Präsens" besetzt, die er über eine Stimme wahrnehme, und die fast jeden Tag zu ihm oder über ihn spreche. Manchmal wechsle die Stimme ihre Identität, er höre dann sowohl eine männliche als auch eine weibliche Person, welche permanent seine Handlungen kommentieren und ihn beschimpfen, vorwiegend in den Abendstunden mit den Worten: „Na warte! Dir werde ich es schon zeigen. Du schlechter Mensch!" Dafür habe er bisher keine Erklärung gefunden, er vermute, dies könnte mit Telepathie oder ähnlichem zu tun haben. Ins Spital habe er aber deswegen gehen müssen, weil die „Präsens" eines Tages „Macht über ihn bekam", ihn fortwährend erniedrigte und beschimpfte sowie zum Suizid aufforderte. Er habe sich daraufhin tagelang in seiner Wohnung eingeschlossen und habe nicht mehr arbeiten gehen können. An der Abteilung hatte er mehrere

Gespräche mit einer Ärztin, die neben einer medikamentösen Behandlung auch zu einer Psychotherapie riet. Da der sehr belesene Patient auch an anderen Erklärungen für sein „Stimmenphänomen“ interessiert ist, entschließt er sich ein Monat nach seinem Spitalsaufenthalt einen niedergelassenen Psychotherapeuten aufzusuchen.

Beim Erstkontakt fällt der Patient lediglich durch eine gedrückte Stimmungslage auf. Er klagt über nur in den Abendstunden auftretende, akustische Halluzinationen und eine geringe Belastbarkeit mit deutlicher Müdigkeit. Sonst ist der psychopathologische Status unauffällig, vor allem besteht kein Hinweis auf eine wahnhafte Verarbeitung der Halluzinationen. Der psychiatrisch erfahrene Therapeut übernimmt die Diagnose der Fachärztin aus dem Krankenhaus, nämlich paranoide Schizophrenie *(F20). Der Patient hat* **ein** *Symptom dieser Störung (die über einen längeren Zeitraum kommentierenden Stimmen), welches für die Diagnosestellung nach ICD-10 bereits ausreicht. In diesem Fall handelt es sich um eine leichte Verlaufsform, da zusätzlich keine Denkstörungen, kein manifester Wahn und keine psychomotorischen Auffälligkeiten vorliegen.*

Es folgt seitens des Therapeuten eine Aufklärung über Diagnose und Behandlung, wofür der sehr intellektuelle Patient Verständnis zeigt und welche ihn motiviert eine längere Psychotherapie zu machen. Neben regelmäßigen Konsultationen bei der Fachärztin für Psychiatrie einigen sich Patient und Psychotherapeut auf eine supportive Psychotherapie mit einer 14-tägigen Frequenz.

....ich kann dann keine Entscheidungen treffen...
Ich höre eine Stimme, die zu mir sagt: „Du Trottel, Du bist ein Versager"
Vielleicht sollten Sie auf Ihre innere Stimme hören.
Scheiße, ... ich hätte schweigen sollen...

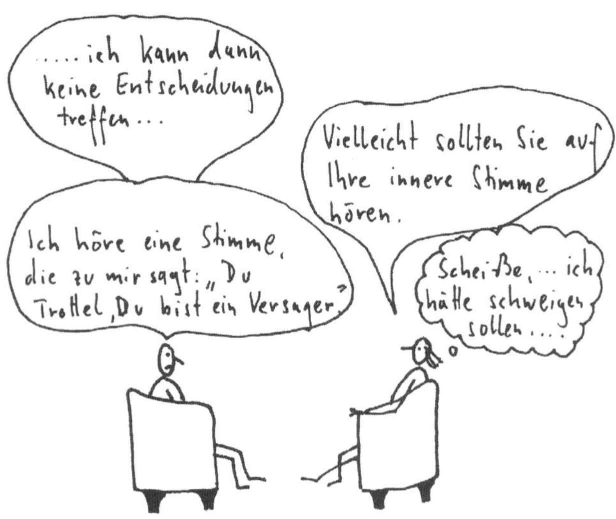

3.2 Schizotype Störung

Diagnosekriterien nach ICD-10, F21

- Eine *Schizophrenie* (F20) lag oder liegt **nicht** vor.
- Der Betroffene zeigt über einen Zeitraum von mindestens zwei Jahren vier der folgenden Merkmale:
  1. Unangepasster und eingeschränkter Affekt, sodass dieser kalt und unnahbar erscheint.
  2. Seltsames, exzentrisches oder eigentümliches Verhalten und Auftreten.
  3. Wenig soziale Beziehungen sowie Tendenz zum sozialen Rückzug.
  4. Sonderbare Ansichten oder magisches Denken, das das Verhalten beeinflusst und nicht mit subkulturellen Normen übereinstimmt.
  5. Misstrauen und paranoide Vorstellungen.
  6. Grübeln ohne inneren Widerstand und oft mit dysmorphophoben, sexuellen oder aggressiven Inhalten.
  7. Ungewöhnliche Wahrnehmungen einschließlich Körpergefühlstörungen, Illusionen, Depersonalisations- oder Derealisationserleben.
  8. Vages, umständliches, metaphorisches, gekünsteltes und oft stereotypes Denken, das sich in einer seltsamen Sprache oder auf andere Weise äußert, aber ohne deutliche Denkstörungen.
  9. Gelegentliche, vorübergehende quasi-psychotische Episoden mit intensiven Illusionen, akustischen oder anderen Halluzinationen und wahnähnlichen Inhalten.

Diese seltene und „seltsame" Störung wurde früher auch „Borderline Schizophrenie", „Grenzschizophrenie" oder „pseudoneurotische Schizophrenie" genannt. Die Diagnosekategorie ist umstritten, da keine klare Abgrenzung zur *Schizophrenia simplex* (F20.6) oder zur *paranoiden Persönlichkeitsstörung* (F60.0) vorliegt. In der ICD-10 wird sie wegen ihrer Nähe zu schizophrenen Erkrankungen im gleichen Kapitel wie die *Schizophrenien* beschrieben. Hingegen ordnen die Autoren des DSM IV die *schizotype Störung* zu den Persönlichkeitsstörungen („Schizotype Persönlichkeitsstörung"). Aus diesen Gründen wird die Diagnose „nicht zum allgemeinen Gebrauch empfohlen", wie in den klinisch-diagnostischen Leitlinien der ICD-10 angeführt ist.

Klinisch besteht bei der *schizotypen Störung* ein **eigentümliches und seltsames Verhaltensmuster**, welches eine Nähe zur *Schizophrenie* erahnen lässt, ohne jedoch deren Kriterien zu erfüllen. Die Betroffenen fallen als Sonderlinge oder Einzelgänger auf, führen ein **sozial zurückgezogenes Leben** und kommen selten in psychiatrische Behandlung. Die Diagnose *schizotype Störung* wird in psychiatrischen und psychosozialen Einrichtungen extrem selten gestellt.

3.3 Wahnhafte Störung

Diagnosekriterien nach ICD-10, F22

- Eine *Schizophrenie* (F20) lag oder liegt **nicht** vor.
- Die auffälligsten oder einzigen Symptome sind Wahnvorstellungen, die mindestens drei Monate bestehen.
- Andere psychotische Symptome, wie anhaltende Halluzinationen, kommen nicht vor, im weiteren Verlauf können aber depressive Symptome auftreten.
- Der Wahn oder das Wahnsystem betrifft keine unmöglichen oder kulturell inakzeptablen Vorstellungen (kein bizarrer Wahn). Folgende Typen können unterschieden werden: Verfolgungswahn, Querulantenwahn, Beziehungswahn, Größenwahn, hypochondrischer Wahn, Eifersuchtswahn, Liebeswahn.

Die *wahnhafte Störung* ist auch unter den Bezeichnungen „Paranoia", „paranoide Psychose", „späte Paraphrenie" oder „sensitiver Beziehungswahn" bekannt. Bei dieser chronischen Störung, die manchmal erst ab dem 30. Lebensjahr auftritt, ist das wesentliche psychopathologische Symptom der **Wahn**. Alle anderen Symptome, die bei der *Schizophrenie* beschrieben werden, wie Halluzinationen, Denkstörungen und Affektverflachung, fehlen. Die Personen erscheinen äußerlich „normal", haben aber meist eine gestörte Persönlichkeitsstruktur mit einer deutlichen Beziehungsproblematik. Umstände wie Einsamkeit, Schwerhörigkeit, körperliche Beeinträchtigungen und sozialer Milieuwechsel können die Wahnentwicklung begünstigen. Zu Beginn der Krankheit stehen häufig chronische Konflikte, Misserfolge und Kränkungen, die sich bei entsprechender Persönlichkeitsstruktur zum Wahnerleben weiterentwickeln können. Das Wahnthema ist manchmal nachvollziehbar und durch die Biografie des Betroffenen zu erklären. Inhaltlich geht es meist um Verfolgung, Krankheit, Religion, Beziehung und Liebe.

Differenzialdiagnose

- Schizophrenie
- schizotype Störungen
- paranoiden Persönlichkeitsstörung
- Demenz

Alle Störungen aus dem Kapitel F2 (*Schizophrenie*, *schizotype* und *wahnhafte Störungen*) müssen in Betracht gezogen werden. Ein bizarrer Wahn, beispielsweise die Vorstellung einen Computerchip in dem Kopf implantiert bekommen zu haben, entspricht **nicht** den Kriterien der *wahnhaften Störung* und muss bereits der *Schizophrenie* (F20) zugeordnet werden.

Bei der *paranoiden Persönlichkeitsstörung* (F60.0) erreicht die Symptomatik nicht den Schweregrad einer *wahnhaften Störung*, da kein starres und fixiertes Wahnsystem vorliegt.

Bei älteren PatientInnen sollte man auch an eine *Demenz* (F0) denken, die nicht selten mit einer paranoiden Symptomatik beginnt. Hier gibt es jedoch Überschneidungen, sodass eine eindeutige Zuordnung manchmal nicht möglich ist.

Allgemeine Hinweise

Psychotherapie von wahnkranken PatientInnen galt lange Zeit als unmöglich. Ihr wurde lange keine Aussicht auf Erfolg bescheinigt, weil diese PatientInnen störungsbedingt keine Krankheitseinsicht zeigen. Ebenso zeigt die Behandlung mit Antipsychotika nur eine schwache Wirkung, darüber hinaus wird diese von den Erkrankten abgelehnt. Eine psychotherapeutische Behandlung sollte dennoch versucht werden, da die PatientInnen neben der Wahnsymptomatik auch an depressiver Verstimmung und sozialer Beeinträchtigung leiden. In der Therapie empfiehlt es sich, vorwiegend diese Beschwerden anzusprechen und – wenn überhaupt – erst in zweiter Linie Wahninhalte zu thematisieren.

Fallgeschichte

Ein international bekanntes Beispiel ist der Fall Franz Fuchs. Fuchs wurde im März 1999 schuldig gesprochen, von 1993 bis 1996 in Österreich und Deutschland sechs Briefbombenserien und drei Sprengstoffattentate durchgeführt zu haben, die viele Verletzten und Todesopfer forderten. Der

Gerichtspsychiater diagnostizierte neben einer kombinierten Persönlichkeitsstörung *(F61.0) eine* wahnhafte Störung, *die im Herbst 1996 in Gang gekommen sein dürfte und 1997 den Schweregrad einer Geisteskrankheit (im forensischen Sinn) erreicht hatte. Fuchs hatte die wahnhafte Idee, dass es in Österreich zu einer Verschiebung der Volksgruppen gekommen sei und er die Pflicht habe, sich als „Deutschösterreicher" gegen diese „Umvolkung" zu Wehr zu setzen. Diese überwertige Idee bestimmte sein Handeln und erreichte den Charakter eines Wahns mit unbeirrbarem Festhalten an der Überzeugung, dass nicht-deutschstämmige Österreicher verantwortlich für den Niedergang der Gesellschaft seien. Die Ausländerfrage beschäftigte zu dieser Zeit auch die österreichischen Medien und wurde zum wesentlichen Programmbestandteil einer rechtspopulistischen Partei. Insofern kann dieses Wahnthema nicht als „bizarr" bezeichnet werden; es war damals leider eine kulturell teilweise akzeptierte Vorstellung. Hätte sich Franz Fuchs hingegen von Marsmännchen bedroht gefühlt, wäre wohl die Diagnose* Schizophrenie *zu stellen gewesen.*

3.4 Akute (vorübergehende) psychotische Störung

Diagnosekriterien nach ICD-10, F23

- Akut auftretende (Beginn innerhalb von zwei Wochen) psychotische Symptomatik mit Wahngedanken, Halluzinationen und unverständlichem oder zerfahrenem Sprechen. Insgesamt bestehen polymorphe Symptome (schnell wechselnde und unterschiedliche Erscheinungsbilder), die sich meist rasch zurückbilden.
- Eine psychische Belastung vor Ausbruch der Psychose kann vorliegen, ist aber nicht Vorraussetzung für die Diagnose.

Klassifikation

- Akute polymorphe psychotische Störung (F23.0)
- Akute polymorphe psychotische Störung mit Symptomen einer Schizophrenie (F23.1)
- (Akute) schizophreniforme (psychotische) Störung (F23.2)
- Sonstige akute vorwiegend wahnhafte Störungen (F23.3)

Akute polymorphe psychotische Störung (F23.0)
Die Symptomatik entwickelt sich rasch, ist unbeständig und besteht aus psychotischen Symptomen (jede Art von Halluzinationen oder Wahnideen), emotionaler Aufgewühltheit mit intensiven Glücksgefühlen oder Ekstase, überwältigenden Ängsten, Ratlosigkeit und Antriebsveränderungen. Die Dauer beträgt nicht mehr als drei Monate. Typisch ist der rasche Beginn und die rasche Rückbildungstendenz. Wegen der affektiven Symptome, die an eine *manische Episode* erinnern können, sollen *bipolare Störungen* differenzialdiagnostisch abgegrenzt werden. Ältere Begriffe, die diesem Störbild entsprechen, sind „Angst-Glückspsychose“, „zykloide Psychose“ und „Bouffée délirante“.

Akute polymorphe psychotische Störung mit Symptomen einer Schizophrenie (F23.1)
Die Beschreibung entspricht der *akuten polymorphen psychotischen Störung* (F23.0), gleichzeitig liegen aber die für die *Schizophrenie* (F20) typischen Symptome vor. Wenn die Krankheitszeichen länger als einen Monat dauern, ist die Diagnose in *Schizophrenie* zu ändern. Auch für diese Störung wurden früher die Begriffe „Bouffée délirante“ und „zykloide Psychose“ verwendet.

(Akute) schizophreniforme (psychotische) Störung (F23.2)
Die Symptomatik entspricht jener der *Schizophrenie* (F20), die Dauer beträgt jedoch nicht mehr als ein Monat. Die psychotischen Symptome sind stabil, eine auffallende affektive Symptomatik wie bei der *akuten polymorphen psychotischen Störung* (F23.0, F23.1) besteht nicht. Bei Überschreiten der Zeitspanne ist die Diagnose auch hier in *Schizophrenie* (F20) zu ändern; ebenso, wenn diese bereits zu einem früheren Zeitpunkt diagnostiziert wurde. Ältere Ausdrücke für die *schizophreniforme Störung* sind „akute Schizophrenie“, „kurze schizophreniforme Störung“ und „schizophrene Reaktion“.

Sonstige akute vorwiegend wahnhafte Störungen (F23.3)
Das klinische Bild ist von stabilen Wahnphänomenen oder Halluzinationen (meist nur flüchtige akustische Halluzinationen in Form von Stimmen) geprägt, die Kriterien einer *Schizophrenie* (F20) sind aber nicht erfüllt. Typischerweise tritt ein Beziehungswahn oder ein Verfolgungswahn auf. Wenn die Symptome länger als drei Monate andauern, ist die Diagnose in *wahnhafte Störung* (F22) zu ändern. „Paranoide Reaktion“ und „psychogene paranoide Psychose“ sind ältere Ausdrücke für dieses Störungsbild.

Die Diagnosekategorie *akute psychotische Störung* (F23) wurde für eine klinische Symptomatik geschaffen, die an eine *Schizophrenie* denken lässt, jedoch zu kurz besteht, als dass bereits diese Diagnose gerechtfertigt ist. Auch alle Erstmanifestationen einer *Schizophrenie* bezeichnet man zunächst als *akute psychotische Störung*, wenn der Zeitraum der Symptomatik unbekannt ist oder weniger als ein Monat beträgt.

In dieser Gruppe sind ätiopathogenetisch recht unterschiedliche Erkrankungen zusammengefasst. Einige Störungen entstehen nach emotionaler Belastung oder haben psychosoziale Auslöser, andere wiederum entstehen nach hormonellen Veränderungen, wie beispielsweise die *Wochenbettpsychose* (s. S. 125 f.), die ebenfalls hier subsumiert werden kann.

Die Prognose aller *akuten psychotischen Störungen* ist günstig, es muss jedoch darauf hingewiesen werden, dass der zeitliche Verlauf generell nicht vorhersehbar ist und das Zustandsbild in eine typische *Schizophrenie* übergehen kann. Dementsprechend stellen die Erkrankungen eine sehr ernste Situation bzw. einen Notfall dar, der eine psychiatrische Krisenintervention (Medikamente, evtl. stationäre Aufnahme) notwendig macht.

3.5 Schizoaffektive Störung (Psychose)

Diagnosekriterien nach ICD-10, F25

- Die Störung erfüllt die Kriterien für eine *affektive Störung* (F30, F31, F32; s. S. 129 ff.).
- Die Kriterien für eine *Schizophrenie* (F20.0–F20.3; s. S. 106) sind erfüllt.
- Die Diagnose sollte nur dann gestellt werden, wenn sowohl eindeutig schizophrene als auch eindeutig affektive Symptome gleichzeitig oder nur durch wenige Tage getrennt während einer Episode vorhanden sind („Balance“ hinsichtlich Zahl, Schwere und Dauer schizophrener und affektiver Symptome).

Klassifikation

- Schizoaffektive Störung, gegenwärtig manisch (F25.0)
- Schizoaffektive Störung, gegenwertig depressiv (F25.1)
- Gemischte schizoaffektive Störung (F25.2)
- Sonstige oder nicht näher bezeichnete schizoaffektive Störung (F25.8, F25.9)

Schizoaffektive Störung, gegenwärtig manisch (F25.0)
Sowohl **schizophrene als auch manische Symptome** treten in **derselben Krankheitsepisode** auf. Der Betroffene hat eine gehobene Stimmungslage, eine Steigerung des Antriebs, Überaktivität, vermehrtes Selbstbewusstsein und Größenideen. Neben Beziehungswahn, Größenwahn und Verfolgungswahn sind für die Diagnose aber zusätzlich andere schizophrenietypische Symptome erforderlich, wie Gedankenausbreiten, kommentierende Stimmen oder bizarre Wahnthemen. Diese auch als „schizomanische Störung" bezeichnete Krankheit beginnt oft akut und hat im Allgemeinen eine gute Rückbildungstendenz.

Schizoaffektive Störung, gegenwertig depressiv (F25.1)
Bei dieser auch als „schizodepressive Störung" bezeichneten psychischen Erkrankung treten **sowohl schizophrene als auch depressive Symptome während derselben Episode** auf. Die depressiven Symptome entsprechen jenen der *depressiven Episode*, wie Verlangsamung, Schlafstörungen, Appetit- oder Gewichtsverlust, Konzentrationsstörungen, Schuldgefühle und Suizidalität. Die schizophrenen Symptome sind Gedankenausbreiten sowie kommentierende und dialogische Stimmen. Beispielsweise hört der Betroffene eine Stimme, die ihm damit droht, ihn zu töten. Im Gegensatz zu den manischen Episoden ist die Dauer meist länger und die Prognose weniger günstig. Die Entwicklung eines Residuums (ähnlich wie bei der *Schizophrenie*) ist keine Seltenheit.

Gemischte schizoaffektive Störung (F25.2)
Neben den Kriterien einer *Schizophrenie* (F20) sind diejenigen einer *gemischten bipolaren affektiven Störung* (F31.6) erfüllt.

Sonstige oder nicht näher bezeichnete schizoaffektive Störung (F25.8, F25.9)
Diese Kategorie ist u.a. zu kodieren, wenn beispielsweise zum Untersuchungszeitpunkt eine Remission einer bekannten *schizoaffektiven Störung* besteht.

Bei der Frage, ob die *schizoaffektive Störung* eine Unterform der *affektiven Störungen* (F31) oder der *schizophrenen Erkrankungen* (F2) oder gar eine eigene nosologische Gruppe (Kranheitsgruppe) darstelle, gehen die wissenschaftlichen Meinungen auseinander. In ihrer Symptomatik stellt sie aber ein „Mischbild" zwischen bipolaren und schizophrenen Störungen dar. Mit der *Schizophrenie* verbindet die *schizoaffektive Störung* die Schwere und die Dramatik (u.a. durch psychotische Symptome) der Erkrankung, mit den *bipolaren Störungen* hingegen die starke Remissionstendenz (Rückbildung) und die hohe Rezidivneigung (Rückfallsgefahr).

Hierbei unterscheiden sich die Diagnosekriterien in den beiden Klassifikationsystemen DSM IV und ICD-10 entscheidend: Im DSM IV wird gefordert, dass während einer Episode mindestens zwei Wochen lang schizophrene Symptome ohne affektive Symptome bestehen müssen, während in der ICD-10 die Gleichzeitigkeit von schizophrenen und affektiven Symptomen die diagnostische Leitlinie darstellt. Dies bedeutet, dass ein bestimmtes Störbild nach ICD-10-Kriterien als *schizoaffektive Störung*, im DSM IV hingegen als *bipolare affektive Störung* diagnostiziert werden kann (siehe auch Kapitel *Bipolare affektive Störung*, S. 145).

Differenzialdiagnose

- Affektive Störungen
- Schizophrenie

Affektive Störungen
Während *schwerer depressiver*, *manischer* oder *gemischter Episoden* (F31, F32, F33) kommt es auch zu psychotischen Symptomen (z. B. Schuldwahn, anklagende Stimmen), die jedoch nicht den Kriterien einer *Schizophrenie* (F20) entsprechen. Die klinische Erfahrung zeigt, dass die Differenzialdiagnose selbst für erfahrene Diagnostiker schwierig ist und erst bei Betrachten des Langzeitverlaufs überhaupt möglich wird. Man sollte sich jedoch um eine Differenzierung bemühen, da eine *depressive* oder *bipolare affektive Störung* eine andere Medikation erfordert als eine *schizoaffektive Störung*.

Schizophrenie
Auch die Abgrenzung zur *Schizophrenie* (F20) ist für den Kliniker schwierig. Bei der Diagnostik von *schizoaffektiven Störungen* sollte man sich immer auf das jeweilige Diagnosesystem (ICD-10 oder DSM IV) beziehen.

Allgemeine Hinweise

Aufgrund der vielfältigen Symptome, die bei der *schizoaffektiven Störung* auftreten, wird die Diagnose selbst in psychiatrischen Abteilungen zu oft gestellt. Da bei der Diagnostik der Langzeitverlauf das wesentliche Beurteilungskriterium ist, sollten sich PsychotherapeutInnen nicht davor scheuen, mit den zuständigen PsychiaterInnen über die Richtigkeit der Diagnose zu diskutieren. Vielfach verbirgt sich nämlich hinter der Diagnose *schizoaffek-*

tive Psychose eine *bipolare affektive Störung*, die eine bessere Prognose hat und für den Patienten eine geringere Stigmatisierung darstellt.

Bei PatientInnen mit *schizoaffektiven Störungen* gilt dasselbe wie bei den *affektiven Störungen* und bei der *Schizophrenie*. Neben einer psychotherapeutischen Behandlung stellt die medikamentöse Therapie mit Psychopharmaka (Phasenprophylaktika, Antipsychotika) wegen der starken Rezidivneigung einen wesentlichen Baustein im Gesamtbehandlungsplan dar.

Wichtige Begriffsbestimmungen

- Induzierte wahnhafte Störung
- Stillpsychose

Induzierte wahnhafte Störung. Diese Störung wurde mit F24 kodiert und bezeichnet eine parallel auftretende wahnhafte Symptomatik bei zwei in enger Beziehung zueinander stehenden Menschen. Beim dominierenden Teil besteht bereits eine „echte" psychotische Störung, wie eine *Schizophrenie* (F20) oder *wahnhafte Störung* (F22). Der (meist von diesem abhängige) Partner, bei dem wiederum abhängige, depressive oder paranoide Persönlichkeitszüge vorliegen, wird „induziert" und entwickelt die gleichen wahnhaften Symptome (z. B. Verfolgungswahn, Größenwahn). Man beobachtet diese Störung häufig bei symbiotisch lebenden Paaren (Ehepaare, Eltern-Kind-Paare, Geschwisterpaare), die wenig Kontakt mit der Außenwelt haben. Kommt es zur Trennung, beispielsweise durch Tod oder Hospitalisation des „aktiven" Teils, führt dies nicht selten zu einem Verschwinden der paranoiden Ideen beim induzierten Partner. Diese seltene Störung wird treffend auch „Folie à deux" oder „symbiotische Psychose" genannt.

Stillpsychose. Die fälschlicherweise so bezeichnete Störung hat nichts damit zu tun, ob eine Mutter ihr Kind stillt oder nicht. Bessere Ausdrücke für dieses Krankheitsbild sind „Puerperalpsychose", „postpartale Psychose" oder „Wochenbettpsychose".

Diese Psychose beginnt akut, gewöhnlich zwischen dem 2. und 4. Tag nach der Geburt und bewirkt schnell eindrucksvolle Symptome. Ein typisches Symptommuster gibt es nicht, die Störung ähnelt aber einer *manischen Episode*, einer *schizomanischen Störung* oder einer *akuten polymorphen psychotischen Störung*. Die manische Antriebssteigerung ist meist ausgeprägt, die psychotischen Symptome zeigen das ganze „schizophrene" Spektrum, wie akustische Halluzinationen, Wahnphänomene, Gedankeneingebung und Gefühle des Beeinflusstwerdens. Auch traumähnliche Zustände, Verwirrtheit und katatone Symptome wurden beschrieben.

Frauen, die bereits zu einem früheren Zeitpunkt an einer *Schizophrenie*, *schizoaffektiven Störung* oder *bipolaren Störung* erkrankt waren, haben ein besonders hohes Risiko unmittelbar nach einer Geburt einen Rückfall zu erleiden. Auffallend selten sind Psychosen während einer Schwangerschaft, „im Wochenbett" (dies ist die Zeit unmittelbar nach einer Geburt) hingegen treten diese zehn Mal häufiger auf als zu einem anderen Zeitpunkt im Leben einer Frau. Als Ursache werden postpartale hormonelle Veränderungen angenommen, die durch die damit verbundene erhöhte Vulnerabilität bei prädisponierten Patientinnen zu einer psychotischen Symptomatik führen können. Generell haben Stillpsychosen eine gute Prognose, sollten aber wegen der Gefährdung sowohl der Mutter als auch des Kindes und wegen einer möglichen Chronifizierung psychiatrisch behandelt werden.

Eine eigene Diagnosekategorie für die Stillpsychose gibt es in der ICD-10 nicht, man kann die Störung aber – entsprechend den bestehenden Symptomen – den *akuten vorübergehenden psychotischen Störungen* (F23), den *schizoaffektiven Störungen* (F25) oder den *bipolaren affektiven Störungen* (F31) subsumieren. In Ausnahmefällen, beispielsweise wenn nur ungenügende Informationen vorliegen, besteht die Möglichkeit, die Diagnose *schwere psychische und Verhaltensstörungen im Wochenbett, nicht anderorts klassifizierbar* (F53.1) zu stellen.

4 Affektive Störungen

F3 Affektive Störungen

F30 manische Episode
- F30.0 Hypomanie
- F30.1 Manie ohne psychotische Symptome
- F30.2 Manie mit psychotischen Symptomen
  - .20 synthyme psychotische Symptome
  - .21 parathyme psychotische Symptome
- F30.8 sonstige manische Episoden
- F30.9 nicht näher bezeichnete manische Episode

F31 bipolare affektive Störung
- F31.0 bipolare affektive Störung, gegenwärtig hypomanische Episode
- F31.1 bipolare affektive Störung, gegenwärtig manische Episode, ohne psychotische Symptome
- F31.2 bipolare affektive Störung, gegenwärtig manische Episode, mit psychotischen Symptomen
  - .20 synthyme psychotische Symptome
  - .21 parathyme psychotische Symptome
- F31.3 bipolare affektive Störung, gegenwärtig mittelgradige oder leichte depressive Episode
  - .30 ohne somatisches Syndrom
  - .31 mit somatischem Syndrom
- F31.4 bipolare affektive Störung, gegenwärtig schwere depressive Episode, ohne psychotische Symptome
- F31.5 bipolare affektive Störung, gegenwärtig schwere depressive Episodemit psychotischen Symptomen
  - .50 synthyme psychotische Symptome
  - .51 parathyme psychotische Symptome
- F31.6 bipolare affektive Störung, gegenwärtig gemischte Episode
- F31.7 bipolare affektive Störung, gegenwärtig remittiert
- F31.8 sonstige bipolare affektive Störungen
- F31.9 nicht näher bezeichnete bipolare affektive Störung

F32 depressive Episode
- F32.0 leichte depressive Episode
  - .00 ohne somatische Symptome

- .01 mit somatischen Symptomen
- F32.1 mittelgradige depressive Episode
  - .10 ohne somatisches Syndrom
  - .11 mit somatischem Syndrom
- F32.2 schwere depressive Episode ohne psychotische Symptome
- F32.3 schwere depressive Episode mit psychotischen Symptomen
  - .30 synthyme psychotische Symptome
  - .31 parathyme psychotische Symptome
- F32.8 sonstige depressive Episoden
- F32.9 nicht näher bezeichnete depressive Episode

F33 rezidivierende depressive Störung
- F33.0 rezidivierende depressive Störung, gegenwärtig leichte Episode
  - .00 ohne somatisches Syndrom
  - .01 mit somatischem Syndrom
- F33.1 rezidivierende depressive Störung, gegenwärtig mittelgradige Episode
  - .10 ohne somatisches Syndrom
  - .11 mit somatischem Syndrom
- F33.2 rezidivierende depressive Störung, gegenwärtig schwere Episode ohne psychotische Symptome
- F33.3 rezidivierende depressive Störung, gegenwärtig schwere Episode mit psychotischen Symptomen
  - .30 synthyme psychotische Symptome
  - .31 parathyme psychotische Symptome
- F33.4 rezidivierende depressive Störung, gegenwärtig remittiert
- F33.8 sonstige rezidivierende depressive Störungen
- F33.9 nicht näher bezeichnete depressive Störung

F34 anhaltende affektive Störungen
- F34.0 Zyklothymia
- F34.1 Dysthymia
- F34.8 sonstige anhaltende affektive Störungen
- F34.9 nicht näher bezeichnete anhaltende affektive Störung

F38 sonstige affektive Störungen
- F38.0 sonstige einzelne affektive Störungen
  - .00 gemischte affektive Episode
- F38.1 sonstige rezidivierende affektive Störungen
  - .10 rezidivierende kurze depressive Störung
- F38.8 sonstige näher bezeichnete affektive Störungen

F39 nicht näher bezeichnete affektive Störungen

Affektive Störungen (*Depressionen* und *bipolare affektive Störungen*) gehören zu den häufigsten psychischen Störungen, mit denen man im klinischen Alltag konfrontiert ist. Die Gefahr für Betroffene liegt in der sozialen Beeinträchtigung, einer möglichen Chronifizierung der Symptomatik und der beträchtlichen Suizidtendenz. Während in der Behandlung vor allem von Depressionen in den letzten Jahren deutliche Fortschritte erzielt wurden, liegt die Schwierigkeit nach wie vor im rechtzeitigen Erkennen und differenzierten Diagnostizieren. Zusätzlich erschwerend ist das weite Spektrum von *affektiven Störungen*, das von leichten Gemütsschwankungen bis zu schweren Stimmungsstörungen reicht.

Depressive PatientInnen suchen zunächst ÄrztInnen oder PsychotherapeutInnen auf, wobei sie ihre Beschwerden nicht immer einer Depression oder anderen affektiven Störung zuordnen können und je nach Symptomatik entweder über körperliche Beschwerden oder psychische Belastungen klagen. Beispielsweise berichtet ein Betroffener über Arbeitsüberlastung, Schwierigkeiten innerhalb der Familie und ständige Müdigkeit und Abgeschlagenheit; AllgemeinmedizinerInnen neigen zu einer körperlichen Untersuchung der PatientInnen, um eine entsprechende Therapie einzuleiten, während PsychotherapeutInnen vorwiegend auf die Konflikte und Beziehungen ihrer KlientInnen fokussieren. Beide Berufsgruppen laufen Gefahr eine depressive Symptomatik zu übersehen, die möglicherweise erst zu diesen Problemen geführt hat. Selbst wenn eine Depression vermutet wird, ist es nicht leicht, eine richtige Zuordnung zu treffen, um gezielte Handlungsschritte für eine Therapie zu setzen.

4.1 Die depressive Episode

Bis vor wenigen Jahren galt die Lehrmeinung, dass für jede psychische Störung eine einzige Ursache verantwortlich zu machen sei. Danach wurden auch die depressiven Erkrankungen eingeteilt. Die Klassifikation erfolgte nach **kausalen Gesichtspunkten**, was sich noch in der ICD-9 zeigte, die eine ganze Generation von PsychiaterInnen und PsychotherapeutInnen geprägt hat und bis ins Jahr 1991 Gültigkeit hatte. Man ging davon aus, dass psychische Störungen eine reaktive (psychogene), eine neurotische oder eine endogen-genetische Ursache haben.

Reaktive Depression (nach ICD-9) wurde jene Störung genannt, die sich bei Personen entwickelt, die über einen längeren Zeitraum einer belastenden Situation ausgesetzt waren. Die Symptome stehen in enger zeitlicher und inhaltlicher Beziehung zu psychischen Belastungen wie Trauer, Migration oder Trennungserlebnissen, sind leicht bis mittelstark und allgemein rückbildungsfähig.

Dem gegenüber gestellt wurde die **neurotische Depression** (ICD-9). In Analogie zum klassischen, vorwiegend psychoanalytisch geprägten Neurosenkonzept ging man davon aus, dass die Ursache der Symptomatik ein unbewusster, nicht gelöster Konflikt sei und/oder dass eine erkennbare traumatische Erfahrung zugrunde läge. Die PatientInnen sind ängstlich und beschäftigen sich gedanklich z. B. mit dem Verlust einer geliebten Person oder eines Besitzes – sei dieser real oder werde er nur befürchtet. Die Symptomatik wird als unverhältnismäßig stark beschrieben, mit Tendenz zur Chronifizierung.

Als **endogene Depression** (ICD-9) wurde eine schwere depressive Verstimmung bezeichnet, die mit Angst, Trübsinnigkeit und Antriebslosigkeit, aber auch mit Unruhe und Aufgeregtheit einhergeht. Typisch für dieses Krankheitsbild sind vegetative Begleitsymptome wie Appetitlosigkeit, Gewichtsabnahme, körperliche Schwäche und Schlafstörungen mit morgendlichem Früherwachen und Grübelzwang. Die Rückfalltendenz ist stark.

Diese Einteilung weist eine Reihe von Schwächen auf. Nach heutigem wissenschaftlichen Forschungsstand weiß man, dass fast alle psychischen Störungen mehrere, oft nicht voneinander abgrenzbare Ursachen haben. Man spricht auch von „multifaktorieller Genese" oder vom „biopsychosozialen Konzept". Gemeint ist, dass erst aus dem Zusammenspiel von genetischen und umweltbedingten Faktoren eine psychische Störung resultiert.

Zwar ist weiterhin gültig, dass es bei affektiven Störungen endogen-genetische, neurotische oder reaktive Faktoren gibt, in der Klassifikation nach ICD-10 jedoch werden diese nicht mehr berücksichtigt. Die frühere Einteilung nach ICD-9 führte dazu, dass reaktive Depressionen kurzzeitig mit stützender Therapie, neurotische Depressionen mit Psychotherapie (z. B. Psychoanalyse) und endogene Depressionen mit Antidepressiva behandelt wurden. Studien jedoch haben ergeben, dass alle Arten von depressiven Zuständen am ehesten durch die Kombination von medikamentöser und Psychotherapie erfolgreich behandelt werden können.

Wie bereits erwähnt löste sich die American Psychiatric Association im Jahre 1980 von der Einteilung der psychischen Störungen nach kausalen Gesichtspunkten und entwickelte das **Diagnostische und Statistische Manual psychischer Störungen** (DSM III, III R, IV), wo Störbilder nach ihrem klinischen Erscheinungsbild klassifiziert werden. Es wurde darauf geachtet, dass kausale Bezeichnungen wie „neurotisch" oder „endogen" in der Diagnosebezeichnung nicht mehr vorkommen und die Einteilung von affektiven Störungen lediglich nach Schweregrad und Verlauf erfolgt (siehe auch S. 28).

Die ICD-10 folgte diesen Prinzipien der beschreibenden Diagnostik und erstellte ähnliche, wenn auch nicht genau gleiche Einteilungsmöglichkeiten.

Diagnosekriterien nach ICD-10, F32

- Die Dauer beträgt mindestens zwei Wochen.
- Mindestens vier der folgenden zehn Symptome mit mindestens zwei der ersten drei Symptome:
  1. **Depressive Stimmung**
  2. **Verlust von Interesse oder Freude**
  3. **Ermüdbarkeit und Energieverlust**
  4. Verlust von Selbstvertrauen
  5. Schuldgefühle und unangemessene Selbstvorwürfe
  6. Suizidgedanken oder suizidales Verhalten
  7. Verminderung der Konzentration
  8. Veränderte psychomotorische Aktivität (agitiert-unruhig oder gehemmt-verlangsamt)
  9. Schlafstörungen
  10. Veränderungen des Appetits, auch Körpergewichtsveränderungen

Klassifikation

- Leichte depressive Episode, ohne somatische Symptome (F32.00)
- Leichte depressive Episode, mit somatischen Symptomen (F32.01)
- Mittelgradige depressive Episode, ohne somatisches Syndrom (F32.10)
- Mittelgradige depressive Episode, mit somatischem Syndrom (F32.11)
- Schwere depressive Episode ohne psychotische Symptome (F32.2)
- Schwere depressive Episode mit psychotischen Symptomen (F32.3)
- Sonstige depressive Episode (F32.8)

In der Diagnostik orientiert man sich zunächst an den einzelnen Symptomen, die ein Patient beschreibt oder die im Gespräch und im Verhalten beobachtet werden können. Die depressive Episode stellt das **Kernsyndrom** dar, nach dem alle weiteren diagnostischen Überlegungen auszurichten sind.

Man spricht erst dann von einer depressiven Episode, wenn die Dauer mindestens zwei Wochen beträgt. Sind die Symptome erst wenige Stunden oder Tage vorhanden, spricht man von einem „depressiven Syndrom“ und legt sich diagnostisch noch nicht fest (siehe *Depressives Syndrom*, S. 53). Während einer depressiven Episode ändert sich die Stimmung nur wenig. Es kann aber zu Tagesschwankungen kommen: Typisch ist eine Verschlechterung des Befindens in den frühen Morgenstunden mit Besserung am Abend.

Zusätzliche Symptome wie vermehrter Alkoholkonsum, dysphorisches Verhalten (Reizbarkeit) und Verstärkung von bereits früher vorhandenen ängstlichen Symptomen können hinzukommen.

Neben der Verhaltensbeobachtung (z. B. fehlende Mimik und verlangsamte Bewegung bei veränderter psychomotorischer Aktivität) muss auch konkret nach der Dauer *(„Wie lange haben Sie die Beschwerden schon?")* und nach allfälligen Beeinträchtigungen im Alltag gefragt werden. Tagesschwankungen, Schlafverhalten, Appetitveränderungen und ein eventuell auftretender Lebensüberdruss (auch Todeswünsche und Suizidphantasien) müssen exploriert werden, da die PatientInnen nicht immer von sich aus darüber berichten. Man sollte die einzelnen Symptome einer depressiven Episode kennen und klären, ob die Kriterien zutreffen, bevor man eine Diagnose stellt. Besonderer Wert wird auf das Ermessen des Schweregrades der Symptomatik gelegt, weshalb man die jeweilige Episode noch zusätzlich in **leicht, mittelgradig** oder **schwer** unterteilen kann.

Leichte depressive Episode (F32.0)
Von den ersten drei genannten Symptomen – dies sind depressive Stimmung, Verlust von Interesse und Ermüdbarkeit – müssen **mindenstens zwei** vorhanden sein, ebenso zwei der übrigen Symptome. Kein Symptom sollte besonders ausgeprägt sein. Bei der praktischen Tätigkeit können sich durch diese nicht gerade benutzerfreundlichen Angaben Schwierigkeiten bei der Klassifizierung ergeben, da das Zählen der Symptome den Blick auf die subjektiven Beschwerden verstellen kann.

Zusätzlich dürfen Hinweise auf psychosoziale Beeinträchtigungen zur Diagnostik herangezogen werden: Während einer leichten Episode leidet der Betreffende unter der Symptomatik und hat Schwierigkeiten seine beruflichen und sozialen Aktivitäten auszuüben. Er gibt diese jedoch – und dies ist ein entscheidendes klinisches Kriterium – nicht vollständig auf. Üblicherweise lassen sich diese PatientInnen nicht krankschreiben und gehen weiter ihren gewohnten Beschäftigungen nach. Solche Hinweise sind keine exakten Kriterien, sind aber in der Beurteilung des Schweregrades eine praktische Hilfestellung. Eine sehr wichtige Frage an den Patienten wäre beispielsweise: „Ist es Ihnen möglich, zu arbeiten?"

Mittelgradige depressive Episode (F32.1)
Es müssen mehr Symptome als bei der *leichten depressiven Episode* vorhanden sein, nämlich **mindestens zwei der ersten drei, zusätzlich** jedoch **mindestens drei der restlichen Symptome**. Einige dieser Symptome sind besonders ausgeprägt bzw. können fast alle mehr oder weniger vorhanden sein. Auch hier ist der Grad der psychosozialen Beeinträchtigung für die Diagnosestellung

praxisrelevant: PatientInnen mit einer *mittelgradigen depressiven Episode*, können nur unter erheblichen Schwierigkeiten ihre sozialen und beruflichen Tätigkeiten fortsetzen. Selbst die Verrichtung von häuslichen Tätigkeiten bedeutet eine große Belastung. In der Regel können Betroffene nur mit großer Mühe zur Arbeit gehen und würden am liebsten zu Hause bleiben.

Schwere depressive Episode (F32.2)
Beim dritten Schweregrad der Depression müssen bereits **alle drei der erstgereihten Symptome** vorliegen und **mindestens vier der letzteren** mit starker Ausprägung. Das heißt, dass der Patient neben der erheblichen depressiven Stimmung, dem Interessensverlust und der Energielosigkeit oft Verzweiflung und Aufgeregtheit (oder psychomotorische Hemmung) zeigt. Schuldgefühle und – in besonders schweren Fällen – ein hohes Suizidrisiko kommen als typische Symptome hinzu. Ein „somatisches Syndrom" (s. S. 133 f.) ist immer vorhanden, während ein „psychotisches Symptom" (s. S. 134) fakultativ auftreten kann. Die PatientInnen können in der Regel ihre gewohnten Aktivitäten nicht durchführen, sind meist krankgemeldet, liegen den ganzen Tag im Bett oder müssen ins Spital eingewiesen werden. Fast alle PatientInnen, die auf Grund einer Depression ins Spital eingewiesen werden und/oder bei denen zusätzlich akute Suizidalität besteht, sind faktisch als schwer depressiv einzustufen. Die *schwere depressive Episode* wurde in früheren Klassifikationen auch als „Melancholie" oder als „vitale Depression" bezeichnet.
Neben der relativ einfachen und einprägsamen Einteilung der depressiven Episoden in leicht, mittelgradig oder schwer sind zwei zusätzliche Charakterisierungen möglich: einerseits das „somatische Syndrom", andererseits die „psychotischen Symptome":

„Somatisches Syndrom"
Damit wird das typischerweise meist mittelgradig oder schwer depressive Bild beschrieben, das früher in der ICD-9 als „endogene Depression" bezeichnet wurde. Das Wort „somatisch" soll das körperliche Leid und Empfinden ausdrücken, das von den PatientInnen eher wahrgenommen wird als die klassischen depressiven Kernsymptome. Bezeichnungen, die auch Verwendung finden, sind „melancholisch", „vital" oder „biologisch". Das „somatische Syndrom" weist, wenn es in der Diagnose vorkommt, auf eine besondere Behandlungsbedüftigkeit mit Antidepressiva hin. Als Psychotherapeut sollte man den Patienten zusätzlich einem Facharzt zur medikamentösen Einstellung überweisen.

Mindestens vier der folgenden Symptome müssen nach ICD-10 vorliegen:

- Interessensverlust und Verlust der Freude an für den Patienten sonst angenehmen Aktivitäten

- Mangelnde Fähigkeit auf freudige Ereignisse emotional zu reagieren. Dazu gehört auch eine reduzierte affektive Resonanz, d. h. das emotionale „Mitschwingen“ mit dem jeweiligen Gegenüber ist verringert. Zum Beispiel können die PatientInnen, wenn sie angelächelt werden, nicht entsprechend reagieren und zeigen eine starre, affektlose Mimik (siehe S. 48).
- Frühmorgendliches Erwachen (meist zwei bis drei Stunden vor der gewohnten Zeit)
- Veränderung der Psychomotorik (gehemmt oder agitiert)
- Appetitlosigkeit
- Gewichtsverlust (häufig mehr als 5 % des Körpergewichts)
- Libidoverlust

„Psychotische Symptome“

Die Begriffe „Neurose“ und „Psychose“ wurden schon an anderer Stelle besprochen (s. S. 74 f.). Die Unterscheidung war in der psychiatrischen Diagnostik elementar und entscheidend. Gelten Depressionen und andere affektive Störungen generell als „nicht psychotisch“, so können während *schwerer depressiver Episoden* auch „psychotische Symptome“ auftreten. Der Terminus „psychotisch“ wird hier ausschließlich deskriptiv verwendet und beinhaltet das Auftreten von Halluzinationen, Wahn und Formen schweren abnormen Verhaltens, wie schwere Erregungszustände (Raptus) und ausgeprägte Hemmungen der Psychomotorik (Stupor). Die psychotischen Symptome bestehen nur während einer Episode und sind gleichzeitig Ausdruck des Schweregrades. Demnach kommen diese Symptome ausschließlich während *schwerer depressiver Episoden* vor.

Die Ausformung und die Inhalte entsprechen denen der depressiven Grundstimmung: Halluzinationen treten oft in Form von anklagendenden Stimmen auf („Du bist nichts wert“, „Du hast schwer gesündigt“) oder äußern sich in Geruchshalluzinationen, indem die PatientInnen beispielsweise meinen, sie röchen nach verwesendem Fleisch.

Beim Wahn treten Ideen der Versündigung, der Verarmung und der Schuldhaftigkeit in den Vordergrund. Der Begriff „Schuldwahn“ drückt dies besonders eindrucksvoll aus: Beispielsweise meint ein Patient, Schuld an der weltweit schlechten Wirtschaftslage zu haben, da er sein Leben lang ineffizient gearbeitet habe.

Die motorische Hemmung (depressiver Stupor) kann dazu führen, dass der Patient meist regungslos an einer Stelle verharrt oder gleich den ganzen Tag im Bett verbringt. Die Unterscheidung von der *Schizophrenie* (F20.0) und der *schizoaffektiven Störung* (F25) ist dann schwierig und sollte dem erfahrenen Diagnostiker überlassen werden.

Differenzialdiagnose der depressiven Episode
Siehe Seite 137 f.

Allgemeine Hinweise
Siehe Seite 139 f.

Ich komme zu Ihnen, weil ich unter morgendlicher Antriebslosigkeit und Schlafstörungen leide.
Sonst haben Sie keine Beschwerden?
Eigentlich nein, sonst geht es mir gut.
Hm... Wie soll ich eine depressive Episode diagnostizieren? Kann er nicht noch irgendein Symptom nennen...

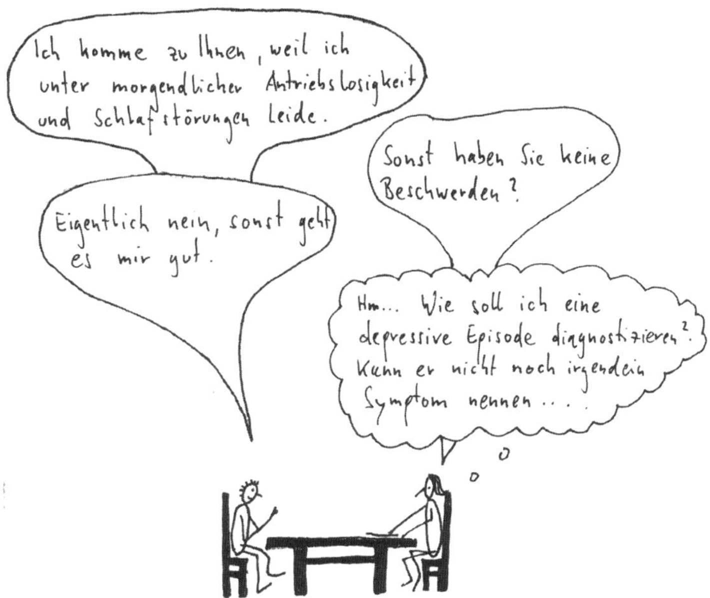

4.2 Rezidivierende depressive Störungen

Diagnosekriterien nach ICD-10, F33

- In der Vorgeschichte findet man eine *leichte* (F32.0), *mittelgradige* (F32.1) oder *schwere* (F32.2, F32.3) *depressive Episode*, die mindestens zwei Wochen anhielt, mit einem Intervall ohne deutliche affektive Störung von mindestens zwei Monaten bis zur gegenwärtigen *depressiven Episode*.
- Die einzelnen Episoden werden durch leichte, mittelgradige und schwere Episoden charakterisiert, wobei der Schweregrad und die Zusatzkodierung (somatisches Syndrom, psychotische Symptome) jeweils wechseln können.

- Anhaltende (chronische) Verlaufsformen sind möglich.
- In der Vorgeschichte findet sich kein Hinweis auf eine manische Symptomatik, andernfalls muss eine Diagnoseänderung *(bipolare affektive Störung)* in Erwägung gezogen werden.
- Die Episode ist nicht auf eine *organische psychische Störung* (F0) oder auf *Missbrauch psychotroper Substanzen* (F1) zurückzuführen.

Klassifikation

- Rezidivierende depressive Störung, gegenwärtig leichte Episode (F33.0)
- Rezidivierende depressive Störung, gegenwärtig mittelgradige Episode (F33.1)
- Rezidivierende depressive Störung, gegenwärtig schwere depressive Episode ohne psychotische Symptome (F33.2)
- Rezidivierende depressive Störung, gegenwärtig schwere Episode mit psychotischen Symptomen (F33.3)
- Rezidivierende depressive Störung, gegenwärtig remittiert (F33.4)
- Sonstige rezidivierende depressive Störungen (F33.8)

Als „Rezidiv“ wird in der Medizin das Wiederauftreten einer Krankheit oder von Krankheitsymptomen bezeichnet, nachdem die Beschwerden bereits abgeklungen sind und der Patient symptomfrei war.

Eine typische *depressive Episode* verläuft wellenförmig und geht in der Regel auch zu Ende. Die Dauer ist recht unterschiedlich und kann zwei Wochen bis mehrere Monate betragen. Anschließend erleben die PatientInnen häufig eine Phase der Beschwerdefreiheit und erscheinen klinisch gesund. Wenn nach mindestens zwei Monaten neuerlich eine *depressive Episode* auftritt, so spricht man von einer rezidivierenden (unipolaren) Verlaufsform oder – nach ICD-10 – von einer *rezidivierenden depressiven Störung* (F33).

Die Diagnose ist nur dann zu stellen, wenn mindestens einmal zu einem früheren Zeitpunkt eine *leichte*, *mittelgradige* oder *schwere depressive Episode* bestanden hat. Treten die Krankheitszeichen bereits nach wenigen Wochen wieder auf, so werden sie eher der vorangegangenen Episode zugeordnet. Daher fordert die ICD-10 ein Intervall von zwei Monaten, sodass man sicher von einem Rezidiv sprechen kann. Ob eine depressive Episode eine einmalig auftretende Störung bleibt oder rezidiviert, lässt sich nicht vorherbestimmen.

Wegen der bestehenden starken Rückfallneigung von Depressionen wurde in der ICD-10 diese Kategorie eingeführt. Unter Umständen kann es viel wichtiger sein, auf einen rezidivierenden Verlauf hinzuweisen als auf den Schweregrad der einzelnen Episoden. Nach heutigem Wissensstand erfordert die wellenförmige (auch „unipolar“ genannte) Verlaufsform eine medikamentöse Prophylaxe durch Antidepressiva in Kombination mit Psychotherapie. Wenn bereits zwei oder mehr depressive Episoden aufgetreten sind, soll eine mehrjährige Behandlung mit Antidepressiva erfolgen, selbst wenn der Patient bald wieder symptomfrei ist. Wird eine abgelaufene Episode nicht erfasst, weil beispielsweise eine ausführliche Anamnese des Patienten nicht möglich war, würde eine notwendige langjährige und eventuell lebensrettende Prophylaxe unterbleiben. Die Anamneseerhebung zum Erfassen des Längsschnittes einer Störung ist generell entscheidend; als besonders wichtig wird dies bei wellenförmigen und rezidivierenden Formen erachtet.

Abbildung 2 zeigt den möglichen Verlauf einer *rezidivierenden (unipolaren) depressiven Störung*.

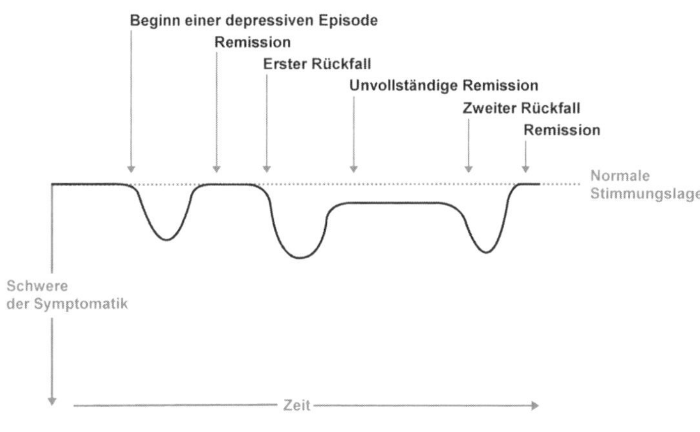

Abb. 2: Möglicher Verlauf einer rezidivierenden (unipolaren) depressiven Störung

Differenzialdiagnose der depressiven Episode und der rezidivierenden depressiven Störung

- Bipolare affektive Störung
- Schizoaffektive Störung
- Anpassungsstörung
- Andere psychische Störungen

Bipolare affektive Störung

Hier kommt es zu einander abwechselnden Episoden von Depression und Manie. Die Diagnose ist auch dann zu stellen, wenn zu irgendeinem früheren Zeitpunkt eine hypomanische oder manische Episode vorlag. Während einer depressiven Episode erinnern sich viele PatientInnen nicht an eine frühere manische Phase oder messen dieser keinen Krankheitswert bei. Daher sind neben einer genauen Anamnese die Angaben von Familienmitgliedern oder Freunden des Patienten von entscheidender Bedeutung. Beim Auftreten einer *depressiven Episode* oder *rezidivierenden depressiven Störung* muss immer auch an eventuelle *hypomanische* oder *manische Episoden* gedacht werden.

Schizoaffektive Störung

Eine *schwere depressive Episode mit psychotischen Symptomen* (F32.3, F33.3) kann auch von einem erfahrenen Diagnostiker nicht leicht von einer *schizoaffektiven Störung* (F25) abgegrenzt werden. Selbst in den beiden großen Klassifikationssystemen (DSM IV und ICD-10) bestehen unterschiedliche Kriterien: Nach DSM IV können auch sogenannte „stimmungsinkongruente psychotische Merkmale" wie etwa Verfolgungswahn, Gedankeneingebung oder Kontrollwahn einer *schweren depressiven Episode* subsumiert werden, während diese Merkmale nach ICD-10 bereits auf eine *schizoaffektive Störung* (F25) verweisen. Da sich die internationale Fachwelt offenbar nicht darüber einig ist, ob die sogenannten „psychotischen Depressionen" eher zu den affektiven oder zu den schizoaffektiven Störungen gehören oder gar eine eigene Gruppe darstellen, sollte man selbst als Psychiater mit der Zuordnung sehr vorsichtig umgehen und sich auf das jeweilige Diagnosesystem beziehen. Auf alle Fälle handelt es sich um Störungen, die als schwerwiegend einzustufen sind und die ganze Palette der psychiatrischen Therapie (Pharmakotherapie, Spitalsbetreuung etc.) erfordern.

Anpassungsstörung

Auch wenn eine *depressive Episode* oft nach einem belastenden Ereignis oder einem anderen psychischen Trauma auftritt, ist sie von der *Anpassungsstörung* (F43.2) abzugrenzen: Hier liegt aufgrund eines belastenden Ereignisses und wiederkehrender Gedanken daran eine leichte depressive Symptomatik vor, die Kriterien einer *depressiven Episode* dürfen jedoch nicht erfüllt sein. Für die Diagnose einer *depressiven Episode* oder *rezidivierenden depressiven Störung* ist es unerheblich, ob solche Belastungen stattgefunden haben.

Andere psychische Störungen
Depressionen im Rahmen einer *organischen Psychose* (F0), einer *Schizophrenie* (F20) und eines *Substanzmittelabusus* (F1) sind auszuschließen. Ebenso sollten eine *Persönlichkeitsstörung* (F6) und eine *Dysthymia* (F34.1) in Erwägung gezogen werden.

Allgemeine Hinweise

Eine Depression ist nicht leicht zu erkennen, da die Symptomatik vielgestaltig ist und die Betroffenen ihre Beschwerden nicht immer mit einer psychischen Störung in Verbindung bringen. Unabhängig davon, mit welchen Beschwerden und Problemen sich PatientInnen in eine Psychotherapie begeben, sollte auch eine zurückliegende *depressive Episode* in Betracht gezogen werden. Daher ist es notwendig, die Kriterien der *depressiven Störung* (F32, F33) gut zu kennen und gezielt nach den entsprechenden Symptomen zu fragen (Exploration). PatientInnen mit Depressionen bilden die größte Gruppe jener, die psychiatrische und zunehmend auch psychotherapeutische Hilfe suchen. Die gute Zusammenarbeit von ÄrztInnen und PsychotherapeutInnen gilt als entscheidend für den Therapieerfolg, da die Kombination von Medikamenten (Antidepressiva, die über einen längeren Zeitraum als Rückfallprophylaxe genommen werden sollen) und einer psychotherapeutischen Behandlung nicht nur bei schweren depressiven Episoden der jeweiligen Einzelbehandlung überlegen ist. Depressionen sind sehr gut therapierbar, unbehandelt können sie jedoch einen chronischen oder rezidivierenden Verlauf mit der Gefahr eines Suizids nehmen.

Im Umgang mit depressiven Menschen und in der therapeutischen Arbeit sollen Klagen, Pessimismus und Jammern als vorübergehende Krankheitssymptome und nicht als dauerhafte Persönlichkeitszüge der Patienten aufgefasst werden. Häufig bewerten Betroffene während einer *depressiven Episode* manches, mit dem sie vor Erkrankungsbeginn einverstanden waren, negativ und stehen vielen Dingen ablehnend gegenüber. Daher sollte man den Patienten dazu ermutigen, Entscheidungen, wie beispielsweise hinsichtlich eines Arbeitsplatzwechsels oder einer Partnertrennung, vorerst aufzuschieben und die Lage nach Abklingen der depressiven Symptome neu zu beurteilen. Vorrangig soll in der therapeutischen Arbeit dem Depressiven immer wieder Hoffnung auf Besserung der Beschwerden gemacht werden. Beispielsweise kann dem Patienten gesagt werden, dass die Depression zwar ein schwerer und subjektiv unangenehmer Zustand sei, aber sicher wieder vergehen werde. Hingegen sollen Empfehlungen – wie zu verreisen oder auszugehen – unterlassen werden, da der Betroffene auch bei diesen Tätigkeiten meist keine Freude empfinden kann. Ein wesentliches Merkmal der Depression ist die krankheitsimmanente Freud-, Hoffnungs- und Lustlosigkeit, die den Patienten unfähig macht, das zu empfinden, was üblicherweise als angenehm erlebt wird.

Fallgeschichte

Eine 38-jährige Sekretärin eines größeren Unternehmens hat seit einigen Wochen Schwierigkeiten, den an sie gestellten beruflichen Anforderungen gerecht zu werden, obwohl sie sonst als verlässlich und schnell gilt. Sie glaubt, ihre Arbeit nicht mehr zu schaffen, verspürt einen Widerwillen morgens ins Büro zu fahren, kann sich bei der Computerarbeit nicht konzentrieren und grübelt regelmäßig über eine vor sieben Monaten wiederaufgetretene Epilepsie ihres zehnjährigen Sohnes. Die Patientin ist verheiratet, hat ein zweites Kind im Alter von vier Jahren und arbeitet seit einem Jahr wieder in dem Büro, in dem sie bereits vor ihrer Karenzzeit angestellt war. Der Sohn leidet seit seiner Geburt an Epilepsie, die bisher mit entsprechender medikamentöser Therapie zufriedenstellend behandelt wurde. Vor sieben Monaten kam es plötzlich wieder zu Anfällen, die eine Umstellung in der Medikation erforderlich machten. In der Folge ging die Anfallshäufigkeit deutlich zurück, der Sohn konnte auch seinen Rückstand in der Schule wieder aufholen. Wegen ihrer Sorgen und ihren Konzentrationsstörungen am Arbeitsplatz konsultiert die Patientin zunächst den Betriebsarzt, der auch als psychotherapeutisch interessiert gilt. Dieser diagnostiziert eine Anpassungsstörung mit depressiver Symptomatik *(F43.2) und überweist sie einer niedergelassenen Psychotherapeutin.*

Im psychotherapeutischen Erstgespräch stellt diese neben den belastenden Gedanken an die Epilepsieerkrankung ihres Sohnes und den Konzentrationsstörungen noch zusätzliche Symptome fest: eine depressive Stimmung; eine starke Ermüdbarkeit, die seit zwei Monaten besteht; Schuldgefühle ihrem Sohn gegenüber; Einschlafschwierigkeiten und zeitweise auftretende Unruhezustände. Ihrer beruflichen Tätigkeit kann die Patientin nur mit Mühe nachgehen, was zu einem kurzen Krankenstand führte.

Die Patientin hat demnach Symptome, die einer mittelgradigen depressiven Episode *(F 32.1) entsprechen: Wie in der ICD-10 gefordert sind zwei der ersten drei Symptome einer depressiven Episode vorhanden, zusätzlich liegen noch drei weitere aus der zweiten Gruppe vor. Das Zeitkriterium (mindestens zwei Wochen) ist erfüllt, die Patientin hatte bisher keine ähnlich geartete Symptomatik und ist bei ihrer beruflichen Tätigkeit deutlich beeinträchtigt. Die Diagnose der* mittelgradigen depressiven Episode *charakteri-*

siert die Symptomatik der Patientin am besten. Daher entschließt sich die Psychotherapeutin einen Facharzt für Psychiatrie beizuziehen, der ein schlafförderndes Antidepressivum verordnet. Nach vier Wochen kommt es zu einer Besserung des Zustands der Patientin. Sie setzt die Psychotherapie mit viel Engagement fort, wobei sie ihre Beziehung zu Männern thematisiert. Erstmalig können bisher nicht erfüllte Wünsche ihrem Ehemann gegenüber artikuliert werden, die der Patientin vor Auftreten der depressiven Episode *nicht bewusst waren.*

Der Fall zeigt die Wichtigkeit des Erfassens und Erkennens einer depressiven Störung auf. Die Diagnose des Betriebsarztes *(Anpassungsstörung mit depressiver Symptomatik)* war keine krasse Fehlbeurteilung, schließlich gab es einen eindeutigen Auslöser, nämlich die Epilepsieerkrankung des Sohnes, welche die Patientin schwer belastete. Allerdings waren die Kriterien einer *mittelgradigen depressiven Episode* erfüllt, die in der Diagnosestellung vorrangig berücksichtigt werden sollen, da erst dadurch eine medikamentöse Therapie in Erwägung gezogen und auch durchgeführt wurde, was zu einer raschen Besserung der Beschwerden führte.

4.3 Dysthymia

Diagnosekriterien nach ICD-10, F34.1

- Chronische oder konstant wiederkehrende Depression über einen Zeitraum von mindestens zwei Jahren. Episoden von normaler Stimmung sind selten und dauern nicht länger als einige Wochen. Hypomanische Episoden treten nicht auf.
- Die einzelnen Episoden sind nicht so schwer, dass sie die Kriterien für eine rezidivierende depressive Störung erfüllen.
- Mindestens drei der folgenden Symptome müssen vorliegen: Antriebsverminderung, Schlaflosigkeit, Verlust des Selbstvertrauens oder Gefühl von Unzulänglichkeit, Konzentrationsschwierigkeiten, Neigung zum Weinen, Verlust des Interesses oder der Freude an Sexualität und anderen angenehmen Aktivitäten, Gefühl der Hoffnungslosigkeit und Verzweiflung, erkennbares Unvermögen mit den Routineanforderungen des täglichen Lebens fertig zu werden, Pessimismus im Hinblick auf die Zukunft oder Grübeln über die Vergangenheit, sozialer Rückzug, verminderte Gesprächigkeit.

Obwohl der Begriff „Dysthymia" (gr. *dys…* „krankhaft", *thymos* „Gemüt") bereits im 19. Jahrhundert verwendet wurde, wirkt er in der heutigen Zeit allgemein wenig verständlich. Doch bereits damals wurde er in seiner Bedeutung fast genauso wie heute verwendet und bezeichnete chronische Verstimmungen im Gegensatz zur „Melancholie". Im **DSM III** wurde noch von „dysthymer Störung" oder „neurotischer Depression" gesprochen. In der **ICD-10**, die für die *Dysthymia* ähnliche Diagnosekriterien wie das DSM IV verwendet, wurde der Begriff neu eingeführt und löste die Bezeichnung „neurotische Depression" ab.

Bei der *Dysthymia* handelt es sich um eine chronische leichte Verstimmung, die viele Jahre andauert und meist im jungen Erwachsenenalter beginnt. Diese sehr häufige psychische Störung ist jedoch in ihrer Intensität nicht so schwer ausgeprägt wie eine typische depressive Episode. Die Betroffenen sind ständig müde und gereizt, fühlen sich überfordert und missgelaunt, grübeln und klagen auch über schlechten Schlaf. Meist bringen die PatientInnen ihre Beschwerden gar nicht mit einer Depression in Verbindung, sondern fassen ihre schlechte Laune als zu ihrem Charakter gehörig auf oder haben andere Erklärungsmodelle, wie beispielsweise das Vorhandensein von „Wasseradern" unter ihrem Bett. Als „Double Depression" bezeichnet man eine *Dysthymia*, die in eine *depressive Episode* übergeht.

Der Verlauf einer *Dysthymia* ist in Abbildung 3 dargestellt.

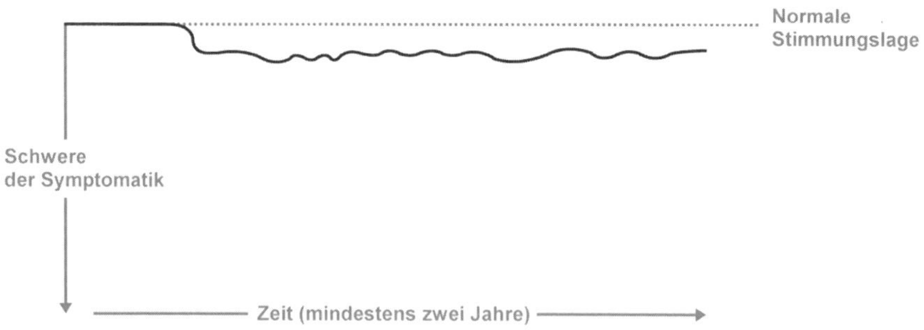

Abb. 3: Verlauf einer Dysthymia

Differenzialdiagnose

- Persönlichkeitsstörungen
- Andere depressive Störungen
- Anpassungsstörung
- Angststörung

Persönlichkeitsstörungen
Die lange Dauer, der oft frühe Beginn im jungen Erwachsenenalter und die Chronizität lassen eine *Persönlichkeitsstörung* vermuten. Vor allem die *ängstliche Persönlichkeitsstörung* (F60.6) und die *vermeidende Persönlichkeitsstörung* (F60.7) sind oft nur schwer abzugrenzen oder treten im Rahmen einer Komorbidität auf.

Andere depressive Störungen
Einzelne *depressive Episoden* (F32) und die *rezidivierende Verlaufsform* (F33) sind unbedingt auszuschließen, da diese diagnostisch höher zu bewerten sind. Ebenso sollte man die *rezidivierende kurze depressive Störung* (F38.10) – im DSM IV auch „recurrent brief depression" – in Betracht ziehen (siehe S. 151).

Anpassungsstörung
Länger andauernde depressive Reaktionen (*Anpassungsstörung*, F43.2) können sich bis zu einem Zeitraum von zwei Jahren erstrecken und weisen meist eine leicht depressive Symptomatik auf. Jedoch muss ein Auslöser vorliegen und die Beschwerden dürfen nicht die Intensität einer *depressiven Störung* oder *Dysthymia* erreichen.

Angststörungen
Wenn sowohl eine ängstliche als auch eine depressive Symptomatik gleichwertig auftreten, muss auch die Diagnose *Angst und depressive Störung, gemischt* (F41.2) in Erwägung gezogen werden.

Allgemeine Hinweise

War zur Zeit der ICD-9 die *Neurotische Depression* noch eine der häufigsten Diagnosen, die in einer psychotherapeutischen Praxis gestellt wurden, so ist dies nun die *Dysthymia*. Im Gegensatz zu ihrem „Vorläufer" sagt sie nichts über psychodynamische Hintergründe aus, sondern beschreibt lediglich die milde, sehr häufig vorkommende depressive Symptomatik, die die PatientInnen häufig dazu veranlasst, eine Psychotherapie zu beginnen.

Darüberhinaus eignet sich diese Diagnose für die Abrechnung mit der Krankenkasse, da einerseits der Begriff „Dysthymia" nicht stigmatisiert, andererseits auf die Notwendigkeit einer längeren psychotherapeutischen Behandlung hingewiesen wird. Gegenwärtige Lehrmeinung ist, dass bei der *Dysthymia* eine medikamentöse Behandlung als ergänzende Maßnahme zu einer Psychotherapie sinnvoll ist.

Fallgeschichte

Ein 25-jähriger Student der Wirtschaftswissenschaften sucht von sich aus eine Psychotherapeutin auf. Er berichtet, seine Hauptbeschwerde sei die Schwierigkeit, mit Frauen Kontakt aufzunehmen. Im Gegensatz zu seinen Freunden habe er bis heute keine länger dauernde Beziehung gehabt; wenn, dann habe es nur flüchtige Bekanntschaften gegeben, die oberflächlich waren und oft nach wenigen Wochen beendet wurden. Gerne hätte er Beziehungen zu hübschen Studienkolleginnen gehabt, welche jedoch bereits „an andere Männer gebunden" gewesen seien. Er habe auch nicht die Kraft und die Lust gehabt intensiv um diese zu werben. In seiner Schulzeit sei er der Erste gewesen, der eine Freundin gehabt habe, damals sei ihm die Kontaktaufnahme mit dem anderen Geschlecht leicht gefallen. Er habe Schultheater gespielt, sei beliebt gewesen und habe auch sportliche Erfolge erzielt. Nach der Matura habe er sich sehr auf das Studium konzentriert, was viel Zeit und Mühe gekostet habe. Das Wirtschaftstudium, zu welchem ihm sein Vater geraten habe, sei wichtig, aber sehr anstrengend für ihn. Abends habe er keine Lust mehr verspürt Sport zu betreiben oder mit Kollegen auszugehen, auch zu anderen Aktivitäten habe er keine Kraft, er fühle sich sehr müde und ausgelaugt. Wie Freunde es schaffen, neben der Absolvierung von Prüfungen auch noch eine Beziehung zu haben, verstehe er nicht.

Die Psychotherapeutin stellt Fragen zur Kindheit und spricht das Verhältnis des Patienten zu seiner Schwester sowie zu seinen Eltern an. Zunächst erhebt sie eine unkomplizierte Kindheit mit schönen Erinnerungen, jedoch zeigt sich eine Problematik hinsichtlich des Vaters, den der Patient als jähzornig und unnahbar beschreibt. Unabhängig davon hat sie sich bereits nach der ersten Sitzung für die richtige Diagnose entschieden, nämlich Dysthymia *(F34.1). Obwohl vom Patienten als Beschwerde und Therapiemotivation „Beziehungsprobleme" angegeben werden, lässt sich doch erheben, dass eine lang andauernde, leichte depressive Verstimmung bereits seit einigen Jahre vorliegt. Die Kriterien einer* depressiven Episode *waren nie erfüllt, der Patient sah sich auch selbst nicht als depressiv, wohl aber als wenig belastbar, antriebslos und sensibel. Die Störung begann früh im Erwachsenenleben und dauerte bereits mehrere Jahre, was ebenfalls zu den Kriterien der* Dysthymia *passt.*

4.4 Bipolare affektive Störung (Manisch-Depressive Krankheit)

Diagnosekriterien einer Hypomanie nach ICD-10, F30.0

- Die Stimmung ist in einem für die Betroffenen deutlich abnormen Ausmaß an mindesten vier aufeinander folgenden Tagen gehoben oder gereizt.
- Die Episode erfüllt nicht die Kriterien einer Manie.
- Mindestens drei der folgenden Merkmale müssen vorhanden sein und die persönliche Lebensführung beeinträchtigen:
  1. Gesteigerte Aktivität oder motorische Ruhelosigkeit
  2. Gesteigerte Gesprächigkeit
  3. Konzentrationsstörungen und Ablenkbarkeit
  4. Vermindertes Schlafbedürfnis
  5. Gesteigerte Libido
  6. Übertriebene Einkäufe oder andere Arten von leichtsinnigem und verantwortungslosem Verhalten
  7. Gesteigerte Geselligkeit oder übermäßige Vertrautheit

Diagnosekriterien einer Manie nach ICD-10, F30.1/F30.2

- Die Stimmung ist gehoben, expansiv oder gereizt und für den Betroffenen deutlich abnorm. Dieser Stimmungswechsel muss mindestens eine Woche anhalten.
- Eine *Manie ohne psychotische Symptome* (F30.1) liegt vor, wenn Halluzinationen oder Wahnideen fehlen.
- Bei der *Manie mit psychotischen Symptomen* (F30.2) treten Halluzinationen oder Wahnideen auf. Diese unterscheiden sich jedoch von den typisch schizophrenen Symptomen: Wahngedanken sind nicht bizarr oder kulturell unangemessen, bei Halluzinationen handelt es sich nicht um Rede in der dritten Person oder kommentierende Stimmen, sondern vielmehr um Größen-, Liebes-, Beziehungs- und Verfolgungswahn.
- Mindestens drei der folgenden Merkmale müssen vorliegen:
  1. Gesteigerte Aktivität oder motorische Ruhelosigkeit
  2. Rededrang und gesteigerte Gesprächigkeit
  3. Ideenflucht und subjektives Gefühl von Gedankenrasen

4. Verlust normaler sozialer Hemmungen, was zu einem den Umständen unangemessenen Verhalten führt
5. Vermindertes Schlafbedürfnis
6. Überhöhte Selbsteinschätzung oder Größenwahn
7. Ablenkbarkeit oder dauernder Wechsel von Aktivitäten oder Plänen
8. Tollkühnes oder leichtsinniges Verhalten, dessen Risiken die Betroffenen nicht erkennen, Lokalrunden ausgeben, törichte Unternehmungen, rücksichtsloses Fahren
9. Gesteigerte Libido oder sexuelle Aktivität

Eine erstmals oder einmalig auftretende hypomanische und manische Episode wird unter F30.0 bzw. F30.1 oder F30.2 kodiert. PatientInnen mit mehreren, ausschließlich manischen Episoden sind allerdings sehr selten. Meistens können auch depressive Episoden festgestellt werden. Dann muss die Störung als *bipolar* (F31) klassifiziert werden. Die Diagnosekriterien für die Hypomanie/Manie sind analog anzuwenden.

Diagnosekriterien einer bipolaren affektiven Störung nach ICD-10, F31

- Einander abwechselnde Episoden mit gehobener Stimmung, vermehrtem Antrieb und Aktivität (Hypomanie und Manie) und Episoden mit Stimmungssenkung, vermindertem Antrieb und Aktivität (Depression).
- Die Besserung zwischen den Episoden ist meist vollständig (Remission).
- Die Symptome der einzelnen Episoden entsprechen denen der depressiven Episode, der Hypomanie und der Manie bzw. zeigen eine gemischte Symptomatik.

Klassifikation bipolare affektive Störung

- Bipolare affektive Störung, gegenwärtig hypomanische Episode (F31.0)
- Bipolare affektive Störung, gegenwärtig manische Episode ohne psychotische Symptome (F31.1)
- Bipolare affektive Störung, gegenwärtig manische Episode mit psychotischen Symptomen (F31.2)

- Bipolare affektive Störung, gegenwärtig leichte oder mittelgradige depressive Episode (F31.3)
- Bipolare affektive Störung, gegenwärtig schwere depressive Episode ohne psychotische Symptome (F31.4)
- Bipolare affektive Störung, gegenwärtig schwere depressive Episode mit psychotischen Symptomen (F31.5)
- Bipolare affektive Störung, gegenwärtig gemischte Episode (F31.6)
- Bipolare affektive Störung, gegenwärtig remittiert (F31.7)

Der Begriff „manisch-depressives Irrsein" geht auf Emil Kraepelin (1896) zurück, der neben dem „manisch-depressiven Krankheitsgeschehen" (MDK) auch alle anderen affektiven Störungen (v. a. Depressionen) umfasste. Erst später wurden von Karl Leonhard die manisch-depressiven von den unipolar-depressiven Verstimmungszuständen unterschieden, was auch heute noch seine Gültigkeit hat. Der noch in der ICD-9 verwendete Begriff „manisch-depressive Psychose" wurde in der ICD-10 durch „bipolare affektive Störung" ersetzt. Trotzdem verwenden viele PsychiaterInnen lieber den ihnen und ihren PatientInnen vertrauten Begriff, der die beiden Hauptsyndrome (Manie und Depression) bereits im Namen hat.

Sowohl manische als auch depressive Episoden folgen häufig auf eine äußere Belastung, die jedoch diagnostisch nicht relevant ist.

Eine **manische Episode** beginnt oft plötzlich und typischerweise bereits im jungen Erwachsenenalter. Das erstmalige Auftreten kann aber in jedem Alter erfolgen. Eine Episode dauert zwischen zwei Wochen und vier bis fünf Monate. Charakteristisch ist die Steigerung des Antriebs mit Ideenflucht und ein schwer einbremsbarer Rededrang (Logorrhoe). Die Stimmung ist meist gehoben, kann jedoch auch in Dysphorie („Zornmanie") umschlagen, vor allem dann, wenn versucht wird, dem Betroffenen seine oft absurden Vorhaben auszureden. Nicht selten kommt es zur völligen Selbstüberschätzung, Distanzlosigkeit und Libidosteigerung. Das Schlafbedürfnis geht deutlich zurück, die PatientInnen fühlen sich bereits zeitig am Morgen ausgeruht und sind voller Tatendrang. Die Manie kann auch als Komplementärbild der Depression aufgefasst werden. Es sind die gleichen Bereiche wie bei einer depressiven Phase betroffen sind (Antrieb, Stimmung, Schlaf etc.), allerdings mit umgekehrten Vorzeichen. Bei einer schweren manischen Phase kann es auch zu psychotischen Symptomen, wie Größenwahn und Halluzinationen, kommen.

Ein schnelles „Kippen" von einem manischen in ein depressives Syndrom und umgekehrt ist möglich, häufiger sind jedoch zwischenzeitliche Phasen der Beschwerdefreiheit (Remission). Gemischte Episoden mit gleichzeitigem Auftreten von manischen und depressiven Phasen sind häufig und erfordern eine spezielle Behandlung (s. *affektiver Mischzustand*, S. 155 f.). Die **depressive Symptomatik** unterscheidet sich nicht von jener der *depressiven Episode* oder der *rezidivierenden depressiven Störung* (siehe S. 129).

Den möglichen Verlauf einer *bipolaren affektiven Störung* illustriert Abbildung 4.

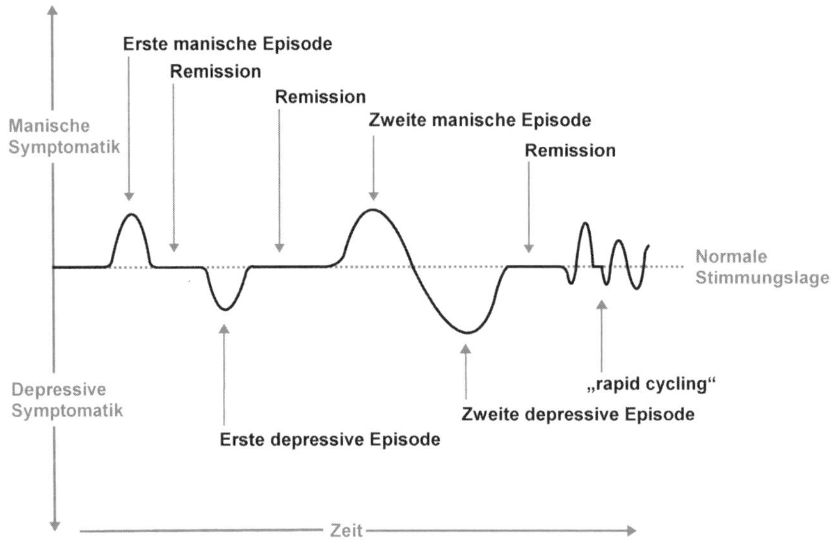

Abb. 4: Möglicher Verlauf einer bipolaren affektiven Störung

Differenzialdiagnose

- Schizoaffektive Störung/Schizophrenie
- Andere psychische Störungen

Schizoaffektive Störung/Schizophrenie

Wie bei der *schweren depressiven Episode mit psychotischen Symptomen* (F32.3) ist selbst für erfahrene Diagnostiker bei einer *Manie mit psychotischen Symptomen* die Differenzialdiagnose hinsichtlich der *schizoaffektiven Störung* (F25) ein Problem. Während einer akuten Phase, die in beiden Fällen mit Wahnideen, Ideenflucht und Erregungszustand einhergehen kann, ist es unmöglich, eine exakte Diagnose zu stellen, wenn die Vorgeschichte (Anamnese) unbekannt ist.

Laut ICD-10 können während einer *Manie mit psychotischen Symptomen* (F30.2) Wahnideen und Halluzinationen auftreten. Die Wahngedanken sind jedoch nicht bizarr wie bei einer typischen schizophrenen Erkrankung. Bei den Halluzinationen handelt es sich nicht um kommentierende Stimmen oder um Rede in der dritten Person. Typisch ist ein der Stimmung entsprechender („synthymer") Wahn, beispielsweise ein Größenwahn. Auch ein nicht der Stimmung entsprechender („parathymer") Wahn ist möglich, wie Beziehungs- oder Verfolgungswahn.

Im DSM IV werden zusätzlich Gedankeneingebung, Gedankenausbreitung und der „Wahn des Gemachten" erwähnt und der „Manie mit stimmungsinkongruenten psychotischen Merkmalen" zugeordnet. Die selbe Symptomatik kann also je nach Diagnosesystem entweder als rein *affektive* (F3) oder *schizoaffektive/schizophrene Störung* (F2) bezeichnet werden.

Andere psychische Störungen

Bei allen Formen der Depression, wie der *depressiven Episode* (F32), der *rezidivierenden depressiven Störung* (F33) oder der *Dysthymia* (F34.1), ist anamnestisch eine hypomanische oder manische Episode auszuschließen, andernfalls erfolgt eine Diagnoseänderung auf *bipolare affektive Störung*. Bei vielen PatientInnen wird eine bipolare Störung jahrelang als „unipolar" (reine Depression) fehldiagnostiziert und in der Folge falsch behandelt, z. B. nur mit einem Antidepressivum.

Bei der *Zyklothymia* (F34.0) oder der *Borderline Persönlichkeitsstörung* (F60.31) können leichte Stimmungsschwankungen auftreten, die differenzialdiagnostisch in Betracht gezogen werden müssen. Ebenso sollte ein Substanzmittelabusus (z. B. Kokain) und eine *organische psychische Störung* ausgeschlossen werden.

Komorbidität ist bei bipolaren Störungen sehr häufig, u. a. bestehen gleichzeitig *Angststörungen* und *Alkoholabhängigkeitssyndrome*.

Allgemeine Hinweise

Wie bei der *depressiven Störung* besteht auch bei der *bipolaren affektiven Störung* nach Abklingen einer akuten Phase eine ausgeprägte Rückfallsneigung. Die hohe Rückfallsrate lässt sich durch konsequente Einnahme von Lithium, Valproinsäure oder Antipsychotika (Phasenprophylaxe) deutlich senken. Eine Psychotherapie ist als Ergänzung sinnvoll, stellt aber keine Alternative zur regelmäßigen Medikamenteneinnahme dar.

Während einer *akuten depressiven* oder *manischen Phase* ist eine konfliktorientierte Psychotherapie selten effizient durchführbar und sollte den mit diesen Störungen vertrauten TherapeutInnen überlassen werden. Die eigentliche Psychotherapie findet zwischen den Phasen statt, wobei hier die Diagnose *bipolare affektive Störung, gegenwärtig remittiert* (F31.7) gestellt werden kann.

Das Erkennen einer bipolaren Störung ist sehr schwierig, da in vielen Fällen die PatientInnen erst in der Phase der Besserung mit normalisierter Stimmungslage gesehen werden und die vorangegangenen Symptome nicht immer berichtet werden. Bis die Diagnose gestellt wird, vergehen oft Jahre. Eine ausführliche Anamnese und eine Längsschnitterhebung der Symptomatik ist für die richtige Klassifizierung notwendig.

Fallgeschichte

Ein 40-jähriger Jurist vereinbart wegen „Neurosen, Zwängen und Depressionen" (eigene Angaben) telefonisch einen Termin bei einem Psychotherapeuten. Im Erstgespräch berichtet er hastig, unzusammenhängend und ideenflüchtig über Mobbing an seinem Arbeitsplatz. Seine Kollegen schätzten seine Arbeit nicht und sein Chef wolle ihn deswegen kündigen. Im Gespräch lässt er sich kaum unterbrechen, betont immer wieder den „Stress in der Firma" und zeigt sich verärgert über seine Mitarbeiter, die seine Ideen offenbar nicht würdigen. Auf die Frage, warum er eine Psychotherapie beginnen möchte, führt er seine Frau an, die ihm dazu geraten habe. Er selbst sehe eigentlich keinen Grund dafür, er höre jedoch von ihr, dass er „zwanghaft" sei und an „Neurosen" leide. Depressive Zustände mit Arbeitsunlust und Müdigkeit habe er früher mehrfach gehabt, einen Arzt habe er deswegen noch nie aufgesucht. Warum man ihm gerade jetzt zu einer Therapie geraten habe, könne er nicht verstehen, schließlich gehe es ihm ja trotz des „Stress" gut und er habe nächtelang an neuen Projekten für die Firma gearbeitet. Die Anamneseerhebung gestaltet sich schwierig, was den Psychotherapeuten veranlasst, auch die Frau des Patienten zu befragen. Diese berichtet über eine Veränderung des psychischen Zustands ihres Mannes, nachdem ein von ihm bei der Firmenleitung eingereichtes Projekt nicht angenommen worden war. Er habe sich danach nächtelang in sein Arbeitszimmer zurückgezogen, habe auch tagsüber ausschließlich über seine Arbeit und die Firma gesprochen und gereizt reagiert, wenn sie beispielsweise häusliche Pflichten einforderte. Sie habe sich gedacht, dass „mit seiner Psyche" etwas nicht stimmt und dann eine Psychotherapie empfohlen. Auf Befragen erinnerte sie sich an eine ähnlich angetriebene Phase vor vielen Jahren, wo der Patient ebenfalls an seinem Arbeitsplatz Schwierigkeiten gehabt habe und danach in einen regelrechten Arbeitsrausch verfallen sei.

Da der Psychotherapeut kein Therapieziel mit dem Patienten vereinbaren kann und die Verdachtsdiagnose einer affektiven Störung in Erwägung zieht, überweist er ihn an eine Fachärztin für Psychiatrie. Diese diagnostiziert eine bipolare affektive Störung, gegenwärtig manische Episode ohne psychotische Symptome *(F31.1), da sich anamnestisch zwei weitere manische und zahlreiche kurze depressive Episoden erheben lassen. Der Patient führte sein Stimmungsschwankungen bisher auf sein Arbeitspensum zurück und reagiert zunächst überrascht auf die Diagnose. Schließlich lässt er sich von der Notwendigkeit einer Phasenprophylaxe überzeugen und sucht nach einiger Zeit, nachdem sich seine Stimmung normalisiert hat, auf Anraten der Ärztin wieder seinen Psychotherapeuten auf.*

Obwohl das Vollbild einer *bipolaren affektiven Störung* oder *Manisch-Depressiven Krankheit* recht eindrucksvoll und auch für Laien nicht zu übersehen ist, vergehen oft viele Jahre, in denen bei Betroffenen entweder gar nichts oder falsch diagnostiziert wird. Auch in diesem Fall hegte die Frau des Patienten erst nach einigen Episoden den Verdacht auf eine psychische Störung und legte ihm eine Psychotherapie nahe. Da in solchen Fällen PsychotherapeutInnen oft als erste Anlaufstelle fungieren, spielen sie in der Primärversorgung und Diagnostik eine wichtige Rolle.

Wichtige Begriffsbestimmungen

- Major Depression
- Recurrent Brief Depression
- Atypische Depression
- Saisonal abhängige Depression
- Larvierte Depression
- Agitierte oder gehemmte Depression
- Wahnhafte Depression
- Bipolar-II-Störung
- „Rapid Cycler“
- Zyklothymia
- Affektiver Mischzustand

Major Depression. Dieser aus dem DSM kommende englische Begriff beschreibt die typische depressive Episode mit ihren charakteristischen Symptomen. Die ICD-10 hat sich am DSM IV orientiert, verwendet aber stattdessen die Begriffe *depressive Episode* (F32) und *rezidivierende depressive Störung* (F33).

Der Begriff „Minor Depression“ wird kaum mehr verwendet und wird in beiden Klassifikationssystemen nicht mehr geführt. Er bezeichnet milde Formen von depressiven Zuständen, die nicht die Schwere der Symptomatik einer depressiven Störung erreichen.

Recurrent Brief Depression. Diese Form beschreibt kurze, meist nur 2–4 Tage anhaltende depressive Zustände, die eine ähnlich schwere Symptomatik wie eine typische *depressive Episode* aufweisen. Die PatientInnen sind die meiste Zeit nicht depressiv, die Episoden treten aber durchschnittlich einmal im Monat auf. Abzugrenzen ist sie vor allem von der *Dysthymia*, die eine chronische, jedoch mildere Verlaufsform hat. Die „Recurrent Brief Depression“ heißt in der ICD-10 *rezidivierende kurze depressive Störung* (F38.1) und wird als eigenständige Depressionsform betrachtet.

Atypische Depression. Darunter verstand man ursprünglich ein depressives Syndrom, das sich in seiner Symptomatik von der *endogenen* und der *neurotischen Depression* unterscheidet. In manchen Lehrbüchern werden diesem Begriff auch die „saisonal abhängige Depression“ oder die *rezidivierende kurze depressive Störung* subsumiert.

Am ehesten versteht man unter „atypischer Depression“ eine Depression, bei der es zu einer Umkehr der typischen vegetativen Symptomatik kommt. Die Betroffenen sind meist jüngere Frauen, zeigen einen gesteigerten Appetit mit deutlicher Gewichtszunahme, ein erhöhtes Schlafbedürfnis (Hypersomnie) und eine Überempfindlichkeit gegenüber Zurückweisungen, die zu deutlichen sozialen und beruflichen Beeinträchtigungen führt. Diese Merkmale werden im DSM IV als Zusatzkriterien für eine depressive Episode beschrieben. In der ICD-10 kann man die „atypische Depression“ in die Rubrik *sonstige depressive Episoden* (F32.8) einordnen.

Saisonal abhängige Depression. Da sich manchmal das Auftreten der depressiven Symptomatik ausschließlich auf die Herbst- und Wintermonate beschränkt, wurde der Begriff „saisonal abhängige Depression“ (SAD) oder auch „Herbst-Winter-Depression“ geprägt. Überschneidungen mit dem Konzept der „atypischen Depression“ sind vorhanden. Ähnlich wie bei dieser stehen eine Hypersomnie und ein gesteigerter Appetit im Vordergrund. Die meist weiblichen PatientInnen zeigen Heißhunger auf Süßigkeiten und Kohlehydrate, was zur Gewichtszunahme führt.

Da man die Abnahme des Tageslichts in den Herbst- und Wintermonaten als Ursache für das Auftreten der depressiven Symptomatik ansieht, wird helles, intensives Licht aus speziell dafür konzipierten „Lichtlampen“ als therapeutisches Agens eingesetzt. Die Störung wird in der ICD-10 nicht gesondert beschrieben, kann aber den *rezidivierenden depressiven Störungen* (F33) zugeordnet werden.

Larvierte Depression. Diese Diagnose wurde vor Einführung der deskriptiven Diagnostik häufig gestellt und für PatientInnen mit einer Vielzahl von körperliche Beschwerden verwendet, bei denen kein somatischer Befund erhoben werden konnte und eine versteckte (lat. *larva* „Maske") Depression vermutet wurde. Damit wurde die Möglichkeit geschaffen, bei PatientInnen mit nicht erklärbaren Symptomen eine Diagnose zu stellen und eine pharmakologische (Antidepressiva) oder psychotherapeutische Behandlung anbieten zu können. Die Beschwerden betreffen den gesamten Körper und sind häufig unspezifisch. Typisch sind Hitzewallungen, diffuses Druckempfinden und Funktionsstörungen des Verdauungstraktes, des Herz-Kreislauf-Systems und des Urogenitalsystems. Die Diagnose „larvierte Depression" soll nur dann gestellt werden, wenn auch ein klinisches depressives Syndrom (Antriebsstörung, depressive Stimmung, Schlafstörungen etc.) erhoben werden kann.

Verläuft die Suche nach somatischen Befunden ergebnislos, darf nicht bedenkenlos eine *Depression* diagnostiziert werden. In der ICD-10 kommt der Begriff nicht mehr vor. Bei PatientInnen mit diffusen Beschwerden diagnostiziert man nun eine *somatoforme Störung* (F45), eine *dissoziative Störung* (F44.4) oder eine *hypochondrische Störung* (F45.2). Bei diesen Störungen wird auch eine depressive Begleitsymptomatik beschrieben. Hingegen sollte bei Vorliegen eines eindeutigen depressiven Syndroms die klinisch bedeutsamere Diagnose *Depression* (F3) gestellt werden.

Agitierte oder **gehemmte Depression.** In der klinischen Beschreibung hat die Beurteilung der Antriebslage wegen der damit verbundenen Gefährdung und Suizidalität eine besondere Bedeutung. Bei der „agitierten Depression" zeigen die Betroffenen Unruhe, ängstliche Getriebenheit, Klagen und Jammern. Hingegen kommt es bei der „gehemmten Depression" zur Reduktion der Motorik, zur Verlangsamung des Ausdrucks und im Extremfall zum Stupor. Die Adjektive „agitiert" und „gehemmt" bezeichnen nur das vorherrschende klinische Erscheinungsbild. Zuzuordnen sind diese Formen der *depressiven Episode* (F32) oder der *rezidivierenden depressiven Störung* (F33).

Wahnhafte Depression. Hier treten neben der schweren depressiven Symptomatik auch psychotische Symptome wie Wahnideen und Halluzinationen auf. Der Wahn bezieht sich meist auf Themen wie Verarmung, Schuld und Versündigung; halluziniert werden häufig anklagende und beschimpfende

Stimmen. In der ICD-10 findet man die wahnhafte oder psychotische Depression unter den affektiven Störungen, entweder als *schwere depressive Episode mit psychotischen Symptomen* (F32.3) oder als *rezidivierende depressive Störung, gegenwärtig schwere depressive Episode mit psychotischen Symptomen* (F33.3). Auf die Problematik der Abgrenzung zu *schizophrenen* und *schizoaffektiven Störungen* (F2) wurde bereits hingewiesen (s. S. 138).

Bipolar-II-Störung. Der Begriff wird im DSM IV für eine rezidivierende affektive Störung verwendet, bei der neben typischen depressiven auch hypomanische Episoden auftreten. Wenn jedoch in der Anamnese eine manische oder gemischte Episode vorliegt, so ist eine klassische *bipolare affektive Störung* („Bipolar-I-Störung" im DSM IV) zu diagnostizieren. Die Diagnose der *Bipolar-II-Störung* ist schwierig, da sich hypomane Phasen klinisch nicht so eindrucksvoll wie typische manische Episoden zeigen und von PatientInnen und Angehörigen selten als solche identifiziert werden. Da die *Bipolar-II-Störung* der häufigste bipolare Phänotyp ist und die Störung oft mit Komplikationen wie Suizidalität und Alkoholabusus einhergeht, kommt der Diagnostik besondere Bedeutung zu. Laut ICD-10 ist die Störung den *sonstigen bipolaren affektiven Störungen* (F31.80) subsumiert.

„Rapid Cycler". Unter „Rapid Cycler" oder „Rapid Cycling Affektive Disorders" versteht man den raschen Wechsel zwischen manischen und depressiven Phasen bei bipolaren Störungen („Kurzzykler"). Die Kriterien einer *bipolaren affektiven Störung* müssen erfüllt sein, mindestens vier Episoden innerhalb eines Jahres sind als Diagnosekriterium gefordert. Dieser Subtyp erfordert eine spezielle Therapieplanung und ist unter *sonstige bipolare affektive Störungen* (F31.81) eingeordnet.

Zyklothymia. Diese wird in der ICD-10 als eigene Diagnose unter den *anhaltenden affektiven Störungen* angeführt (Kode F34.0). Die Symptomatik umfasst eine Stimmungsschwankung mit zahlreichen Perioden leichter Depression und leicht gehobener Stimmung und dauert wie die *Dysthymia* (F34.1) mindestens zwei Jahre. Während dieser Zeit kommt es nicht zu Phasen, die den Schweregrad einer *mittelgradigen* oder *schweren depressiven* oder einer *manischen Episode* erreichen. Gleich wie bei der *Dysthymia* entwickelt sich die Störung im frühen Erwachsenenalter. Das Krankheitsbild ist in der klinischen Praxis selten, da die Betroffenen sich meist an ihre Stimmungsschwankungen gewöhnt haben und nicht in ärztliche oder psychotherapeutische Behandlung kommen. Häufig findet man unter besonders kreativen Menschen, wie beispielsweise Schauspielern oder bildenden Künstlern,

Personen, auf die die Kriterien einer *Zyklothymia* zutreffen. Die Episoden der vermehrten Aktivität werden individuell meist angenehm und fruchtbar erlebt.

Schwierig ist die Abgrenzung zur *Bipolar-II-Störung*, zu *Persönlichkeitsstörungen* (*Borderline Persönlichkeitsstörungen*, F60.3) und zu gesunden Menschen mit geringen affektiven Schwankungen. Bei PatientInnen mit einer *Zyklothymia* findet man in der Verwandtschaft manchmal eine *bipolare affektive Störung* und einige neigen dazu, eine solche in ihrem weiteren Leben zu entwickeln.

Affektiver Mischzustand. Obwohl die typische Form der *bipolaren affektiven Störung* aus einem Wechsel von manischen und depressiven Episoden besteht, treten häufig – vor allem im späten Krankheitsstadium – manische und depressive Symptome gleichzeitig auf. Dies äußert sich beispielsweise bei einem depressiven Patienten in Überaktivität und Rededrang oder bei einem manischen Patienten im Umschlagen einer gehobenen Stimmungslage in eine tief deprimierte. In der ICD-10 findet man die Störung bei den *bipolaren affektiven Störungen* (F31.6). Als Kriterium ist entweder eine Mischung oder ein schneller Wechsel von hypomanischen, manischen und depressiven Symptomen über mindestens zwei Wochen gefordert. Zusätzlich muss mindestens eine affektive Episode anamnestisch nachgewiesen werden. Eine erstmalige gemischte affektive Episode kann unter die *sonstigen affektiven Störungen* (F38.00) gereiht werden.
Die Kriterien in der ICD-10 sind restriktiv, obwohl eine lange europäische Tradition besteht, „Mischbilder“ auch dann zu diagnostizieren, wenn nicht nur das Vollsyndrom besteht. Die klinische Erfahrung zeigt, dass ein Großteil der manischen PatientInnen oft Symptome einer Depression aufweist und vice versa, was nicht exakt den ICD-10-Kriterien für eine *gemischte Episode* entspricht. Die große Gruppe der gemischten Episoden im bipolaren Spektrum erfordert eine spezielle medikamentöse Therapie, hat eine längere Phasendauer, eine klinisch schwere Symptomatik mit erhöhter Suizidalität und eine schlechtere Prognose als die „rein“ affektive Störung.

5 Neurotische, Belastungs- und somatoforme Störungen

F4 Neurotische, Belastungs- und somatoforme Störungen

F40 phobische Störungen
- F40.0 Agoraphobie
  - .00 ohne Panikstörung
  - .01 mit Panikstörung
- F40.1 soziale Phobien
- F40.2 spezifische (isolierte) Phobien
- F40.8 sonstige phobische Störungen
- F40.9 nicht näher bezeichnete phobische Störung

F41 sonstige Angststörungen
- F41.0 Panikstörung (episodisch paroxysmale Angst)
  - .00 mittelgradig
  - .01 schwer
- F41.1 generalisierte Angststörung
- F41.2 Angst und depressive Störung, gemischt
- F41.3 sonstige gemischte Angststörungen
- F41.8 sonstige näher bezeichnete Angststörungen
- F41.9 nicht näher bezeichnete Angststörung

F42 Zwangsstörung
- F42.0 vorwiegend Zwangsgedanken oder Grübelzwang
- F42.1 vorwiegend Zwangshandlungen (Zwangsrituale)
- F42.2 Zwangsgedanken und -handlungen, gemischt
- F42.8 sonstige Zwangsstörungen
- F42.9 nicht näher bezeichnete Zwangsstörung

F43 Reaktionen auf schwere Belastungen und Anpassungsstörungen
- F43.0 akute Belastungsreaktion
  - .00 leicht
  - .01 mittelgradig
  - .02 schwer
- F43.1 posttraumatische Belastungsstörung
- F43.2 Anpassungsstörungen

.20 kurze depressive Reaktion
.21 längere depressive Reaktion
.22 Angst und depressive Reaktion, gemischt
.23 mit vorherrschender Störung anderer Gefühle
.24 mit vorherrschender Störung des Sozialverhaltens
.25 mit gemischter Störung von Gefühlen und Sozialverhalten
.28 mit sonstigen näher bezeichneten vorherrschenden Symptomen
F43.8 sonstige Reaktionen auf schwere Belastung
F43.9 nicht näher bezeichnete Reaktion auf schwere Belastung

F44 dissoziative Störungen (Konversionsstörungen)
F44.0 dissoziative Amnesie
F44.1 dissoziative Fugue
F44.2 dissoziativer Stupor
F44.3 Trance und Besessenheitszustände
F44.4 dissoziative Bewegungsstörungen
F44.5 dissoziative Krampfanfälle
F44.6 dissoziative Sensibilitäts- und Empfindungsstörungen
F44.7 dissoziative Störungen (Konversionsstörungen), gemischt
F44.8 sonstige dissoziative Störungen (Konversionsstörungen)
.80 Ganser-Syndrom
.81 multiple Persönlichkeitsstörung
.82 vorübergehende dissoziative Störungen (Konversionsstörungen) des Kindes- und Jugendalters
.83 sonstige näher bezeichnete dissoziative Störungen (Konversionsstörungen)
F44.9 nicht näher bezeichnete dissoziative Störung (Konversionsstörung)

F45 somatoforme Störungen
F45.0 Somatisierungsstörung
F45.1 undifferenzierte Somatisierungsstörung
F45.2 hypochondrische Störung
F45.3 somatoforme autonome Funktionsstörung
.30 Herz und kardiovaskuläres System
.31 oberer Gastrointestinaltrakt
.32 unterer Gastrointestinaltrakt
.33 respiratorisches System
.34 urogenitales System
.38 sonstige Organe oder Organsysteme
F45.4 anhaltende somatoforme Schmerzstörung
F45.8 sonstige somatoforme Störungen
F45.9 nicht näher bezeichnete somatoforme Störung

F48 sonstige neurotische Störungen
- F48.0 Neurasthenie
- F48.1 Depersonalisations-, Derealisationssyndrom
- F48.8 sonstige näher bezeichnete neurotische Störungen
- F48.9 nicht näher bezeichnete neurotische Störung

Der Abschnitt F4 in der ICD-10 beschreibt einige Formen von Neurosen *(Angst- und Zwangserkrankungen, dissoziative Störung)*, Belastungsstörungen *(akute Belastungsreaktion, posttraumatische Belastungsstörung, Anpassungsstörung)* und somatoforme Störungen *(körperliche Funktionsstörungen psychischen Ursprungs)*. Es werden hier also phänomenologisch und ätiologisch sehr unterschiedliche Störungen zusammengefasst, deren Gemeinsamkeit die mehr oder weniger angenommene psychogene Entstehung oder Ursache ist.

Das Bestreben der Autoren der ICD-10 war es aber, eine theoriefreie Klassifikation („atheoretischer Ansatz") zu schaffen, die sich überwiegend am psychopathologischen Befund und an operationalisierten Kriterien orientiert und psychische Störungen nach Symptomähnlichkeiten einteilt. Die rein deskriptive Einteilung gelang in diesem Abschnitt jedoch nicht zur Gänze, was sich beim Konzept der *Anpassungsstörungen* am deutlichsten zeigt: Hier ist nicht die Psychopathologie, sondern der als ursächlich angesehene Auslöser diagnostisch relevant.

Heterogen sind die Störungen auch in ihrem Schweregrad, sodass man nicht davon sprechen kann, dass sich in diesem Abschnitt nur „leichte" psychische Störungen finden. Beispielsweise ist die sozial beeinträchtigende *Zwangsstörung* (F42) zwischen der *Angststörung* (F40) und der *Anpassungsstörung* (F43) platziert.

Die Begrifflichkeiten und die konzeptionelle Einteilung dieser psychischen Störungen lassen sich historisch auf die traditionellen Klassifikationen der schweizerischen und deutschen Psychiatrie zurückführen. Vorwiegend psychisch verursachte Störungen wurden als **„psychogene Störungen"** bezeichnet und in mehrere Gruppen unterteilt:

„Reaktionen" sind psychische Störungen, die sich an eine Belastung oder ein äußeres Trauma anschließen. Beispielsweise kann eine *akute Belastungsreaktion* (F43.1) unmittelbar nach einer Trennung auftreten. Diese Störungen sind häufig und haben auch in der deskriptiven Diagnostik (DSM IV, ICD-10) ihren fixen Platz. Die **„einfachen Entwicklungen"** heißen nun *Anpassungsstörung* (F43.1) und *posttraumatische Belastungsstörung* (F43.1). Auch hier ist ein ursächlicher Auslöser festzumachen, die Symptomatik tritt jedoch mit einer gewissen Zeitverzögerung auf. Die **„Neurosen“** (neurotischen Entwicklungen) haben ebenso eine psychogene Ursache, werden jedoch als chronische Störungen aufgefasst, die – zumindest aus psychoanalytischer Sicht – ihren Ursprung in der Kindheit haben und/oder auf unbewusste Konflikte zurückzuführen sind. In der ICD-10 findet sich der Begriff „Neurotische Störung“ nur mehr in der Überschrift; die einzelnen Störungen erhielten andere Bezeichnungen, wie zum Beispiel die „Angstneurose“, die nun *Angststörung* genannt wird. Das Neurosenkonzept als Organisationsprinzip wurde aufgegeben, die nach wie vor bestehenden Störungen sind verschiedenen Kapiteln zugeordnet. Die früher als „Neurosen“ bekannten Erkrankungen sind im Kapitel F4 zu finden und heißen nun *generalisierte Angststörung* (F41.1), *soziale Phobie* (F40.1), *Zwangsstörung* (F42) und *dissoziative Störung* (F44). Die „depressive Neurose“ oder „neurotische Depression“ wird hingegen den *affektiven Störungen* (F3) mit dem neuen Namen *Dysthymia* (F34.1) subsumiert (s. S. 141 ff.). Die auch den psychogenen Störungen zugeordneten **„psychosomatischen Störungen“** werden in der ICD-10 *somatoforme Störungen* (F45) genannt. Weitere Gruppen sind die **„Persönlichkeitsstörungen“** (F6 nach ICD-10), die **„Abhängigkeiten“** (F1 nach ICD-10) und die **„sexuellen Perversionen“** (F65 nach ICD-10). Sie werden in den jeweiligen Abschnitten besprochen.

5.1 Angststörungen

Angst stellt in der Regel eine wichtige und lebensnotwendige Reaktion dar. Erst durch die Angstreaktion werden vegetative Abläufe (Blutdruckanstieg, Herzfrequenzbeschleunigung, Schwitzen etc.) aktiviert, die das Individuum entweder auf eine Flucht- oder eine Angriffsreaktion vorbereiten. Wenn Angst als psychopathologisches Symptom, das heißt ohne reale, ursächliche Entsprechung auftritt, spricht man von einer *Angststörung*. Nachdem hier keine Notwendigkeit für Angst besteht, wird diese von den Betroffenen als störend und hemmend erlebt und erzeugt erhebliches Leiden.

In der ICD-9 fand man Störungen mit einer Angstsymptomatik noch unter den Neurosen (Angstneurose, Phobie), in der ICD-10 hingegen wurden sie deutlich erweitert und spezifiziert: Die Angststörungen umfassen nun die *phobischen Störungen* (*Agoraphobie, soziale Phobie, spezifische Phobie*; F40), die *Panikstörung* (F41.0), die *generalisierte Angststörung* (F41.1) und die *Angst und depressive Störung, gemischt* (F41.2).

Diagnosekriterien: typische Angstsymptome (nach ICD-10)

Angst umfasst sowohl psychische als auch körperliche Symptome und wird unterschiedlich wahrgenommen.

- Psychische Symptome:
  1. Das Gefühl, dass Objekte unwirklich sind (Derealisation) oder man selbst weit entfernt oder „nicht hier" ist (Depersonalisation)
  2. Angst vor Kontrollverlust oder verrückt zu werden, Angst zu sterben
  3. Unsicherheit, Schwäche und Schwindel
- Körperliche Symptome:
  1. Herzklopfen, erhöhte Herzfrequenz und Palpitationen
  2. Schweißausbruch, Tremor
  3. Mundtrockenheit
  4. Atembeschwerden und Beklemmungsgefühl
  5. Thoraxschmerzen
  6. Übelkeit (Nausea) und abdominelle Missempfindungen
  7. Hitzewallungen und Kälteschauer
  8. Gefühllosigkeit oder Kribbelgefühl

Es gibt verschiedene Formen von Ängsten:

- Ungerichtete, „frei flottierende" Angst *(Generalisierte Angststörung)*: Eine anhaltende Angst, die nicht auf eine bestimmte Situation beschränkt ist und viele Lebensbereiche betrifft.
- Gerichtete Angst, Furcht „vor etwas" *(Phobie)*: Angst besteht in ungefährlichen Situationen und vor bestimmten Objekten.
- Anfallsartige Angst *(Panikstörung)*: Plötzliche Angstattacke, die vom Betroffenen als inadäquat erlebt wird.

5.1.1 Agoraphobie

Diagnosekriterien nach ICD-10, F40.0

- Der Betroffene hat eine deutliche Furcht oder vermeidet mindestens zwei der folgenden Situationen:
  1. Menschenmengen
  2. Öffentliche Plätze

3. Alleine reisen bzw
4. Reisen mit weiter Entfernung von zu Hause

- In den gefürchteten Situationen müssen **Typische Angstsymptome** (nach ICD-10, s. S. 160) vorhanden sein.
- Die Symptome beschränken sich vornehmlich auf die gefürchteten Situationen.
- Die Betroffenen meiden die Situation und sind dadurch emotional belastet.

Klassifikation

- Agoraphobie ohne Panikstörung (F40.00)
- Agoraphobie mit Panikstörung (F40.01)

Die *Agoraphobie* ist eine häufig auftretende psychische Störung mit einer Lebenszeitprävalenz von 5 %, d. h. 5 % der Bevölkerung leiden im Laufe ihres Lebens an dieser Störung. Frauen sind häufiger betroffen. Unter dem Begriff wurde ursprünglich die „Angst vor offenen Plätzen" verstanden. In beiden Nomenklatursystemen (ICD-10 und DSM IV) wurde die Bedeutung erweitert und umfasst nun auch Angstzustände in Menschenmengen und in Situationen oder an Orten, die als unangenehm oder gefährlich erlebt werden, wie beispielsweise die U-Bahn oder das Theater. In der ICD-10 wird das **Fehlen eines sofort nutzbaren Fluchtweges** als **Schlüsselsymptom** beschrieben. Die Angst tritt überwiegend in diesen Situationen auf, ebenso beim bloßen Gedanken daran. Dadurch entwickeln die Betroffenen eine ausgeprägte Vermeidungshaltung und soziale Rückzugstendenzen.

Differenzialdiagnose

- Andere Angststörungen

Andere Angststörungen
Wenn es in den beschriebenen Situationen zusätzlich zu einer Panikattacke kommt, kann in der ICD-10 die Diagnose *Agoraphobie mit Panikstörung* (F40.01) gestellt werden. Im DSM IV wird der Panikstörung diagnostische Priorität eingeräumt und dieselbe Störung wird als „Panikstörung mit Agoraphobie" bezeichnet. Die isoliert und in unterschiedlichen Situationen auftretende *Panikstörung* (F41.0) stellt jedoch eine eigene Diagnosekategorie

dar. Die *soziale Phobie* (F40.1), die *generalisierte Angststörung* (F41.1) und die *ängstliche Persönlichkeitsstörung* (F60.6) führen ebenso wie die *Agoraphobie* zu einem Vermeidungsverhalten und können als verwandte Störungen mit ähnlichen Symptomen aufgefasst werden.

Allgemeine Hinweise

Viele PatientInnen mit einer *Agoraphobie* erleben nicht oft Angstzustände, da sie häufig gelernt haben die auslösende Situation zu vermeiden. Daher kommt es oft vor, dass Betroffene in der Psychotherapie andere Symptome präsentieren als die für die *Agoraphobie* typischen. Häufig wird über Depressionen, Depersonalisation, Zwangssymptome und soziale Phobien berichtet und **nicht** über Angstzustände in Menschenmengen. Andere Diagnosen sollen aber nur beim Vorherrschen der jeweiligen Symptome im klinischen Gesamtbild gestellt werden. Die *Agoraphobie* gilt als Domäne der Psychotherapie, die medikamentöse Therapie unterscheidet sich nicht von der anderer Angststörungen.

Fallgeschichte

Ein 45-jähriger, verheirateter Bankangestellter sucht einen Kardiologen auf, da er bereits zum wiederholten Mal an unangenehmem Herzklopfen mit Brustschmerzen und Erstickungsanfällen leidet. Während dieser Anfälle kommt es auch zu Schwindel, massiven Vernichtungsgefühlen und Todesangst. Er dachte bisher, die Beschwerden seien Symptome eines Herzinfarkts, da sein Vater im Alter von 62 Jahren daran verstorben sei und er sich noch gut an die Zeit von dessen Krankheit erinnere. In der Vorgeschichte des Patienten finden sich keine körperlichen oder psychischen Erkrankungen. Nach eingehender medizinischer Untersuchung wird er vom Facharzt an eine psychosomatische Ambulanz überwiesen.
Dort erhebt eine Psychotherapeutin, dass die Anfälle zum ersten Mal vor drei Jahren während eines Kinobesuchs auftraten. Der Patient berichtet, dass er angefangen habe zu schwitzen, ein Beklemmungsgefühl verspürt und das Gefühl gehabt habe, den Kinosaal nicht mehr verlassen zu können, da er in der Mitte einer Reihe saß. Auslösend sei die warme Raumtemperatur gewesen, die Filmszene habe er nicht im Gedächtnis behalten. Die Angst habe sich massiv gesteigert und wegen Erstickungsgefühlen und Brustschmerzen habe er noch während der Vorstellung aufstehen und panikartig den Raum verlassen müssen. Er suchte später im Beisein seiner

Frau einen Allgemeinmediziner auf, der zu Nikotin- und Alkoholkarenz riet.
In den folgenden Monaten erlebte der Patient ähnliche Attacken während einer Theatervorstellung, in einer überfüllten U-Bahn und während einer Seilbahnfahrt. Da diese immer mit starken Brustschmerzen einhergingen, vermuteten sowohl der Patient als auch seine Frau, dass eine vielleicht nicht erkannte Herzerkrankung die Ursache der Beschwerden sei, weswegen ausschließlich Ärzte konsultiert wurden. Nach dem dritten Anfall begann der Patient sich vor diesen Attacken zu ängstigen, wollte nur noch von seiner Frau begleitet werden und zog sich in seine Wohnung zurück, da dort bisher keine Anfälle aufgetreten sind. Er lehnte Kinobesuche mit dem Hinweis ab, dass die Luft im Saal schlecht sei und weigerte sich, mit einer Kollegenrunde einen Schiurlaub zu verbringen.
Die Psychotherapeutin diagnostiziert eine Agoraphobie mit Panikstörung *(F40.01), nachdem ihr alle somatischen Befunde der behandelnden Ärzte vorgelegt worden sind. Diese weisen auf keine körperliche Erkrankung hin. Sie schlägt eine Verhaltenstherapie vor und zieht eine Fachärztin für Psychiatrie bei, die eine medikamentöse Behandlung einleitet.*
Da keine körperlichen Ursachen für die Beschwerden gefunden werden können, ist die Diagnose Angststörung *zu stellen. Die plötzlich auftretenden Angstattacken lassen vorerst an eine „reine"* Panikstörung *(F41.0) denken. Die sorgfältige Anamneseerhebung zeigt jedoch, dass die Angstanfälle sich auf spezifische Situationen beschränkten: Sie traten ausschließlich dann auf, wenn der Patient sich in einer größeren Menschenmenge (Kino, Theater oder Seilbahn) aufhielt und ein fluchtartiges Verlassen des Orts nicht möglich schien. Das Fehlen eines Fluchtweges wird in der ICD-10 als eines der Schlüsselsymptome einer Agoraphobie beschrieben. Zusätzlich begann der Patient Situationen zu vermeiden, in denen diese Angstanfälle auftraten, was zu einem verstärkten sozialen Rückzug führte. Die Vermeidung der phobischen Situation wird ebenso als entscheidendes Symptom der Störung betrachtet.*
Hätte der Patient an verschiedenen Orten und in unterschiedlichen Situationen Panikattacken gehabt, wie z. B. zu Hause oder auf der Straße, müsste man eine „reine" Panikstörung *(F41.0) diagnostizieren. Die Panikanfälle unterscheiden sich klinisch nicht. Bei PatientInnen mit* Agoraphobie *treten diese allerdings nur in Situationen auf, in denen sich der Patient unter vielen Menschen befindet und ein sofort nutzbarer Fluchtweg fehlt.*

5.1.2 Soziale Phobie

Diagnosekriterien nach ICD-10, F40.1

- Der Betroffene fürchtet sich deutlich davor, im Zentrum der Aufmerksamkeit zu stehen oder sich peinlich oder erniedrigend zu verhalten.
- Solche Situationen werden gemieden und als übertrieben und unvernünftig erlebt.
- Die **typischen Angstsymptome** (nach ICD-10, s. S. 160) treten in Situationen mit Sozialkontakten auf, wie Essen, Sprechen oder Begegnungen mit Bekannten in der Öffentlichkeit, Teilnahme an Gruppenaktivitäten, wie beispielsweise Partys oder Konferenzen. Zusätzlich ist mindestens eines der folgenden Symptome vorhanden:
  1. Erröten oder Zittern
  2. Angst vor Erbrechen
  3. Miktions- oder Defäkationsdrang bzw. Angst davor
- Die Symptome beschränken sich nur auf die gefürchteten Situationen oder auf Gedanken an diese.

Die *soziale Phobie* ist eine häufige und oft nicht erkannte psychische Störung. Heinz Katschnig (1998) sprach treffend von der „verborgenen Krankheit" und zeigte damit das Unvermögen der Betroffenen, adäquate Hilfe zu suchen, da diese sich an die chronische Störung gewöhnt haben oder ihre „Schüchternheit" als Charaktereigenschaft ansehen. Die beide Geschlechter gleichermaßen betreffende Störung beginnt meist in der Jugend und kann als Folge eines gestörten Entwicklungsprozesses mit der Ausbildung eines niedrigen Selbstwertgefühls aufgefasst werden.

Die PatientInnen meiden soziale Situationen, in denen sie sich von anderen Menschen beobachtet, beurteilt und kritisiert fühlen. Die Teilnahme an Gruppenveranstaltungen (Partys, Konferenzen etc.) ist für Betroffene eine Qual und wird wegen fehlendem Selbstvertrauen gemieden. Typischerweise berichten die PatientInnen von Ängsten bereits in der Schule, als sie an die Tafel gerufen wurden oder beim Treffen mit Gleichaltrigen. Neben dem Meiden von Blickkontakten kommt es zu Beschwerden wie Erröten, Händezittern, Übelkeit und Harndrang, wobei die Scham und Furcht davor die Symptomatik wiederum verstärkt. In schweren Fällen können Panikattacken und soziale Rückzugstendenzen mit Behinderung auftreten.

Differenzialdiagnose

- „Normale" Schüchternheit
- Persönlichkeitsstörungen
- Andere Angststörungen
- Dysthymia/Depressive Störung

„Normale" Schüchternheit
Die *soziale Phobie* ist zu unterscheiden von „normaler" Angst, die auch gesunde Menschen vor Prüfungen, beim Sprechen in der Öffentlichkeit oder beim Treffen mit fremden Menschen haben. Ein gewisses Angstniveau kann hilfreich sein, um auf bevorstehende Begegnungen (z. B. mit Personen des anderen Geschlechts) vorbereitet zu sein. Die Grenze zur *sozialen Phobie* ist fließend, von einer Störung spricht man erst dann, wenn soziale Situationen völlig gemieden werden und der Betroffene erheblich unter seinem Vermeidungsverhalten leidet.

Persönlichkeitsstörungen
Die *ängstliche (vermeidende) Persönlichkeitsstörung* (F60.6) hat ähnliche Kriterien wie die *soziale Phobie*: U. a. fühlen sich die PatientInnen sozial unbeholfen und unattraktiv, haben ein andauerndes Gefühl der Besorgtheit und eine Abneigung gegenüber persönlichen Kontakten. Eine Abgrenzung ist nicht möglich und die Entscheidung für eine der beiden Diagnosen obliegt dem Geschmack des Diagnostikers.

Andere Persönlichkeitsstörungen, wie z. B. die *abhängige Persönlichkeitsstörung* (F60.7) oder die *zwanghafte Persönlichkeitsstörung* (F60.5), gehen auch mit sozialen Ängsten einher und sind differenzialdiagnostisch zu berücksichtigen.

Andere Angststörungen
Auch die Unterscheidung von anderen Angststörungen, wie der *Agoraphobie* (F40.0) und der *generalisierten Angststörung* (F41.1), ist schwierig und in Einzelfällen oft nicht möglich. Einerseits besteht häufig eine Komorbidität, andererseits können sich Angstsymptome im Langzeitverlauf einer Störung ändern. Beim Hinzukommen einer *Panikstörung* (F41.0) ist die Doppeldiagnose sinnvoll.

Dysthymia/Depressive Störung
Das gleichzeitige Auftreten (Komorbidität) mit einer leichten depressiven Verstimmung, wie sie bei der *Dysthymia* (F34.1) auftritt, ist häufig. Prinzipiell ist beim Vorliegen eines depressiven Syndroms die Diagnose *Depression* (F32, F33) vorzuziehen.

Allgemeine Hinweise

Da PatientInnen mit einer *sozialen Phobie* nicht selten auch an depressiven Symptomen leiden und die Symptomatik den Kriterien einer Persönlichkeitsstörung entspricht, fällt die Diagnosestellung nicht leicht. Für die Behandlung ist es nicht entscheidend, ob der Patient eine Diagnose aus dem Bereich der *Angststörungen* oder der *Persönlichkeitsstörungen* erhält, jedoch sollte auf keinen Fall eine *depressive Störung* (F3) übersehen werden.

Die Therapie der *sozialen Phobie* richtet sich nach dem Schweregrad: Bei leichteren Formen stehen psychotherapeutische Maßnahmen ganz im Vordergrund. Antidepressiva werden als adjuvante Therapie bei schwereren generalisierten Formen mit deutlicher Behinderung eingesetzt.

5.1.3 Spezifische (isolierte) Phobie

Diagnosekriterien nach ICD-10, F40.2

- Der Betroffene hat deutliche Furcht **vor** einem bestimmten Objekt oder einer bestimmten Situation.
- Es kommt zu einer deutlichen Vermeidung solcher Objekte und Situationen.
- Häufig auftretende phobische Objekte und Situationen sind Tiere (Mäuse, Vögel, Schlangen, Insekten), Donner, Flüge, kleine geschlossene Räume, Dunkelheit, Brücken, der Anblick von Blut oder Verletzungen, Injektionen, Zahnarzt- und Krankenhausbesuchen.
- Die **Typischen Angstsymptome** (nach ICD-10, s. S. 160) treten nur in den gefürchteten Situationen auf. Die Störung ist emotional belastend und wird vom Patienten selbst als übertrieben und unvernünftig erlebt.

Spezifische Phobien entstehen überwiegend in der frühen Kindheit und sind als überschießende Angstreaktion auf eine bereits vergangene Situation anzusehen. Die phobischen Objekte oder Situationen (beispielsweise eine Schlange oder eine Blutabnahme) lösen auch bei gesunden Menschen Unbehagen oder gar Ekel hervor. Bei PatientInnen mit *spezifischen Phobien* hingegen kommt es bei Konfrontation zu typischen körperlichen und psychischen Angstsymptomen und in der Folge zu erheblichen Leidenszuständen und sozialen Beeinträchtigungen. Das Ausmaß der Behinderung hängt von der Möglichkeit des Betroffenen ab, phobische Situationen zu vermeiden.

Die häufigsten Phobien sind:

- Zoophobie (Tierphobie): Hunde, Mäuse, Vögel, Schlangen, Spinnen und Insekten.
- Klaustrophobie (Angst vor engen und geschlossenen Räumen): Auftreten beispielsweise im Aufzug, Tunnel, Bergwerk etc.
- Aviophobie (Flugangst): 30 % der Bevölkerung sind zeitweise betroffen.
- Trypanphobie (Angst bei Anblick von Blut und Injektionen): Häufig kommt es zu einer vagovasalen Ohnmacht durch Abfall von Puls (Bradykardie) und Blutdruck.

Differenzialdiagnose

- „Normale“ und realistische Ängste
- Andere Angsterkrankungen
- Hypochondrische Störung

„Normale“ und realistische Ängste

Die Unterscheidung zwischen alltäglichen Ängsten (auch Phobien) und der *spezifischen Phobie* besteht darin, dass diese zu bedeutenden Beeinträchtigungen und Leiden führt.

Andere Angsterkrankungen

Auch die *Agoraphobie* (F40.0) und die *soziale Phobie* (F40.1) sind phobische Störungen, die Angstsymptome hervorrufen. Aufgrund der oft unvermeidlichen sozialen Beeinträchtigungen und der psychiatrischen Symptome werden sie jedoch von der *spezifischen Phobie* abgegrenzt.

Hypochondrische Störung

Die Furcht vor Krankheiten (Krebs, Geschlechtskrankheit, Herzkrankheit) wird in der ICD-10 bei den *hypochondrischen Störungen* (F45.2) eingeordnet, außer sie bezieht sich auf eine spezielle Situation, bei der die Krankheit durch Ansteckung erworben wurde.

Allgemeine Hinweise

Wer kennt nicht Personen, die beim Anblick einer Spinne gellende Schreie ausstoßen oder bei Blutabnahmen beim Arzt in Ohnmacht fallen? Phobische Symptome sind so häufig, dass man die Störung nur dann diagnostiziert, wenn der Betroffene durch die Symptomatik erheblich belastet ist. Nicht das

Vorkommen von Phobien in der Anamnese rechtfertigt die Diagnose, sondern ausschließlich das dadurch hervorgerufene Leiden oder die Beeinträchtigung. In der Psychotherapie ist diese Diagnose nur dann zu stellen, wenn sich der Patient wegen der Beschwerden in Behandlung begibt.

Fallgeschichte

Eine 32-jährige Verkäuferin sucht auf Drängen ihres Mannes eine Verhaltenstherapeutin auf. Eine bevorstehende Übersiedlung nach New York bereite ihr große Sorgen, da sie seit Jahren an Flugangst leide. Dieses Problem habe sie bisher ihrem Mann gegenüber, den sie erst vor kurzem geheiratet hat, aus Schamgefühl nicht erwähnt. Nun stehe ein langer Überseeflug bevor, dem sie mit großer Angst entgegensehe. Erstmalig aufgetreten sei die Symptomatik vor zehn Jahren, als sie in den Ferien mit ihrer Schwester auf eine griechische Insel flog. Während des Nachtfluges habe sich unerwartet und plötzlich eine Angst mit Zittern, Schweißausbruch und massiver Unruhe entwickelt, die für sie „schrecklich" und „peinlich" gewesen sei. Beim Rückflug zwei Wochen später sei es zu ähnlichen Zuständen gekommen. Anschließend habe sie beschlossen, nur noch Urlaubsziele auszuwählen, die mit dem Auto oder der Bahn erreichbar sind. Sie habe aber ihre Flugangst gegenüber niemandem, außer ihrer Schwester, erwähnt. Als ihr Mann mit der „freudigen" Überraschung kam, war sie zunächst beunruhigt, suchte aber bald eine Aussprache mit ihm, was dazu führte, dass sie eine Therapie in Erwägung zog. Die Diagnose einer spezifischen Phobie *war zu jenem Zeitpunkt gerechtfertigt, als die Patientin gezwungen war, nach Amerika zu übersiedeln. Solange sie ohne Flugzeug erreichbare Urlaubsziele auswählte, ergaben sich auch keine Beeinträchtigungen oder erheblichen Leidenszustände.*

5.1.4 Panikstörung

Diagnosekriterien nach ICD-10, F41.0

- Der Betroffene hat wiederholt nicht vorhersehbare Panikattacken, die sich nicht auf eine spezifische Situation oder ein spezifisches Objekt beziehen.
- Die Störung ist nicht mit besonderer Anstrengung, gefährlichen oder lebensbedrohlichen Situationen verbunden und ist nicht Folge einer anderen psychischen Störung oder körperlichen Erkrankung.

- Die einzelne Episode der Panikattacke ist begleitet von intensiver Angst, beginnt abrupt, erreicht innerhalb weniger Minuten ihren Höhepunkt und dauert zumindest einige Minuten.
- Mindestens vier der nachfolgenden Symptome müssen vorliegen, darüberhinaus eines der Symptome eins bis vier:
  1. Herzklopfen, erhöhte Herzfrequenz oder Palpitationen
  2. Schweißausbrüche
  3. Tremor (Zittern)
  4. Mundtrockenheit
  5. Atembeschwerden
  6. Beklemmungsgefühl
  7. Thoraxschmerzen
  8. Nausea (Übelkeit) oder abdominelle Missempfindungen
  9. Gefühl von Schwindel, Unsicherheit, Schwäche oder Benommenheit
  10. Derealisation (das Gefühl, die Objekte seien unwirklich) und Depersonalisation (das Gefühl, man selbst sei weit entfernt oder „nicht wirklich hier“)
  11. Angst vor Kontrollverlust, verrückt zu werden oder „auszuflippen“
  12. Angst zu sterben

Die Störung wurde früher auch als „Herzneurose“ oder „Herzangstsyndrom“ beschrieben, da die körperliche Symptomatik manchmal ganz im Vordergrund des Beschwerdebildes steht. In der ICD-9 wurde die *Panikstörung* noch nicht beschrieben und als eine Form der „Angstneurose“ angesehen.
Einzelne Panikattacken sind sehr häufig, wiederholte Anfälle (als *Panikstörung* bezeichnet) treten mit einer Lebenszeitprävalenz von 3 %.

Typisch an der *Panikstörung* sind die heftigen, wiederkehrenden, schweren Angstattacken, die meist abrupt beginnen und von Herzklopfen, Brustschmerzen, Erstickungsgefühlen und Schwindel begleitet werden. In der Folge wird oft ein Notarzt gerufen oder die Betroffenen suchen ein Krankenhaus auf. Die Symptomatik variiert jedoch von Fall zu Fall und zeigt sich manchmal eher mit körperlichen Beschwerden, die an einen Herzinfarkt oder Asthmaanfall denken lassen, oder aber mit psychischen Symptomen, mit der Angst die Kontrolle zu verlieren und in schweren Fällen mit Vernichtungsgefühlen und Todesangst. Typisch ist auch das Gefühl der Derealisation und Depersonalisation, was dazu führt, dass manche PatientInnen glauben „verrückt“ zu sein oder eine „psychiatrische“ (psychotische) Krankheit zu haben. Die einzelnen Anfälle dauern meist nur wenige Minuten (durchschnittlich 20 Minuten) und klingen danach wieder langsam ab. Die Attacken werden in der Regel als sehr belastend erlebt und verursachen einen starken Leidensdruck. Nicht selten berichten PatientInnen, dass sie „so etwas nie wieder erleben wollen". Nach wiederholten Anfällen mit einer anschließenden körperlichen Untersuchung kommt es nicht selten zu einer „Angst vor der Angst", die dazu führt, dass sich die PatientInnen zurückziehen und ihren Aktionsradius deutlich einschränken.

Differenzialdiagnose

- Somatische Krankheiten
- Andere Angststörungen
- Depressive Störungen
- Somatoforme Störungen

Somatische Krankheiten

Beim erstmaligen Auftreten einer Attacke muss eine entsprechende Untersuchung erfolgen, um eine körperliche Ursache auszuschließen. Neben dem Herzinfarkt können dabei eine koronare Herzkrankheit, eine Schilddrüsenüberfunktion (Hyperthyreose), eine Blutzuckerentgleisung (v. a. Hypoglykämie), eine Epilepsie und ein Substanzmittelmissbrauch (Drogen, Alkohol) als mögliche Ursachen infrage kommen.

Andere Angststörungen

Häufig kommt es auch im Rahmen von Phobien zu Panikattacken, vor allem bei der *Agoraphobie*. Dann erfolgt die Diagnose *Agoraphobie mit Panikstörung* (F40.01).

Depressive Störungen

Nicht selten leiden PatientInnen mit einer Panikstörung zusätzlich an einer Depression (Komorbidität). Die *depressive Störung* (F32, F33) hat aber gegenüber der *Panikstörung* dia-gnostische Priorität und soll als Hauptdiagnose gestellt werden.

Somatoforme Störungen

Wenn körperliche Beschwerden (z. B. Herzklopfen) ohne Panikanfall im Vordergrund stehen, soll eine *somatoforme Störung* diagnostiziert werden. Auch bei der *somatoformen autonomen Funktionsstörung des kardiovaskulären Systems* (F45.30) klagen die PatientInnen vorwiegend über Herzbeschwerden, ohne dass ein organischer Befund vorliegt. Im Falle der übertrieben und hartnäckig geäußerten Befürchtung, an einer Herzerkrankung zu leiden, kann auch eine *hypochondrische Störung* (F45.2) in Betracht gezogen werden.

Allgemeine Hinweise

Die sehr häufig vorkommende *Panikstörung* wird oft nicht erkannt. Das ist bedauerlich, weil es relativ klare und wirksame Behandlungsansätze gibt. Die Störung spricht besser auf eine medikamentöse Therapie (Antidepressiva) an als eine *Phobie* oder die *generalisierte Angststörung*. Neben ausführlicher Aufklärung über die Krankheit und der Behandlung mit Psychopharmaka bieten sich eine Reihe von wirksamen psychotherapeutischen Behandlungsmethoden an. Bewährt haben sich kognitiv-verhaltenstherapeutische Methoden, körperorientierte Verfahren (Atemtraining) und längerfristig gesehen auch psychodynamische Therapien, da für *Panikstörungen* ursächlich u. a. unbewusste Trennungsängste angenommen werden.

Fallgeschichte

siehe Fallgeschichte „Agoraphobie“, S. 162

5.1.5 Generalisierte Angststörung

Diagnosekriterien nach ICD-10, F41.1

- Der Betroffene leidet unter einer generalisierten und anhaltenden Angst, die sich nicht auf eine bestimmte Situation in der Umgebung richtet („frei flottierend“).
- Die Störung besteht mindestens sechs Monate mit vorherrschender Anspannung, Besorgnis und Furcht in Bezug auf alltägliche Ereignisse und Probleme.
- Die Angstsymptome sind unterschiedlich: Nervosität, Zittern, Muskelspannung, Schwitzen, Herzklopfen, Benommenheit, Oberbauchbeschwerden, Mundtrockenheit, Übelkeit, anhaltende Reizbarkeit und Einschlafstörungen.

Das Charakteristikum der *generalisierten Angststörung* sind übertriebene Befürchtungen und Ängste, die einen großen Teil des Alltagslebens beherrschen. Die Betroffenen machen sich ständig Sorgen, beispielsweise über ihren Gesundheitszustand, über das Wohlergehen ihrer Kinder, über ihre Zukunft etc. Die Diagnose ist dann zu stellen, wenn der Patient über einen Zeitraum von mindestens sechs Monaten (chronische Störung) die meiste

Zeit unter einer unbestimmten Furcht mit den typischen Angstsymptomen leidet. Die Ängste und Sorgen führen zu einer deutlichen Einschränkung der Lebensqualität und zu sozialer Beeinträchtigung. Die *generalisierte Angststörung* tritt häufiger bei Frauen auf und hängt mit langandauernden Belastungen zusammen.

Differenzialdiagnose

- Andere Angststörungen
- Persönlichkeitsstörungen

Andere Angststörungen
Die *soziale Phobie* (F40.1) geht auch mit übertriebenen Befürchtungen einher, die Furcht beschränkt sich aber auf soziale Situationen.

Die *Panikstörung* (F41.0) zeigt bei der Aufzählung der körperlichen Symptome (Schwitzen, Zittern etc.) eine Überschneidung mit der *generalisierten Angststörung*. Die Differenzialdiagnose sollte aber nicht schwer fallen, da der zeitliche Verlauf verschieden ist: Die *Panikstörung* ist charakterisiert durch das nur wenige Minuten dauernde Auftreten der Angstsymptome, während die *generalisierte Angststörung* eine chronische Erkrankung ist, die alle Lebensbereiche betrifft.

Persönlichkeitsstörungen
Die diagnostischen Kriterien der *ängstlichen Persönlichkeitsstörung* (F60.6) unterscheiden sich kaum von jenen der *generalisierten Angststörung*, da beide als chronische Störungen beschrieben sind und viele Lebensbereiche betreffen. Die Unterscheidung ist mehr von akademischem als von praktischem Interesse.

Allgemeine Hinweise

Die Überschneidungen mit dem Konzept der *ängstlichen Persönlichkeitsstörung* und der *sozialen Phobie* wurden bereits erwähnt. Die Differenzierung hat in der klinischen Diagnostik kaum Relevanz.

Die in der psychotherapeutischen Praxis recht häufigen PatientInnen mit chronischen Angststörungen erleben sich selbst oft als nicht ängstlich, sondern führen als Problembereich „Stress" aufgrund vieler Sorgen an, z. B. Überlastungen durch Kinder oder Probleme am Arbeitsplatz. Ein typischer Fall ist die überfürsorgliche Mutter, die sich ständig um ihr Kind sorgt und nicht merkt, dass erst durch ihr „überprotektives“ Verhalten Schwierigkeiten in ihrem Leben entstehen.

In der Behandlung haben sich hauptsächlich psychotherapeutische Verfahren bewährt, Medikamente sollen nur dann verabreicht werden, wenn zusätzlich eine depressive Symptomatik vorliegt.

5.1.6 Angst und depressive Störung, gemischt

Diagnosekriterien nach ICD-10, F41.2

- Der Betroffene zeigt gleichzeitig sowohl depressive als auch Angstsymptome.
- Die Kriterien einer depressiven Episode oder einer Angststörung sind **nicht** erfüllt.
- Vegetative Symptome wie Herzklopfen, Tremor, Mundtrockenheit, Magenbeschwerden etc. treten vorübergehend auf.

Diese Diagnosekategorie wurde – erstmals in der ICD-10 – eingeführt, um die häufigen Störungen zu beschreiben, die weder der *leichten depressiven Episode* (F32.0) noch einer *Angststörung* sicher zuzuordnen sind. Die Autoren der ICD-10 waren sich der mangelnden Reliabilität bewusst, die Einführung hat sich trotzdem bewährt.

Differenzialdiagnose

Depressive und die übrigen *Angststörungen* sind auszuschließen. Wenn dennoch die Kriterien beider Störungen erfüllt sind, ist eine Doppeldiagnose zu stellen (Komorbidität). Eine *Dysthymia* (F34.1) kommt ebenso in Betracht wie die *ängstliche Persönlichkeitsstörung* (F60.6).

5.2 Zwangsstörung

Diagnosekriterien nach ICD-10, F42

- Über einen Zeitraum von mindestens zwei Wochen kommen Zwangsgedanken und/oder Zwangshandlungen vor.
- Der Betroffene leidet unter diesen Zwangsgedanken und -handlungen und ist in seiner sozialen und individuellen Leistungsfähigkeit eingeschränkt.
- Die Zwangsgedanken (Ideen oder Vorstellungen) und -handlungen zeigen folgende Merkmale:
  1. Sie wiederholen sich dauernd und werden als unangenehm, übertrieben und unsinnig erkannt. Ebenso werden sie als die eigenen und nicht als von außen eingegeben angesehen.
  2. Die Betroffenen versuchen meist erfolglos Widerstand zu leisten, bei schon lange bestehenden Zwangsgedanken und -handlungen kann dieser allerdings gering sein.
  3. Das Vorhandensein eines Zwangsgedankens oder die Ausführung einer Zwangshandlung ist nicht angenehm und schafft nur vorübergehende Erleichterung.

Klassifikation

- Zwangsstörung mit vorwiegend Zwangsgedanken oder Grübelzwang (F42.0)
- Zwangsstörung mit vorwiegend Zwangshandlungen (F42.1)
- Zwangsgedanken und -handlungen, gemischt (F42.2)
- Sonstige Zwangsstörung (F42.8)

Die **Zwangsstörung** ist eine häufig auftretende psychiatrische Störung (Lebenszeitprävalenz von 2,5 %). Sie beginnt oft bereits im Jugendalter und verläuft schleichend. Männer und Frauen sind gleichermaßen betroffen. Es vergehen oft Jahre, bis die PatientInnen eine entsprechende Therapie erhalten. Umso wichtiger ist die Kenntnis der Symptomatik dieser sozial massiv beeinträchtigenden Störung.

Zwanghaftigkeit ist ein bei vielen Menschen vorhandener Charakterzug und oft von Nutzen, da er zu Ordnung und Struktur führt. Von einer *Zwangsstörung*, die früher auch „Zwangsneurose“ (ICD-9) genannt wurde, spricht man erst dann, wenn das Leben der Erkrankten durch die Symptomatik stark beeinträchtigt ist. Im Gegensatz zu schizophrenen Symptomen sind sich die PatientInnen ihrer Störung bewusst und versuchen oft vergeblich gegen die Symptome anzukämpfen. Die Attribute „zwanghaft" und „impulshaft" werden unterschieden: Letzteres trifft beispielsweise beim Sexualverhalten oder der Pyromanie zu und dient mehr dem Lustgewinn als der Reduktion von Angst. Die *Zwangsstörung* äußert sich in Zwangsgedanken und Zwangshandlungen, meist sind jedoch beide vorhanden.

Zwangsgedanken sind inhaltlich sehr unterschiedlich und zeigen sich als zwanghafte Ideen, bildhafte Vorstellungen oder Zwangsimpulse. Die PatientInnen können beispielsweise unter obszönen oder blasphemischen Gedanken leiden, was eine extreme Belastung darstellt, da die Inhalte dem vorherrschenden Wertesystem oft völlig widersprechen und als verwerflich empfunden werden. Typische Beispiele sind der tief religiös erzogene Mensch mit Gedanken der Gotteslästerung oder die Mutter, die von der Furcht gequält wird, ihr Kind selbst mit dem Messer zu erstechen. Diese „ich-fremden" Vorstellungen und Gedanken drängen sich regelrecht auf, vor allem dann, wenn versucht wird, dagegen anzukämpfen.
Zwangshandlungen entstehen oft aus dem Bedürfnis nach Ordnung, Symmetrie und Genauigkeit. Rituell ausgeführte Handlungen sind manchmal mit einer besonderen Langsamkeit und Unentschlossenheit verbunden. Der Patient kann unter Umständen viele Stunden damit verbringen, sich zu waschen, zu essen oder sich anzuziehen.

Meist kommt es zu einer **Kombination** aus Zwangsgedanken und Zwangshandlungen. Weit verbreitet ist der Zwangsgedanke, mit Schmutz oder Bakterien verseucht zu sein, was zu einer entsprechenden Zwangshandlung, nämlich zum „Waschzwang", führt. Durch das manchmal stundenlange Waschen kann es zum Auftreten von Hautekzemen kommen. Auch der für Angehörige besonders belastende „Kontrollzwang" ist weit verbreitet. Die Person überprüft mehrmals hintereinander, ob die Haustür abgesperrt, der Herd abgestellt ist etc. Die Kontrollhandlung bewirkt aber keine Entspannung, sondern führt zu weiteren Wiederholungen.

Differenzialdiagnose

- Angststörungen
- Zwanghafte Persönlichkeitsstörung
- Hypochondrische Störung
- Depression
- Schizophrenie/Wahnhafte Störung

Angststörungen
Auch bei der *generalisierten Angststörung* (F41.1) wiederholen sich häufig stereotyp Sorgen über Lebensumstände. Die Symptomatik ist aber nicht so stark ausgeprägt wie bei der *Zwangsstörung*.

Zwanghafte Persönlichkeitsstörung
Bei der *anankastischen (zwanghaften) Persönlichkeitsstörung* (F60.5) beschäftigt sich der Betroffene ebenfalls mit Details, Regeln, Listen und Ordnung, allerdings sind die Symptome milder und die sozialen Aktivitäten sind in geringerem Maße beeinträchtigt.

Hypochondrische Störung
Das ständige Sichbeschäftigen mit vermeintlichen Krankheiten kann stereotyp erfolgen und „zwanghafte Züge" annehmen. Die *hypochondrische Störung* (F45.2) hat jedoch andere diagnostische Kriterien und kann so von der *Zwangsstörung* abgegrenzt werden.

Depression
Bei *schweren depressiven Episoden* (F32, F33) kommt es auch zu zwanghaftem Grübeln und Befürchtungen, was aber auf die jeweilige Episode beschränkt bleibt. Die Komorbidität mit depressiven Störungen ist hoch.

Schizophrenie/Wahnhafte Störung
Zwangssymptome sind bei der *Schizophrenie* (F20.0) keine Seltenheit, die Zwangsstörung kann jedoch von dieser durch fehlende schizophrene Symptome (Wahn, Halluzinationen etc.) klar unterschieden werden.

Allgemeine Hinweise

Wenn die PatientInnen verstärkt Befürchtungen äußern, sich im Gespräch mehrfach rückversichern müssen und übertrieben pedantisch erscheinen, sollte eine *Zwangsstörung* diagnostisch in Erwägung gezogen werden.

Obwohl sich PatientInnen mit einer *Zwangsstörung* bereitwillig in Therapie begeben, ist die Prognose nicht die beste und der Verlauf oft chronisch. Manche Zwangsgedanken, vor allem wenn sie mit Verschmutzung zu tun haben, entwickeln mit der Zeit eine fast wahnhafte Dynamik: Die Krankheit hat dann mehr den Charakter einer *wahnhaften Störung* (F22) als den einer Neurose. Auch der Schweregrad der *Zwangsstörung*, der durch Symptome wie sozialer Rückzug, Behinderungen und Invalidität sehr hoch ist, lässt diese eher zu den schweren psychiatrischen Störungen zählen. Dies ist insofern erwähnenswert, als die „Zwangsneurose" früher als Domäne der Psychotherapie (Psychoanalyse) galt. Mittelschwere und schwere Verlaufsformen sprechen am ehesten auf eine Kombination von Psychotherapie (u. a. Verhaltenstherapie) und Psychopharmaka (höherdosierte serotonerge Antidepressiva) an.

5.3 Reaktionen auf schwere Belastungen und Anpassungsstörungen

5.3.1 Akute Belastungsreaktion

Diagnosekriterien nach ICD-10, F43.0

- Der Betroffene ist einer außergewöhnlichen psychischen oder physischen Belastung wie einem traumatischen Ereignis (Naturkatastrophe, Unfall, Krieg, Verbrechen, Vergewaltigung etc.) oder einer ungewöhnlichen bedrohlichen Veränderung der sozialen Stellung und/oder des Beziehungsnetzes (Scheidung, Verluste, Todesfälle etc.) ausgesetzt.
- Die Symptomatik beginnt unmittelbar nach dem Ereignis und klingt spätestens 48 Stunden nach Wegfall der Belastung ab. Im Allgemeinen sind die Symptome nach drei Tagen völlig verschwunden.
- Folgende Symptome treten auf:
  1. Angstsymptome (bei leichten Formen)
  2. Sozialer Rückzug, Einengung der Aufmerksamkeit, Desorientierung, Ärger oder verbale Aggression, Verzweiflung oder Hoffnungslosigkeit, unangemessene oder sinnlose Überaktivität, außergewöhnliche Trauer (bei mittelgradigen und schweren Formen gemeinsam mit Angstsymptomen)

Diese früher auch den psychogenen Reaktionen (ICD-9) zugeordnete Störung ist auch in der ICD-10 angeführt, obwohl – wie bereits erläutert – ein rein deskriptiver und atheoretischer Ansatz verfolgt wurde. Die *akute Belastungsstörung* stellt in der ICD-10 gemeinsam mit der *posttraumatischen Belastungsstörung* (F43.1) und der *Anpassungsstörung* (F43.2) eine Ausnahme dar, da nicht so sehr die Symptomatik (pychopathologischer Befund), sondern mehr der ursächliche Faktor für die Diagnoseerstellung relevant ist. Auch viele andere psychischen Störungen treten nach schweren psychosozialen Belastungen und Lebensereignissen auf, bei den psychogenen Reaktionen besteht aber ein direkter kausaler Zusammenhang zwischen der Belastung und der Symptomatik.

Traumatische Erlebnisse wie Katastrophen, Unfälle, Verbrechen oder Vergewaltigung und plötzliche bedrohliche Lebensveränderungen wie Trennungen, Todesfälle oder eine Kündigung stellen typische auslösende Belastungen dar. Die Betroffenen reagieren darauf unmittelbar mit Angstsymptomen, einem Gefühl der „Betäubung", Bewusstseinseinengung, Desorientierung und der Unfähigkeit Reize zu verarbeiten. Anschließend können ein Rückzugsverhalten bezüglich der auslösenden Situation, eine Fluchtreaktion (z. B. Fahrerflucht), ein Unruhezustand mit Überaktivität (Suizidgefahr bei disponierten Personen) und eine panische Angstreaktion hinzukommen. Die Urteilsfähigkeit kann eingeschränkt sein. Innerhalb der ersten zwei Tage bildet sich die Symptomatik zurück und ist nach einem weiteren Tag, also nach insgesamt drei Tagen, abgeklungen.

Differenzialdiagnose

- Anpassungsstörung/posttraumatische Belastungsstörung
- Panikstörung
- Akute vorübergehende psychotische Störung
- Andere psychische Störungen

Anpassungsstörung/posttraumatische Belastungsstörung
Die *Anpassungsstörung* (F43.2) beginnt innerhalb eines Monats und kann im Einzelfall bis zu zwei Jahre andauern. Die ebenso länger andauernde *posttraumatische Belastungsstörung* (F41.1) ist eine verzögerte Reaktion auf extrem belastende Ereignisse, die für den Betroffenen eine außergewöhnliche Bedrohung bedeuten.

Panikstörung
Bei der *Panikstörung* (F41.0) lässt sich kein belastender Auslöser finden. Hier ist das unvermutete Auftreten von Angstattacken charakteristisch.
Akute vorübergehende psychotische Störung
Eine äußere Belastung kann einer *akuten psychotischen Störung* (F23) manchmal vorangehen. Die Symptomatik ist jedoch schwer, zeigt u. a. Halluzinationen, Wahnsymptome und emotionale Aufgewühltheit und ist dadurch von der *akuten Belastungsreaktion* abgrenzbar.

Andere psychische Störungen
Das Vorliegen eines Belastungsfaktors allein rechtfertigt **nicht** die Diagnose einer *akuten Belastungsstörung*. PatientInnen, die an einer psychischen Störung, wie z. B. an einer *Depression*, leiden, stellen auslösende Faktoren

(„life-events") häufig in den Vordergrund ihrer Ausführungen, indem sie beispielsweise einen Ehestreit als Ursache für ihre Beschwerden angeben. Wenn die Kriterien einer anderen psychischen Störung erfüllt sind, so ist auch die entsprechende Diagnose zu stellen, unabhängig davon, ob ein belastender Auslöser vorliegt oder nicht (Ausnahme: *Persönlichkeitsstörungen*).

Allgemeine Hinweise

In der Mehrzahl der Fälle wird die Diagnose *akute Belastungsreaktion* für bislang psychisch gesunde Personen verwendet. Der sympathische Begriff „akute Belastungsreaktion" kann zum falschen Gebrauch verführen. Die Gefahr liegt darin, dass auslösenden Faktoren eine zu große Bedeutung beigemessen und die zugrundeliegende Störung, wie beispielsweise eine *affektive Störung* oder eine *Borderline Persönlichkeitsstörung*, übersehen wird.

Die Diagnose *akute Belastungsstörung* soll bei einer geplanten längerfristigen Psychotherapie der Krankenkasse gegenüber nicht als Hauptdiagnose verwendet werden, da per definitionem die Symptomatik spätestens nach drei Tagen abgeklungen sein soll. Leidet der Patient über einen längeren Zeitraum unter einer Belastung, einem Trauma, einer Trennung oder ähnlichem, ist die Diagnose *Anpassungsstörung* (F43.2) möglicherweise passender.

5.3.2 Anpassungsstörung

Diagnosekriterien nach ICD-10, F43.2

- Der Betroffene ist einer psychosozialen Belastung ausgesetzt (schwere körperliche Krankheit, Trauerfall, Trennung etc.). Die Belastung ist **nicht** von katastrophalem Ausmaß wie bei der *posttraumatischen Belastungsstörung*. Die Symptomatik steht in zeitlichem Zusammenhang mit dem Ereignis und beginnt innerhalb eines Monats. Sie dauert meist nicht länger als sechs Monate, im Einzelfall bis zu zwei Jahre.
- Die Symptomatik ist ähnlich jener bei *affektiven Störungen*, der *Angststörung* und/oder der *somatoformen Störung*. Die Kriterien jeder einzelnen dieser Störungen werden aber nicht erfüllt. Der Betroffene leidet, ist emotional beeinträchtigt und in seiner sozialen Funktion und Leistung eingeschränkt.
- Die Symptome können bezüglich Art und Schweregrad variieren.

Klassifikation

- Kurze depressive Reaktion (F43.20; vorübergehender, leichter depressiver Zustand, der nicht länger als einen Monat andauert)
- Längere depressive Reaktion (F43.21; leichter depressiver Zustand, der einen Zeitraum von zwei Jahren nicht überschreitet und eine Reaktion auf eine länger anhaltende Belastung ist)
- Angst und depressive Reaktion gemischt (F43.22; Angst und leichte depressive Symptome sind vorhanden)
- Mit vorwiegender Beeinträchtigung von anderen Gefühlen (F43.23; der Betroffene verspürt Angst, Depression, Besorgnis, Anspannung und Ärger)
- Mit vorwiegender Störung des Sozialverhaltens (F43.24; die Störung betrifft das Sozialverhalten, z. B. aggressives oder unsoziales Verhalten als Trauerreaktion bei Jugendlichen)
- Mit gemischter Störung von Gefühlen und Sozialverhalten (F43.25)

Anpassungsstörungen sind zeitlich begrenzte reaktive (erlebnisbezogene) Störungen, die nicht den Schweregrad etwa einer *depressiven Episode*, einer *posttraumatischen Belastungsstörung* oder einer *Schizophrenie* aufweisen. Wie bei der *akuten Belastungsreaktion* ist die Störung mit einem auslösenden („ätiologischen“) Ereignis verbunden und nimmt daher eine Sonderstellung im atheoretischen, deskriptiven Konzept der ICD-10 ein.

Für die Diagnosestellung ist ein genaues Abwägen von auslösenden Faktoren erforderlich. Das Auftreten von psychischen Symptomen nach Lebensveränderungen ist häufig und die Unterscheidung von „entscheidenden“ Lebensveränderungen und „normalen“ Belastungen ist in der Praxis nicht leicht. Außerdem ist die individuelle Belastbarkeit oder Verwundbarkeit zu berücksichtigen, die sich aus einer Vielzahl von Faktoren wie Coping-Strategien, sozialem Umfeld, Alter, körperlichem Zustand und Persönlichkeit des Patienten zusammensetzt.

Die psychosozialen Belastungen („Stressoren“) können Einzelereignisse wie Trennung, Tod eines Angehörigen, Verlust von Bezugspersonen, plötzliche Arbeitslosigkeit, schulischer und akademischer Misserfolg, Verhaftung, Unfall, Erleben einer Naturkatastrophe oder Krankheit sein. Auch das Vorhandensein von dauerhaften Stressoren wie Armut, chronische Krankheiten und chronische Familienkonflikte können zu einer Anpassungsstörung führen.

Die Symptome müssen in zeitlichen Zusammenhang mit den Belastungen stehen und treten nicht im Rahmen einer anderen psychischen Störung (z. B. depressive Störung) auf. Charakteristisch sind emotionale Symptome wie

Hoffnungslosigkeit, Traurigkeit, Reizbarkeit, Ärger, Wut, Aggressionen, Ängste und starke Stimmungsschwankungen. Auch das vorübergehende Auftreten von Schlafstörungen und Appetitverlust ist typisch. Häufig sind Verhaltensänderungen mit Vermeidungsverhalten, vermehrtem Alkohol- oder Nikotinkonsum und – insbesondere bei jungen PatientInnen – Neigung zu Gewalt und unsozialem Verhalten. Neben autoaggressiven Tendenzen (Selbstverletzungen) kommt es nicht selten zu Suizidversuchen und vollendeten Suiziden.

Die Schwere der Störung variiert ebenso wie die Dauer, was die Beurteilung der Prognose und des Verlaufes erschwert.

Differenzialdiagnose

- Depressive Störungen
- Akute Belastungsreaktion/posttraumatische Belastungsstörung
- Andere psychische Störungen

Depressive Störungen

Die Abgrenzung zu den *depressiven Störungen* (F32, F33) und zur *Dysthymia* (F34.1) ist nicht leicht, aber von klinischer Bedeutung. Bei Vorliegen der Diagnosekriterien einer *depressiven Episode* ist die richtige Diagnose *depressive (affektive) Störung* (F3), auch wenn ein belastender Auslöser erhoben werden kann.

Akute Belastungsreaktion/posttraumatische Belastungsstörung

Die *akute Belastungsreaktion* (F43.0) ist eine heftige psychische Reaktion auf schwere Belastungen, die Symptome sind aber auf die Dauer von drei Tagen beschränkt. Hingegen können die Kennzeichen der *Anpassungsstörung* in Dauer und Intensität denen der *posttraumatischen Belastungsstörung* (F43.1) ähneln. Bei dieser sind jedoch die belastenden und auslösenden Faktoren massiver und für fast alle Menschen traumatisierend.

Andere psychische Störungen

Angststörungen (F40, F41), *somatoforme Störungen* (F45), *dissoziative Störungen* (F44) und *Persönlichkeitsstörungen* (F6) müssen in Betracht gezogen werden. Insbesondere die Abgrenzung zur *Borderline Persönlichkeitsstörung* (F60.3) kann schwierig sein, da diese PatientInnen emotional sehr intensiv auf äußere Ereignisse wie Trennungen, Verluste und Kränkungen reagieren und die Beschwerden selbst auf diese zurückführen.

Allgemeine Hinweise

Das Auftreten von psychischen Symptomen nach einschneidenden Ereignissen ist ein häufiges Phänomen und für Betroffene verständlich und nachvollziehbar. Die Diagnose *Anpassungsstörung* ist daher sowohl bei TherapeutInnen als auch bei PatientInnen „beliebt“, da sie das Bedürfnis beider Gruppen erfüllt, nicht unbedingt eine schwere psychische Störung postulieren zu müssen. Das kann einerseits zum Vorteil der PatientInnen sein, da die häufigen, vorübergehenden und leichten psychischen Störungen einen akzeptierten und nicht stigmatisierenden Ausdruck haben, andererseits besteht dadurch die Gefahr, bei unzureichender Information über Vorerkrankungen eine höherwertige und anders zu behandelnde Störung (beispielsweise eine *depressive Störung*) zu übersehen.

Trotz des limitierten Verlaufs ist die *Anpassungsstörung* in ihrer Intensität eine ernst zu nehmende psychische Störung, die durch die hohe Suizidgefahr auch einen letalen Ausgang nehmen kann.

Will man die Diagnose für PatientInnen oder KlientInnen verwenden, die eine längere Psychotherapie beanspruchen, so ist zu berücksichtigen, dass die Dauer der Symptomatik durchschnittlich bei sechs Monaten und nur in Einzelfällen bei bis zu zwei Jahren liegt.

Fallgeschichte

Eine psychisch bisher unauffällige 40-jährige Bankangestellte kommt auf Anraten ihrer 18-jährigen Tochter in eine Krisenberatungsstelle. Die gepflegte und äußerlich nicht auffallende Frau berichtet über die zwei Wochen zurückliegende Trennung von ihrem Lebensgefährten. Sie habe ihn, einen Arbeitskollegen, zehn Jahre nach ihrer Scheidung kennen gelernt und sei fünf Jahre mit ihm liiert gewesen. Vor einem Jahr sei er in ihre Wohnung übersiedelt, was ihr zunächst Sorgen bereitet habe, da ihre Tochter dies ablehnte. Umso glücklicher sei sie gewesen, als die Beiden sich dennoch anfreundeten und sie zu dritt eine schöne Zeit verbrachten. Vor zwei Wochen habe sie erfahren, dass er ein Verhältnis mit einer Freundin von ihr, mit der sie gemeinsam auf Urlaub waren, angefangen hatte. Anfangs habe er die Beziehung abgestritten, es habe sich jedoch nicht mehr verheimlichen lassen und er habe gestanden, dass er sich in ihre Freundin verliebt habe. Auch beabsichtige er, aus der gemeinsamen Wohnung wieder auszuziehen. Dies habe sie wie ein „Keulenschlag“ getroffen, sie sei „völlig ausgeflippt“, habe einen ganzen Tag geweint und der Tochter gegenüber auch Suizidäußerungen getätigt. In der Nacht könne sie nur mit Tabletten durchschlafen, sei tagsüber

gereizt und könne sich nicht mehr konzentrieren. Die Suizidäußerungen haben die Tochter sehr beunruhigt und dazu bewogen, die Krisenberatungsstelle zu kontaktieren, welche die Mutter schließlich auch aufsuchte.
Die Diagnose Anpassungsstörung *charakterisiert die Symptomatik der Patientin am besten: Es gab eine eindeutige psychosoziale Belastung (Verhältnis ihres Lebensgefährten mit ihrer Freundin), die Symptomatik begann unmittelbar nach dem Ereignis und dauerte bereits zwei Wochen an. Die Symptomatik war von Reizbarkeit, Schlafproblemen und Konzentrationsstörungen geprägt und die Patientin sprach auch von Suizid. Obwohl das klinische Bild sich sehr heterogen präsentiert, sind die Diagnosekriterien einer* depressiven Episode *nicht erfüllt.*

5.3.3 Posttraumatische Belastungsstörung

Diagnosekriterien nach ICD-10, F43.1

- Der Betroffene war einem Ereignis oder Geschehen von außergewöhnlicher Bedrohung oder katastrophalem Ausmaß ausgesetzt, was bei nahezu jedem Menschen eine tiefgreifende Verzweiflung auslösen würde. Dazu gehören Naturereignisse oder von Menschen verursachte Katastrophen sowie Kampfhandlungen und schwere Unfälle, aber auch Zeuge eines Mordes oder selbst Opfer von Folterung, Terrorismus, Vergewaltigung oder anderer Verbrechen zu sein.
- Es entsteht eine verzögerte (protrahierte) Reaktion innerhalb von sechs Monaten nach dem Belastungsereignis oder nach Ende einer Belastungsperiode.
- Folgende Symptome treten auf:
  1. Anhaltende Erinnerungen oder Wiedererleben der Belastung durch „Nachhallerinnerungen“ (Flash-backs) oder in Träumen
  2. Umstände, die der Belastung ähneln oder mit ihr in Zusammenhang stehen, werden gemieden
  3. Teilweise oder vollständige Unfähigkeit, sich an einige wichtige Aspekte der Belastung zu erinnern
  4. Das Gefühl betäubt zu sein, emotionale Stumpfheit, Gleichgültigkeit gegenüber anderen Menschen
  5. Ein- und Durchschlafstörungen
  6. Reizbarkeit, Hypervigilanz, Schreckhaftigkeit und Wutausbrüche
  7. Konzentrationsschwierigkeiten

Das Charakteristische bei der *posttraumatischen Belastungsstörung* ist das Vorhandensein eines schweren traumatischen Ereignisses, für das kein Mensch Erfahrungswerte besitzt. Wie bei der *Anpassungsstörung* und der *akuten Belastungsreaktion* ist der Auslöser (das Ereignis) für die Diagnostik wichtiger als die Psychopathologie, was sonst in der ICD-10 die Regel darstellt. Das Ereignis ist mit der Bedrohung des eigenen Lebens oder dem anderer verbunden, wie beispielsweise Zeuge eines Mordes zu sein. Weitere Situationen, die bei fast jedem Verzweiflung und eine „Schockreaktion“ auslösen würden, sind Naturereignisse oder von Menschen verursachte Katastrophen, Kampfhandlungen oder schwere Unfälle sowie Opfer von Folterung, Terrorismus, Vergewaltigung oder anderen Verbrechen gewesen zu sein.

Die psychische Symptomatik kann bei unterschiedlichen Traumata ähnlich beobachtet werden. Oft vergehen Wochen bis Monate, allerdings selten mehr als sechs Monate, bis die eigentlichen Symptome auftreten. Diese sind gekennzeichnet vom wiederholten Erleben des Traumas in sich aufdrängenden „Nachhallerinnerungen“ (Flash-backs) und in Albträumen. Der Betroffene fühlt sich wie betäubt, ist emotional gleichgültig gegenüber anderen Menschen, vermeidet Aktivität und zieht sich sozial zurück. Hinzu kommt das Vermeiden von Situationen, die Erinnerungen an das Trauma wachrufen könnten. Neben typischen Angstsymptomen zeigen sich Schreckhaftigkeit, vegetative Übererregbarkeit mit Vigilanzsteigerung und Schlaflosigkeit.

In der Folge kommt es nicht selten zu Substanzmittelabusus (Alkohol, Drogen) und suizidalem Verhalten. Der Verlauf ist unterschiedlich, manchmal auch chronisch, wobei in den meisten Fällen eine Remission zu erwarten ist.

Differenzialdiagnose

- Akute Belastungsstörung/Anpassungsstörung
- Andauernde Persönlichkeitsänderung nach Extrembelastung
- Borderline Persönlichkeitsstörung
- Andere psychische Störungen

Akute Belastungsstörung/Anpassungsstörung
Die Symptome der *akuten Belastungsstörung* (F43.0) dauern nicht länger als drei Tage und diese ist daher leicht abzugrenzen. Schwierigkeiten macht die Unterscheidung von der *Anpassungsstörung* (F43.2), da in beiden Fällen die Krankheitszeichen länger auftreten. Das Schlüsselkriterium der *posttraumatischen Belastungsstörung* ist hier das Vorliegen eines traumatischen Ereignisses von außergewöhnlicher Bedrohung.

Andauernde Persönlichkeitsänderung nach Extrembelastung

Bei PatientInnen mit einer *posttraumatischen Belastungsstörung* kann die Störung einen chronischen Verlauf nehmen und in eine *andauernde Persönlichkeitsstörung* (F62.0) übergehen. Bei dieser kommt es zu einer nachhaltigen Persönlichkeitsveränderung, die mit Gefühlen des Misstrauens, der Leere, der Hoffnungslosigkeit und Entfremdung einhergeht. Bei Überlebenden des Holocaust sollte – weil das traumatische Ereignis so lange zurückliegt – im Falle einer länger andauernden psychischen Symptomatik die Diagnose der *Persönlichkeitsstörung nach Extrembelastung* gestellt werden.

Borderline Persönlichkeitsstörung

In Krisen entwickeln PatientInnen mit *Borderline Persönlichkeitsstörung* (F60.3) nicht selten eine verzerrte Wahrnehmung mit präpsychotischen Symptomen. Konflikte mit Bezugspersonen werden oft als „traumatisch" erlebt und auch dementsprechend berichtet. Die Diagnose der *posttraumatischen Belastungsstörung* ist jedoch nur bei massiven und erwiesenen Bedrohungen und Traumata zu stellen.

Andere psychische Störungen

Wenn nach Bedrohungen und Katastrophen Symptome einer *depressiven Episode* (F32, F33) auftreten, sollten diese als zweite Störung (Komorbidität) diagnostiziert werden.

Allgemeine Hinweise

Die zahlreichen wissenschaftlichen Arbeiten der letzten Jahre über die *posttraumatische Belastungsstörung* haben gezeigt, dass ein Großteil der Traumaopfer ähnliche und daher vorhersehbare Symptome entwickelt. Im Wissen um das Auftreten von protrahierten Symptomen kann bereits unmittelbar nach einem extrem belastenden Ereignis eine gezielte Aufklärung hilfreich sein. Wenn beispielsweise der Traumatisierte bereits auf Albträume, Flash-backs etc. vorbereitet ist, sind diese leichter zu ertragen. Neben solch einem psychoedukativen Ansatz haben sich auch viele andere erfolgreich angewendete Therapieverfahren etabliert. Die Unruhen in der Welt, mit Kriegen, Vertreibung und Immigration, werden ein Ansteigen der Diagnose *posttraumatische Belastungsstörung* bewirken, was als große Herausforderung für PsychotherapeutInnen betrachtet werden kann. Wie bei der *akuten Belastungsreaktion* und der *Anpassungsstörung* besteht auch hier die Gefahr, dass die Diagnose zu leichtfertig gestellt wird, da die TherapeutInnen – oft aus Rücksicht auf ihre PatientInnen – das Bedürfnis haben, eine

Diagnose zu wählen, die nicht mit dem Stigma einer psychiatrischen Erkrankung besetzt ist.

5.4 Dissoziative Störungen (Konversionsstörungen)

Diagnosekriterien nach ICD-10, F44

- Der Betroffene hat einen teilweisen oder völligen Verlust der normalen Integration von Erinnerungen an die Vergangenheit *(dissoziative Amnesie)*, des Identitätsbewusstseins (*dissoziative Identitätsstörung* oder *multiple Persönlichkeitsstörung, dissoziative Fugue*), der unmittelbaren Empfindungen *(dissoziative Störungen der Bewegung und der Sinnesempfindung)* und der Kontrolle von Körperbewegungen (*dissoziativer Stupor* und *dissoziative Krampfanfälle)*.
- Es besteht ein zeitlicher Zusammenhang zwischen den dissoziativen Symptomen und den belastenden Ereignissen, Problemen oder Bedürfnissen.
- Kein nachgewiesenes Vorliegen einer körperlichen Krankheit, welche die charakteristischen Symptome erklären könnte.

Klassifikation

- Dissoziative Amnesie (F44.0)
- Dissoziative Fugue (F44.1)
- Dissoziativer Stupor (F44.2)
- Trance- und Besessenheitszustände (F44.3)
- Dissoziative Bewegungsstörung (F44.4)
- Dissoziative Krampfanfälle (F44.5)
- Dissoziative Sensibilitäts- und Empfindungsstörungen (F44.6)
- Dissoziative Störungen (Konversionsstörungen), gemischt (F44.7)
- Multiple Persönlichkeitsstörung oder Dissoziative Identitätsstörung (F44.81)

Dissoziative Amnesie (F44.0)
Es kommt zu einem Verlust der Erinnerung an kurz zurückliegende Ereignisse oder Probleme, die belastend oder traumatisch waren oder sind. Die Amnesie (Erinnerungsverlust) betrifft traumatische Ereignisse wie Unfälle, unerwartete Trauerfälle, Vergewaltigungen oder Kampfhandlungen. Aus-

maß und Vollständigkeit des Vergessens variieren. Betroffene imponieren durch Ratlosigkeit oder aufmerksamkeitsuchendes Verhalten, aber auch durch ruhiges Hinnehmen der Ereignisse.

Dissoziative Fugue (F44.1)
Es kommt zu einer spontanen, äußerlich normal organisierten Reise (zielgerichteter Ortswechsel) mit eindeutiger Entfernung vom gewohnten Lebensumfeld (lat. *fugare* „fliehen"). Während dieser Zeit bleiben die einfache Selbstversorgung (Essen, Waschen) und soziale Interaktionen (beispielsweise der Kauf von Fahrkarten) aufrecht. Der Betroffene ist äußerlich geordnet und scheint sich normal zu verhalten. Das Pathologische dabei ist jedoch, dass zu einem späteren Zeitpunkt für diese Reise, die häufig an von früher her bekannte und emotional bedeutsame Plätze und Orte erfolgt, eine *dissoziative Amnesie* vorliegt.

Dissoziativer Stupor (F44.2)
Der Betroffene zeigt eine deutliche Verringerung oder ein komplettes Fehlen der Motorik, der Sprache sowie der normalen Reaktionen auf Licht, Geräusche und Berührung. Lange Zeit sitzt oder liegt der Patient bewegungslos. Muskeltonus, Haltung, Atmung oder gelegentliches Öffnen der Augen verraten, dass der Patient wach ist. Wie bei den anderen dissoziativen Störungen findet sich zusätzlich ein Hinweis auf die psychogene Verursachung durch kurz davor bestandene Belastungen oder soziale Probleme.

Trance- und Besessenheitszustände (F44.3)
„Trance" ist eine vorübergehende Bewusstseinsänderung mit einem Verlust des Gefühls der persönlichen Identität, einer Einengung des Bewusstseins und der Einschränkung von Bewegungen, Haltungen und verbaler Kommunikation. Im „Besessenheitszustand" sind die Betroffenen überzeugt, von einer Gottheit, einem Geist, einem Teufel oder einer bestimmten Person beherrscht zu werden. *Trance- und Besessenheitszustände* können durch religiöse Riten oder Sektenzugehörigkeit auch künstlich hervorgerufen werden.

Dissoziative Bewegungsstörung (F44.4)
Es kommt zu einem teilweisen oder vollständigen Verlust der Bewegungsfähigkeit eines oder mehrerer Körperglieder. Betroffen ist die willkürliche Bewegungskontrolle. Die „Lähmungen" können unterschiedliche Formen annehmen, wobei typischerweise die Beine betroffen sind. Es kommt zu einem eigentümlichen Gang, zur Unfähigkeit zu stehen oder zu einem übertriebenen Zittern oder Schütteln einer oder mehrerer Extremitäten.

Dissoziative Krampfanfälle (F44.5)
Sie sind gekennzeichnet durch plötzliche Anfälle mit krampfartigen Bewegungen, die ähnlich einem epileptischen Anfall sind (pseudoepileptischer Anfall), aber nicht mit Bewusstseinsverlust, einem Zungenbiss, Urininkontinenz oder schweren Verletzungen auf Grund eines Sturzes einhergehen.

Dissoziative Sensibilitäts- und Empfindungsstörungen (F44.6)
Es kommt zu teilweisem oder vollständigem Verlust einer oder aller gewöhnlicher Hautempfindungen an Körperteilen oder am ganzen Körper (Taubheitsgefühl auf der Haut). Die sensorischen Verluste sind nicht Folge einer neurologischen Läsion und werden von Parästhesien (Gefühlsstörungen, Kribbeln) begleitet. Seltener kommt es zu einem vollständigen Verlust des Gesichtssinnes; am häufigsten ist dabei die Sehschärfe betroffen (Verschwommen- oder Tunnelsehen).

Dissoziative Störungen (Konversionsstörungen), gemischt (F44.7)
Die oben beschriebenen dissoziativen Störungen treten in unterschiedlichen Kombinationen auf.

Multiple Persönlichkeitsstörung oder **Dissoziative Identitätsstörung** (F44.81)
Die *multiple Persönlichkeitsstörung* hat eine komplexe chronische Symptomatik, bei der es zu Gedächtnisausfällen und zu einer Verunsicherung bezüglich der eigenen Identität kommt. Zwei oder mehr unterschiedliche Persönlichkeiten (beobachtete Zahl zwischen 2 und 100) sind innerhalb eines Menschen nachweisbar, zu einem bestimmten Zeitpunkt ist jedoch jeweils nur eine Persönlichkeit vorhanden. Jede Persönlichkeit hat ihre eigenen Verhaltensweisen und Vorlieben, wobei bei nur zwei nachgewiesenen meist eine dominiert. Manchmal übernimmt eine Persönlichkeit die exekutive Handlungskontrolle, eine andere die Rolle des Beobachters, eine dritte wiederum die des Ratgebers. Häufig kommt es zu einem schnellen Wechsel der Identitäten, der beim erstmaligen Auftreten mit traumatischen Erlebnissen verbunden ist und sich später in Anwesenheit des Therapeuten (Hypnose, Entspannungstechniken) wiederholen kann. Zwischen den Persönlichkeiten bestehen Barrieren, wobei beispielsweise eine Persönlichkeit von der Existenz der anderen nichts weiß. Die *multiple Persönlichkeitsstörung* ist eine seltene Diagnose und wird von den psychiatrischen Experten kontrovers diskutiert. Viele Kliniker leugnen die Existenz dieser Erkrankung und meinen, dass diese bei empfänglichen Menschen iatrogen („durch den Arzt hervorgerufen") ausgelöst werden kann. Generell setzt sich jedoch die Meinung durch, dass die *multiple Persönlichkeitsstörung* eine Unterform einer schweren *Persönlichkeitsstörung* (v. a. *Borderline Persönlichkeitsstö-*

rung) ist, bei der ebenso eine Fülle von dissoziativen Symptomen auftreten können.

Dissoziative Störungen gehen mit einer Entkoppelung von psychischen und körperlichen Funktionen einher. Der Begriff „Dissoziation“ (= Abspaltung, Entkoppelung) wird sowohl psychopathologisch (deskriptiv) als auch erklärend für innerseelische Vorgänge verwendet. Versteht man den Begriff klinisch-pathologisch, so sind Gedächtnisstörungen, Bewusstseinsstörungen und Störungen der personalen Identität gemeint, die durch ein Versagen der Integration von zentralen psychischen Funktionen bedingt sind. Die typischen Phänomene sind Amnesien, stuporöse Zustandsbilder, Bewegungs- und Sensibilitätsstörungen, Krampfanfälle und in seltenen Fällen auch Identitätsstörungen.

Selbst in der atheoretisch konzipierten ICD-10 wird der Dissoziationsbegriff nicht rein klinisch-deskriptiv verwendet. *Dissoziative Störungen* werden als „psychogen“ angesehen und es wird vermutet, dass die Fähigkeit zur bewussten und selektiven Kontrolle gestört ist. Obwohl die ICD-10 auf theoretische Konzepte wie „unbewusste Motivation“ verzichtet, werden Zusammenhänge nicht in Abrede gestellt. Dissoziation kann psychodynamisch betrachtet als zeitlich begrenzter Abwehrprozess eines unerträglichen und bedrohlichen innerpsychischen Geschehens angesehen werden. Obwohl eine Dissoziation nicht immer durch ein äußeres Trauma hervorgerufen wird, kann diese als physiologisch sinnvoller Adaptionsmechanismus zur Verarbeitung oder Abspaltung einer unerträglichen traumatischen Erfahrung interpretiert werden.

In der ICD-9 wurden die genannten klinischen Erscheinungsbilder unter dem Begriff „hysterische Neurose“ zusammengefasst. Dieser Begriff wurde Ende des 19. Jahrhunderts von Jean Martin Charcot und später von Sigmund Freud verwendet. Letzterer beschrieb die „Hysterie“ als eine Neurosenform, die vorwiegend durch Konversionssymptome gekennzeichnet ist. Der Begriff der „Konversion“ ist wiederum eng mit dem der „Dissoziation“ verwandt. Er wird in der ICD-10 weiter gefasst und meint hier, dass sich ein durch unlösbare Schwierigkeiten und Konflikte hervorgerufener unangenehmer Affekt in irgendeiner Weise in Symptome umsetzt. Konversion bedeutet daher die Umsetzung eines intrapsychischen Konfliktes in ein körperliches Symptom, welches gleichzeitig den Konflikt symbolhaft repräsentiert. Daher findet man einige wenige von Sigmund Freud als Hysterien beschriebene Krankheiten in der ICD-10 auch in dem Kapitel *somatoforme Störungen* (F45), während der Großteil im Kapitel *dissoziative Störungen* (F44) zusammengefasst ist. Die einzelnen Syndrome der Hysterie wurden zu eigenständigen Diagnosen umgeformt und umfassen nun neben den *dissoziativen Stö-*

rungen (F44) auch die *somatoformen Störungen* (F45), die *histrionische Persönlichkeitsstörung* (F60.4) und möglicherweise auch einige Formen der *Panikstörung* (F41.0).

Für die Diagnose einer *dissoziativen Störung* ist ein nachweisbarer zeitlicher Zusammenhang zwischen Auftreten der Symptomatik und belastendem Erlebnis gefordert. Daher ist das Einbeziehen der Angehörigen (Außenanamnese) wie bei keiner anderen psychischen Störung sonst notwendig. In unserem Kulturkreis kann man einzelne dissoziative Syndrome, wie Krampfanfälle, Lähmungen und Sensibilitätsstörungen häufig in Erstversorgungsambulanzen beobachten, die von GastarbeiterInnen und MigrantInnen aus dem südosteuropäischen Raum und der Türkei aufgesucht werden. Nicht selten erleiden junge Frauen nach Streit oder Belastungen innerhalb der Familie eine dissoziative Symptomatik, die auch als ein Ausweg aus einer für die Betroffenen unlösbaren Situation angesehen werden kann. Klinisch auffallend ist das Bagatellisieren oder Verleugnen solcher Konflikte, wobei die Betroffenen alle Probleme und Symptome, die sie bei sich bemerken, vorwiegend auf die dissoziativen Symptome zurückführen *(„Ich weiß auch nicht warum, aber plötzlich kann ich nicht mehr gehen.“)*. Das plötzliche Auftreten ist in diesen Fällen charakteristisch und die Symptome klingen nach einigen Wochen oder Monaten wieder ab, besonders dann, wenn der Beginn mit einem traumatischen Ereignis verbunden war. Ebenso ist eine langsame Entwicklung der Symptome, vor allem in Form von Sensibilitätsstörungen möglich und tritt u. a. bei unlösbaren chronischen zwischenmenschlichen Schwierigkeiten auf. Längere Zustände, die sich über einen Zeitraum von ein bis zwei Jahren erstrecken, lassen sich oft nicht mehr wirksam behandeln und tendieren zur Chronifizierung, vor allem dann, wenn durch die festgestellte Krankheit ein „Krankheitsgewinn“ wie Krankmeldung oder Pensionierung erzielt werden kann.

Differenzialdiagnose

- Dissoziation bei „Gesunden“
- Somatische Krankheiten
- Psychische Störungen

Dissoziation bei „Gesunden“

Angenommen wird ein Kontinuum von leichten, nicht als pathologisch anzusehenden dissoziativen Symptomen bis hin zu schweren Zuständen, welche die gesamte Persönlichkeit betreffen und mit der *multiplen Persönlichkeitsstörung* als Extremvariante beschrieben werden. Junge Menschen neigen eher zum Phänomen der *Dissoziation*, was sich durch Suggestibilität und Hypnotisierbarkeit zeigen lässt.

Somatische Krankheiten

Die Liste der differenzialdiagnostisch abzugrenzenden somatischen Krankheiten ist lang und erfordert je nach Symptomatik eine Vielzahl von ärztlichen Untersuchungen: *Organische psychische Störungen* wie eine beginnende *Demenz*, ein *Schädel-Hirn-Trauma* oder ein *organisches Psychosyndrom* gehen häufig mit Amnesien einher. Viele neurologische Krankheiten müssen ausgeschlossen werden, um mit Sicherheit eine *dissoziative Störung* zu diagnostizieren. Als Beispiele seien die *Epilepsie* und das *radikuläre Wurzelkompressionssyndrom* (Bandscheibenvorfall mit Sensibilitätsausfall) genannt. Bei erstmaligem Vorliegen eines dissoziativen Krankheitsbildes sollte auch an *Stoffwechselkrankheiten* und *Intoxikationen* (Alkohol, Schlafmedikamente, Drogen) gedacht werden.

Psychische Störungen

Der *dissoziative Stupor* muss vom *depressiven Stupor*, der bei *schweren depressiven Episoden* (F32, F33) vorkommt, unterschieden werden; ebenso geht eine schizophrene Störung nicht selten mit stuporösen Zuständen (*katatone Schizophrenie*, F20.2) einher.

Wenn vorwiegend körperliche Beschwerden bestehen, sind *somatoforme Störungen* (F45) abgrenzbar: Bei andauernden quälenden Schmerzen ohne körperliche Ursache kommt die *somatoforme Schmerzstörung* (F45.4) und bei ständiger Beschäftigung mit somatischen Beschwerden die *Somatisierungsstörung* (F45.0) oder die *hypochondrische Störung* (F45.2) in Betracht.

Die *posttraumatische Belastungsstörung* (F43.1) weist dissoziative Symptome meist in Form von Amnesien auf. Bei eindeutigem Vorliegen einer traumatischen Belastung soll die Diagnose der *posttraumatischen Belastungsstörung* bevorzugt werden.

An *Persönlichkeitsstörungen*, vor allem die *Borderline Persönlichkeitsstörung* (F60.31), ist zu denken, wenn die dissoziative Symptomatik sehr komplex ist und viele Bereiche des Lebens betrifft. Wenn eine schwere dissoziative Symptomatik mit dem Auftreten von verschiedenen Persönlichkeiten bei einem Patienten vorhanden ist, sollte die komplexe Symptomatik eher einer *Borderline Persönlichkeitsstörung* und nur in Ausnahmefällen einer *multiplen Persönlichkeitsstörung* zugeschrieben werden.

Allgemeine Hinweise

In der psychotherapeutischen Praxis kann die Diagnose *Dissoziative Störung* eher selten gestellt werden, da dissoziative Symptome meist auch bei anderen psychischen Störungen wie der *akuten Belastungsstörung* (F43.0), der *posttraumatischen Belastungsstörung* (F43.1), den *somatoformen Störungen* (F45) und der *Borderline Persönlichkeitsstörung* (F60.31) vorkommen.

In den letzten Jahren wurde die Diagnose der *multiplen Persönlichkeitsstörung* (oder *dissoziative Identitätsstörung*) vor allem in den USA recht kontrovers diskutiert: Seit ihrer Einführung im DSM III (1980) ist ein starker Anstieg dieser Diagnose festgestellt worden, der unter anderem das Ergebnis einer ausführlichen medialen Berichterstattung war. Befürworter der Diagnose kommen eher aus der sozialtherapeutischen und feministischen Bewegung und führen den Anstieg auf die Diskussion um den als ursächlich angesehenen sexuellen Kindesmissbrauch zurück. Hingegen meinen viele Kliniker, dass diese Störung bei leicht zu beeinflussenden PatientInnen „überdiagnostiziert" wird und eine iatrogene Störung darstellt. Sie argumentieren, dass erst durch die Annahme des Therapeuten, ein sexueller Missbrauch in der Kindheit der Patientin hätte stattgefunden, bei leicht suggestiblen Personen die Gefahr bestehe, dass eine Dissoziation beispielsweise mit Auftreten von mehreren Persönlichkeiten künstlich hervorgerufen wird. Dies bewirke für die Betroffene – meist ist das weibliche Geschlecht betroffen – einen Realitätsverlust mit falschen Schlüssen für die eigene Vergangenheit und stelle keine therapeutische Hilfe dar.

Manchmal glaube ich, dass ich Madonna bin, dann bin ich wieder ein kleines Mädchen, später auch eine Mutter... Gestern war ich der Chef eines Grossbüros
Ich wünschte, ich könnte so viele Honorarnoten legen.

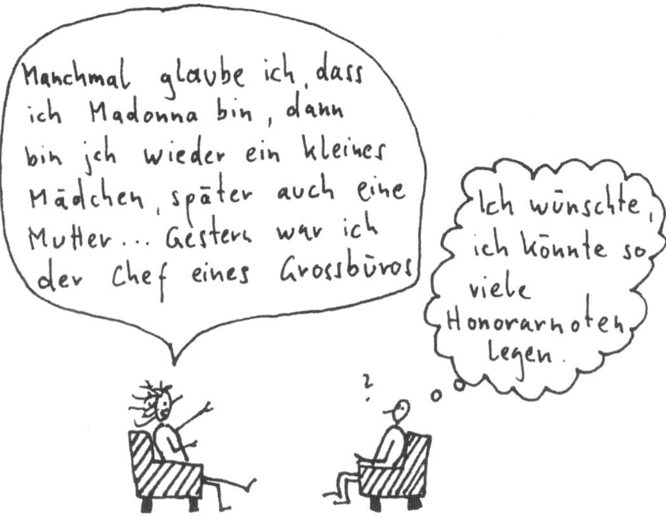

5.5 Somatoforme Störungen

5.5.1 Somatisierungsstörung

Diagnosekriterien nach ICD-10, F45.0

- Der Betroffene leidet mindestens zwei Jahre an unterschiedlichen und multiplen körperlichen Symptomen, ohne dass eine diagnostizierbare körperliche Krankheit dafür verantwortlich gemacht werden kann.
- Die ständige Beschäftigung mit den Symptomen führt zu einem andauernden Leiden, das mit einer Beeinträchtigung familiärer und sozialer Funktionen einhergeht. Die PatientInnen konsultieren häufig ÄrztInnen und beanspruchen medizinische Einrichtungen oder betreiben auch Selbstmedikation.
- Es besteht eine hartnäckige Weigerung die medizinische Feststellung zu akzeptieren, dass kein körperlicher Umstand als ausreichende Begründung für die Symptome gefunden werden kann. Allenfalls kann es zu einem vorübergehenden Akzeptieren der ärztlichen Mitteilung kommen, das einige Wochen andauern kann.
- Insgesamt bestehen sechs oder mehr Symptome aus der folgenden Liste:
  1. Bauchschmerzen
  2. Übelkeit
  3. Gefühl der „Überblähung"
  4. Schlechter Geschmack im Mund oder extrem belegte Zunge
  5. Klagen über Erbrechen oder Regurgitation von Speisen
  6. Klagen über häufigen Durchfall oder Austreten von Flüssigkeit aus dem Anus
  7. Atemlosigkeit ohne anstrengende körperliche Tätigkeit
  8. Brustschmerzen
  9. Dysurie (Schmerzen beim Harnabgang) oder Klagen über vermehrte Miktion (häufiges Wasserlassen)
  10. Klagen über ungewöhnlichen oder verstärkten vaginalen Ausfluss
  11. Klagen über Fleckigkeit oder Farbveränderungen der Haut
  12. Schmerzen in den Gliedern, Extremitäten oder Gelenken
  13. Unangenehme Taubheit oder Kribbelgefühl

Der Begriff „Somatisierungsstörung" ist eine relativ neue Bezeichnung für eine psychische Störung, bei der PatientInnen über körperliche Beschwerden klagen, ohne dass eine ausreichende somatische Erklärung gefunden werden kann. War man früher noch der Annahme, dass die *Somatisierungsstörung* eine Unterform der Hysterie sei, so wird sie derzeit als eigenständige Diagnosekategorie aufgefasst. In der ICD-10 wird sie mit operationalisierten Kriterien neu definiert.

Die Symptomatik ist schon lange bekannt und wurde auch als „psychosomatische Störung“ bezeichnet. Die Störung ist chronisch, zeigt eine hohe Komorbidität mit anderen psychischen Störungen (*Persönlichkeitsstörungen*, Medikamentenmissbrauch) und ist bei Frauen häufiger anzutreffen als bei Männern. Der Beginn liegt bereits im frühen Erwachsenenalter. Viele PatientInnen haben einen langen Leidensweg mit zahlreichen Arztkontakten, Klinikaufenthalten und ergebnislosen Operationen hinter sich. Die Symptome betreffen den Magen-Darm-Trakt (Bauchschmerzen, Übelkeit, Blähungen, Durchfall, Erbrechen), die Haut (Brennen, Jucken etc.), das Herz-Kreislauf-System (Atembeschwerden, Brustschmerzen) und den Urogenital-Trakt (sexuelle und menstruelle Störungen). Für die Diagnosestellung ist eine Mindestdauer der Symptome von zwei Jahren gefordert. Wegen des chronischen Verlaufs und der damit verbundenen zahlreichen Arztkonsultationen mit häufigem Verordnen von Tranquilizern und Analgetika kann es auch zu iatrogenen Folgeschäden (chronische Niereninsuffizienz) sowie zu einem Medikamentenabhängigkeitssyndrom kommen.

Dauert die Symptomatik kürzer als zwei Jahre an und erfüllt sie nicht alle Kriterien der eigentlichen *Somatisierungsstörung*, so sollte man als Diagnosekategorie die *undifferenzierte Somatisierungsstörung* (F45.1) wählen.

Differenzialdiagnose

- Körperliche Störungen
- Depressive Störungen/Angsterkrankungen
- Hypochondrische Störung
- Persönlichkeitsstörungen

Körperliche Störungen
Somatische Erkrankungen, die ähnliche Symptome wie die *Somatisierungsstörung* hervorrufen, beispielsweise der Beginn einer *Multiplen Sklerose* oder *chronische Autoimmunerkrankungen*, müssen zuvor medizinisch abgeklärt werden.

Depressive Störungen/Angsterkrankungen
Depressive und Angstsymptome gehen häufig mit einer *Somatisierungsstörung* einher und müssen nicht getrennt als *depressive Episode* oder *Angst-*

störung diagnostiziert werden. Eine übertriebene und detaillierte Präsentation der Symptomatik ist bei PatientInnen mit Somatisierungsstörungen typisch. Dies gilt auch für die beharrliche Schilderung der psychischen Beschwerden *(„Natürlich habe ich auch starke Depressionen“)*. Dennoch sollte diese depressive Symptomatik beachtet werden und notfalls als eigenständige Diagnose im Sinne der Komorbidität hinzugefügt werden.

Der Ausschluss einer *Panikstörung* (F41.0) ist wichtig, da diese durch die bessere Behandelbarkeit diagnostische Priorität gegenüber der *Somatisierungsstörung* hat. Beide Diagnosen sollten nur dann in Kombination vergeben werden, wenn die Symptome unabhängig voneinander auftreten.

Hypochondrische Störung

Ein hypochondrischer Patient ist davon überzeugt, an einer ernsthaften Krankheit zu leiden und konzentriert sich meist ängstlich auf nur ein Symptom. Bei der *Somatisierungsstörung* hingegen präsentieren Betroffene multiple Beschwerden, fordern die Behandlung oder Beseitigung der Symptome und zeigen sich nicht so besorgt über die Folgen der Krankheit wie PatientInnen mit einer *hypochondrischen Störung* (F45.2). Ein weiteres Unterscheidungskriterium stellt der Medikamentenmissbrauch dar: Ein Hypochonder fürchtet Nebenwirkungen und wird daher einer Medikation ablehnend gegenüber stehen, bei PatientInnen mit *Somatisierungsstörungen* hingegen ist der übertriebene Konsum von Medikamenten ein typisches Merkmal.

Persönlichkeitsstörungen

PatientInnen mit einer *histrionischen Persönlichkeitsstörung* (F60.4) neigen zur Dramatisierung von Gefühlen und Beschwerden. Die Abgrenzung zur *Somatisierungsstörung*, die ebenso wie die *Persönlichkeitsstörung* früh im Erwachsenalter beginnt und chronisch verläuft, kann schwierig sein.

Allgemeine Hinweise

Die Diagnose einer *Somatisierungsstörung* (ebenso der *hypochondrischen Störung* und der *somatoformen Schmerzstörung*) ist für PsychotherapeutInnen nur in enger Zusammenarbeit mit ÄrztInnen möglich. Ohne vorangegangene eingehende medizinische Untersuchung darf diese Diagnose nicht vergeben werden, selbst wenn der dringende Verdacht darauf besteht. Dieses Problem wird sich aber nur selten stellen, da PatientInnen primär ärztliche Einrichtungen aufsuchen, da sie ja auf dem Vorliegen einer körperlichen Störung beharren. Durch das zunehmende Wissen und vermehrte Interesse an der „psychosomatischen Medizin“ von AllgemeinmedizinerInnen kann davon ausgegangen werden, dass den Betroffenen in Zukunft vermehrt zu einer Psychotherapie geraten wird und diese auch eine Behandlung fordern werden.

Eine längere unterstützende Therapie hat sich bei der schwierig zu behandelnden Störung am ehesten als erfolgreich erwiesen.

5.5.2 Hypochondrische Störung

Diagnosekriterien nach ICD-10, F45.2

- Der Betroffene ist anhaltend (mindestens sechs Monate) davon überzeugt, dass er an einer oder mehreren körperlichen Krankheiten leide, oder er meint, entstellt oder missgebildet zu sein (dysmorphophobe Störung).
- Aus Sorge und Angst veranlasst der Patient medizinische Behandlungen oder fordert Untersuchungen.
- Er weigert sich hartnäckig, die medizinische Feststellung zu akzeptieren, dass keine ausreichende körperliche Ursache für die körperlichen Symptome bzw. für die Einstellungen gefunden werden kann. Vorübergehend kann es zum Akzeptieren der ärztlichen Mitteilung kommen, was jedoch nur wenige Wochen anhält.

Im Gegensatz zum relativ neuen Begriff der „Somatisierungsstörung“ ist der Begriff „Hypochondrie“ seit Jahrhunderten allgemein bekannt und verständlich und wird häufig verwendet. Da bei vielen anderen psychischen Störungen ebenfalls hypochondrische Symptome vorkommen, wurde von Fachleuten diskutiert, ob es sich um ein eigenständiges Syndrom handle. In der ICD-10 löste der Begriff „hypochondrische Störung“ die noch in der ICD-9 verwendete Bezeichnung „hypochondrische Neurose“ ab.

Die *hypochondrische Störung* tritt meist vor dem 50. Lebensjahr auf und ihr Verlauf ist im Allgemeinen chronisch. Frauen und Männer sind gleichermaßen betroffen. Das Charakteristische ist die ständige Furcht der Betroffenen davor, an einer schweren körperlichen Erkrankung zu leiden. Körperempfindungen, wie z. B. geringe Schmerzen, werden als „pathologisch“ und belastend interpretiert und auf körperliche Erkrankungen, wie beispielsweise Krebserkrankungen oder Herzinfarkte, zurückgeführt. Es kommt typischerweise zu Arztkonsultationen, die keine Linderung der Ängste bewirken, da bereits kurze Zeit später neuerlich die Überzeugung Platz greift, doch an der befürchteten Krankheit zu leiden. Die Störung führt langfristig zu erheblichem Leiden und zu Behinderungen im sozialen Bereich.

Eine Sonderform der *hypochondrischen Störung* stellt die *körperdysmorphe Störung* (Dysmorphophobie) dar, bei der die Betroffenen überzeugt sind, dass sie selber oder ein Körperteil von ihnen entstellt, hässlich oder missgebildet sei. Vermutlich leidet ein Großteil derjenigen, die sich wiederholt Schönheitsoperationen (Nasenkorrekturen, Brustvergrößerungen) unterziehen, an dieser Form der *hypochondrischen Störung*.

Differenzialdiagnose

- Somatisierungsstörung
- Depressive Störungen
- Angststörungen
- Wahnhafte Störung

Somatisierungsstörung
Wie bereits beschrieben unterscheidet sich die *Somatisierungsstörung* (F45.0) von der *hypochondrischen Störung* durch das Präsentieren von multiplen Beschwerden, durch den häufigen Medikamentenabusus und durch den Wunsch der PatientInnen, zur Beseitigung der Beschwerden behandelt zu werden.

Depressive Störungen
Hypochondrische Befürchtungen kommen auch im Rahmen von *schweren depressiven Episoden* (F32.2, F32.3, F33.2) vor. In diesem Fall ist primär die Diagnose der Depression zu stellen.

Angststörungen
Bei der *Panikstörung* (F41.0) kommt es zu körperlichen Symptomen, wie beispielsweise Herzbeschwerden. Die PatientInnen sind aber leichter davon zu überzeugen, dass keine somatische Störung vorliegt, und sie leiden vor allem an der Furcht vor einer heftigen Angstattacke.

Wahnhafte Störung
Manchmal kann sich die Überzeugung eines Patienten, dass bei ihm eine körperliche Krankheit vorliegt, so steigern, dass die Unterscheidung von einer *wahnhaften Störung* (F22) schwer möglich ist. Die Grenzen sind hier fließend, von einer *wahnhaften Störung* spricht man aber erst dann, wenn der Patient in keiner Weise mehr einer Argumentation zugänglich ist und mit absoluter Gewissheit daran festhält, dass eine körperliche Störung oder Veränderung bei ihm vorliege.

Allgemeine Hinweise

PatientInnen, die an einer *hypochondrischen Störung* leiden, werden meist in Einrichtungen der medizinischen Erstversorgung angetroffen, da sie ja per definitionem fest daran glauben, eine körperliche Störung zu haben.

Die Diagnose *Hypochondrie* oder *hypochondrische Störung* stellt für viele eine Stigmatisierung dar, was bei der Diagnostik berücksichtigt werden sollte. Da die Symptome – im Sinne einer Komorbidität – meist von einer depressiven Störung oder einer Angsterkrankung begleitet sind, ist es sinnvoller, die Diagnose der Depression oder der Angststörung als Hauptdiagnose oder als Einzige zu stellen, da dies psychopharmakologisch und psychotherapeutisch auch mehr Relevanz besitzt.

Generell ist die *hypochondrische Störung* als schwere psychische Störung anzusehen, die auf psychotherapeutische Behandlung nicht immer anspricht.

5.5.3 Somatoforme autonome Funktionsstörung

Diagnosekriterien nach ICD-10, F45.3

- Der Betroffene hat Symptome, die einer Überaktivität des vegetativen Nervensystems entsprechen und einem oder mehreren der folgenden Systeme oder Organe zugeordnet sind: Herz und kardiovaskuläres System, oberer Gastrointestinaltrakt, unterer Gastrointestinaltrakt, respiratorisches System und Urogenitalsystem.
- Folgende Symptome sind vorhanden:
  1. Brustschmerz, Druckgefühl in der Herzgegend, Palpitationen
  2. Atemnot oder Hyperventilation, Schweißausbrüche, Mundtrockenheit, Hitzewallungen
  3. Außergewöhnlich schnelles Ermüden bei leichter Anstrengung
  4. Aerophagie (Luftschlucken), Singultus (Schluckauf) oder ein brennendes Gefühl im Brustkorb oder im Epigastrium
  5. Häufiger Stuhldrang
  6. Erhöhte Miktionsfrequenz oder Dysurie
  7. Blähungs- oder Völlegefühl
- Es besteht die Befürchtung, dass eine körperliche Krankheit vorliegt.
- Kein Nachweis einer körperlichen Störung.

Klassifikation

Somatoforme autonome Funktionsstörung
- des kardiovaskulären Systems (F45.30)
- des oberen Gastrointestinaltraktes (F45.31)
- des unteren Gastrointestinaltraktes (F45.32)
- des respiratorischen Systems (F45.33)
- des Urogenitalsystems (F45.34)

Somatoforme autonome Funktionsstörung des kardiovaskulären Systems (F45.30)
Die Symptome sind Herzbeschwerden, Brustschmerz oder Palpitationen. Andere und besser bekannte Begriffe für die *somatoforme autonome Funktionsstörung des kardiovaskulären System* sind „Herzneurose", „neurozirkulatorische Asthenie" und „DaCosta-Syndrom".

Somatoforme autonome Funktionsstörung des oberen Gastrointestinaltraktes (F45.31)
Symptome sind Brennen und Schmerzen in der Magengegend sowie häufiges Aufstoßen. Dazugehörige Begriffe: „psychogene Aerophagie", „Magenneurose".

Somatoforme autonome Funktionsstörung des unteren Gastrointestinaltraktes (F45.32)
Die PatientInnen leiden unter Blähungen, häufigem Stuhl-drang, Bauchkrämpfen oder Durchfall. Dazugehörige Begriffe: „psychogene Flatulenz", „psychogenes Colon irritabile", „psychogener Durchfall".

Somatoforme autonome Funktionsstörung des respiratorischen Systems (F45.33)
Die Betroffenen klagen über Brustschmerzen, Atemnot oder Druckgefühl im Thoraxbereich (Brustkorb). Dazugehörige Begriffe: „Hyperventilation", „psychogener Husten".

Somatoforme autonome Funktionsstörung des Urogenitalsystems (F45.34)
Es kommt zum Brennen beim Urinieren, häufigen Harndrang und Schmerzen im Unterbauch. Dazugehörige Begriffe: psychogene Steigerung der Miktionshäufigkeit, Dysurie.

Die *somatoforme autonome Funktionstörung* wird in der ICD-10 (im Gegensatz zum DSM IV) als Unterform der *somatoformen Störungen* angeführt. Die Abgrenzung zur *Somatisierungsstörung* (F45.1), zur *Hypochondrie* (F45.2) und zur *generalisierten Angststörung* (F41.1) ist schwierig und klinisch nicht von großer Bedeutung. Für die *somatoforme autonome Funktionsstörung* gilt im Wesentlichen dasselbe wie für die *Somatisierungsstörung*.

5.5.4 Anhaltende somatoforme Schmerzstörung

Diagnosekriterien nach ICD-10, F45.4

- Der Betroffene leidet mindestens sechs Monate an einem kontinuierlichen, schweren Schmerz in einem Körperteil. Die Symptomatik kann nicht durch einen physiologischen Prozess oder eine körperliche Störung erklärt werden.
- Der Schmerz tritt in Verbindung mit emotionalen Konflikten auf, die als entscheidende ursächliche Einflüsse gelten.

Die Hauptbeschwerde ist ein quälender und anhaltender Schmerz, der medizinisch nicht erklärt werden kann. Ebenso lässt sich der Schmerz nicht auf eine *depressive Störung* oder *Schizophrenie* zurückführen. Differenzialdiagnostisch muss an die *histrionische Persönlichkeitsstörung*, die *Somatisierungstörung*, an Muskelspannungsschmerzen, Migräne und an die Tatsache gedacht werden, dass manche organisch verursachten Schmerzen auch übertrieben („histrionisch") präsentiert werden. Die Diagnose der *anhaltenden somatoformen Schmerzstörung* wird als Ausschlussdiagnose für andere psychische Störungen oder medizinische Erkrankungen verwendet und spielt daher in der Diagnostik bei der Psychotherapie eine eher untergeordnete Rolle.

Wichtige Begriffsbestimmungen

- Psychischer Schock
- Neurasthenie
- Chronisches Müdigkeitssyndrom

Psychischer Schock. Häufig hört oder liest man den Satz: „Der Mann erlitt nach dem Unfall einen psychischen Schock und musste ins Krankenhaus gebracht werden." Diese psychischen Zustände, die auch als „akute Krisenreaktion“ oder laienhaft als „Nervenzusammenbruch“ bezeichnet werden, sind Krankheitszeichen, die in der Mehrzahl der Fälle einer *akuten Belastungsreaktion* (F43.0) zugeschrieben werden können und somit per definitionem nach spätestens vier Tagen abgeklungen sein sollten. Hält die Symptomatik länger an, spricht man von einer *Anpassungsstörung* (F43.2), nach extrem schweren Traumen hingegen von einer *posttraumatischen Belastungsstörung* (F43.1).

Neurasthenie. Der Begriff wurde bereits vor über hundert Jahren verwendet und in den darauf folgenden Jahren häufig als psychiatrische Diagnose verwendet. Durch die Präzisierung der depressiven Störungen und Angsterkrankungen verschwand er zunächst, wurde aber in der ICD-10 als eigene Kategorie unter den sonstigen neurotischen Störungen (F48.0) wieder eingeführt. „Neurasthenie“ bezeichnet ein anhaltendes und quälendes Erschöpfungssyndrom nach geringer geistiger Anstrengung, z. B. nach dem Versuch alltägliche, nicht besonders anstrengende Aufgaben zu bewältigen. Die Symptomatik setzt sich zusammen aus Muskelschmerzen, Benommenheit, Spannungskopfschmerz, Schlafstörungen und Reizbarkeit. Die zusätzlichen depressiven Symptome sind aber zuwenig schwer, um die Kriterien für eine depressive Episode (F32) oder eine Dysthymia (F34.1) zu erfüllen. Die Diagnose kann nicht uneingeschränkt empfohlen werden, da in den meisten Fällen eine Angststörung, eine Somatisierungsstörung oder eine depressive Störung die Beschwerden besser charakterisieren. Gerechtfertigt ist die Diagnose dann, wenn die Ermüdbarkeit und die Sorge über verminderte körperliche und geistige Fähigkeiten das Beschwerdebild prägen und eine depressive Störung diagnostisch ausgeschlossen werden kann.

Chronisches Müdigkeitssyndrom. Das „chronische Müdigkeitssyndrom“ ist ein Beispiel für die Vielfalt der Begriffe in der psychiatrischen Nomenklatur. Verschwand vor drei Jahrzehnten die „Neurasthenie“ aus den Lehrbüchern und psychiatrischen Publikationen, so wurde in den 80er-Jahren dieser Begriff (engl. „chronic fatigue syndrome“) geprägt. In der klinischen Praxis ist das Syndrom nahezu ident mit der „Neurasthenie“ und wird in der ICD-10 deswegen nicht eigens angeführt.

6 Verhaltensauffälligkeiten mit körperlichen Störungen und Faktoren

F5 Verhaltensauffälligkeiten in Verbindung mit körperlichen Störungen und Faktoren

F50 Essstörungen
- F50.0 Anorexia nervosa
- F50.1 atypische Anorexia nervosa
- F50.2 Bulimia nervosa
- F50.3 atypische Bulimia nervosa
- F50.4 Essattacken bei sonstigen psychischen Störungen
- F50.5 Erbrechen bei psychischen Störungen
- F50.8 sonstige Essstörungen
- F50.9 nicht näher bezeichnete Essstörung

F51 nichtorganische Schlafstörungen
- F51.0 nichtorganische Insomnie
- F51.1 nichtorganische Hypersomnie
- F51.2 nichtorganische Störung des Schlaf-Wach-Rhythmus
- F51.3 Schlafwandeln (Somnambulismus)
- F51.4 Pavor nocturnus
- F51.5 Alpträume
- F51.8 sonstige nichtorganische Schlafstörungen
- F51.9 nicht näher bezeichnete nichtorganische Schlafstörung

F52 nichtorganische sexuelle Funktionsstörungen
- F52.0 Mangel oder Verlust von sexuellem Verlangen
- F52.1 sexuelle Aversion und mangelnde sexuelle Befriedigung
  - .10 sexuelle Aversion
  - .11 mangelnde sexuelle Befriedigung
- F52.2 Versagen genitaler Reaktionen
- F52.3 Orgasmusstörung
- F52.4 Ejaculatio praecox
- F52.5 nichtorganischer Vaginismus
- F52.6 nichtorganische Dyspareunie
- F52.7 gesteigertes sexuelles Verlangen
- F52.8 sonstige nichtorganische sexuelle Funktionsstörungen
- F52.9 nicht näher bezeichnete nichtorganische sexuelle Funktionsstörung

F53 psychische und Verhaltensstörungen im Wochenbett, nicht andernorts klassifizierbar
- F53.0 leichte psychische und Verhaltensstörungen im Wochenbett, nicht andernorts klassifizierbar
- F53.1 schwere psychische und Verhaltensstörungen im Wochenbett, nicht andernorts klassifizierbar
- F53.8 sonstige psychische und Verhaltensstörungen im Wochenbett, nicht andernorts klassifizierbar
- F53.9 nicht näher bezeichnete psychische Störung im Wochenbett

F54 psychische Faktoren und Verhaltenseinflüsse bei andernorts klassifizierten Krankheiten

F55 Missbrauch von nicht abhängigkeitserzeugenden Substanzen
- F55.0 Antidepressiva
- F55.1 Laxanzien
- F55.2 Analgetika
- F55.3 Antazida
- F55.4 Vitamine
- F55.5 Steroide oder Hormone
- F55.6 bestimmte Naturheilmittel
- F55.8 sonstige nicht abhängigkeitserzeugende Substanzen
- F55.9 nicht näher bezeichnete

F59 nicht näher bezeichnete Verhaltensauffälligkeiten mit körperlichen Störungen und Faktoren

In diesem Kapitel (ICD-10-Kode F5) werden Ess-Störungen *(Anorexia nervosa, Bulimia nervosa)*, nichtorganische Schlafstörungen *(Insomnie, Hypersomnie, Schlafwandeln, Pavor nocturnus, Albträume)* und sexuelle Funktionsstörungen (u. a. *Versagen genitaler Reaktionen, Orgasmusstörungen*) dargestellt.

6.1 Anorexia nervosa

Diagnosekriterien nach ICD-10, F50.0

- Das Körpergewicht liegt mindestens 15 % unter dem normalen, d. h. dem für das Alter und die Körpergröße zu erwartenden Gewicht. Bei PatientInnen in der Vorpubertät kann die erwartete Gewichtszunahme während der Wachstumsperiode ausbleiben.

- Der Gewichtsverlust wird bewusst selbst herbeigeführt (Vermeidung von hochkalorischen Speisen, selbst induziertes Erbrechen und induziertes Abführen, Abusus von Appetitzüglern oder Diuretika, übertriebene körperliche Aktivität).
- Es liegt eine Körperschemastörung vor mit der Angst zu dick zu sein oder zu werden (überwertige Idee). Die PatientInnen legen für sich selbst eine sehr niedrige Gewichtsschwelle fest.
- Endokrine (hormonelle) Störung der Achse Hypothalamus-Hypophyse-Gonaden, die sich bei Frauen als Amenorrhoe und bei Männern als Libido- und Potenzverlust manifestiert. Erhöhte Wachstumshormon- und Kortisolspiegel, Änderungen des peripheren Metabolismus von Schilddrüsenhormonen und Störungen der Insulinsekretion können ebenfalls vorliegen.

Im Gegensatz zu vielen anderen in der ICD-10 definierten Störungen stellt die Diagnose der *Anorexia nervosa* keine große Schwierigkeit dar. Es besteht in diagnostischen Fragen weitgehende Übereinstimmung zwischen WissenschaftlerInnen und KlinikerInnen.

Das Hauptmerkmal dieser hauptsächlich bei heranwachsenden Mädchen und jungen Frauen vorkommenden Störung ist die extreme Gewichtsabnahme, die durch Diäten, Verweigerung von „fetten“ Speisen und selbst induziertes Erbrechen erfolgt. Gewichtsabnahmen von bis zu 50 % des Ausgangsgewichtes sind keine Seltenheit, für die Diagnosestellung muss das Körpergewicht mindestens 15 % unter das zu erwartende sinken. Die betroffenen Mädchen oder Frauen zeigen zunächst eine Kontrolle der Nahrungsaufnahme, beispielsweise durch häufiges Wiegen oder Erstellen eines Kalorienplans. Es folgt ein auffälliges Essverhalten mit ausgefallenen Diäten, langsamem Essen, Verweigerung von gemeinsamen Mahlzeiten sowie Hungerkuren oder völliger Nahrungsverweigerung. Die Gedanken drehen sich ausschließlich um Nahrung, Kalorien, Körper und Gewicht. Weitere Schritte werden unternommen, um Gewicht zu verlieren, wie exzessiver Sport oder Einnahme von Laxantien und Appetitzüglern. Dadurch entstehen körperliche Symptome wie Kachexie (massiver lebensbedrohlicher Gewichtsverlust), Menstruationsstörungen, Elektrolythaushaltstörungen, Herzrhythmusstörungen, Hypotonie, Haarausfall und Osteoporose. Bei Männern, die viel seltener betroffen sind, findet sich auch ein Potenz- und Libidoverlust.

Die Ursache dieser schweren, oft lebensbedrohlichen Krankheit ist nur teilweise erforscht. In den letzten Jahren wurden einige Forschungsarbeiten durchgeführt, die Risikofaktoren und den Einfluss der Familie (u. a. auch von Geschwistern) untersuchten. Man vermutet, dass es erst durch ein Zusammenspiel von biologischen und psychosozialen Faktoren zu einer Störung der Körperwahrnehmung mit Entwicklung einer Ess-Störung kommt.

Die Prognose der *Anorexia nervosa* ist schlecht: Die Hälfte der Betroffenen zeigt nur teilweise eine Besserung und die Sterblichkeitsrate – bedingt durch Suizid und die Folgen der körperlichen Symptome – beträgt 20 %.

Bei der *atypischen Anorexia nervosa* (F50.1) kommt es zu einem Fehlen von einem oder mehreren Kernmerkmalen wie Amenorrhoe oder signifikantem Gewichtsverlust. Ebenso kann diese Diagnose bei jenen PatientInnen gestellt werden, bei denen alle Symptome nur leicht ausgeprägt vorliegen.

Differenzialdiagnose

- Körperliche Erkrankungen
- Depressive Störung
- Andere psychische Störungen

Körperliche Erkrankungen
Eine hormonelle Störung, Morbus Crohn oder eine maligne Erkrankung, die alle mit Gewichtsverlust einhergehen, müssen ausgeschlossen werden.

Depressive Störung
Gewichtsverlust ist auch ein Kernsymptom bei der *depressiven Störung* (F32, F33). Die Unterscheidung erfolgt jedoch durch die von depressiven PatientInnen beklagte Appetitlosigkeit, während bei der *Anorexia nervosa* die Betroffenen überhaupt verneinen, Appetit zu haben. Daneben kommt es bei der Anorexie zu einer Aktivitätssteigerung mit vermehrter sportlicher Betätigung, was beim depressiv Erkrankten kaum beobachtet wird. Beim häufigen gleichzeitigen Auftreten einer Essstörung und einer Depression müssen beide Diagnosen gestellt werden (Komorbidität).

Andere psychische Störungen
Persönlichkeitsstörungen (F6), die *Somatisierungsstörung* (F45) und die *Zwangsstörung* (F42) überschneiden sich bezüglich ihrer Symptome mit der *Anorexia nervosa* und sollten abgegrenzt werden.

Allgemeine Hinweise

Die *Anorexia nervosa* wird von ernsten medizinischen Komplikationen begleitet, die eine enge Zusammenarbeit zwischen PsychotherapeutInnen, ÄrztInnen und PsychiaterInnen erfordern. Bei schwerer Ausprägung kommt es oft zur Krankheitsuneinsichtigkeit mit Behandlungsverweigerung, weshalb wegen der drohenden letalen Folgen manchmal eine Zwangsbehandlung notwendig ist. Je früher die Behandlung (eine Kombination von Psychotherapie und Medikamenten unter stationären Bedingungen) einsetzt, desto eher kann die Störung erfolgreich behandelt werden.

6.2 Bulimia nervosa

Diagnosekriterien nach ICD-10, F50.2

- Es treten häufig Episoden von „Fressattacken" auf (in einem Zeitraum von drei Monaten mindestens zweimal pro Woche). Dabei werden große Nahrungsmengen in sehr kurzer Zeit konsumiert.
- Andauernde Beschäftigung mit dem Essen sowie eine unwiderstehliche Gier nach kalorienreichen Nahrungsmitteln.
- In ihrer Selbstwahrnehmung fühlen sich Betroffene als „zu dick" oder fürchten sich ständig, Gewicht zuzunehmen.
- Mit folgenden Verhaltensweisen wird versucht der Gewichtszunahme entgegenzusteuern: selbstinduziertes Erbrechen, Missbrauch von Abführmitteln, zeitweilige Hungerperioden, Gebrauch von Appetitzüglern, Schilddrüsenpräparaten oder Diuretika.

Ähnlich wie bei der *Anorexia nervosa* (F50.0) sind hauptsächlich junge Frauen betroffen, das Alter bei Krankheitsbeginn liegt nur geringfügig höher. Beide Ess-Störungen *(Anorexia nervosa, Bulimia nevosa)* können sich sowohl bezüglich des Auftretens in der Bevölkerung als auch bezüglich der Symptome überschneiden.

Das charakteristische Merkmal bei dieser auch als „Ess-Brech-Sucht" oder „Bulimie" bezeichneten Störung sind wiederholte Heißhungerattacken, die kaum beherrschbar sind, und bei denen es zu einem Verschlingen von großen Nahrungsmengen kommt. Die Betroffenen können Unmengen an Schokolade, Kuchen und Nudeln hastig und impulshaft in sich „hineinstopfen" und erbrechen nach solchen Attacken die Nahrung wieder. Das Erbrechen wird zunächst manuell provoziert, nach einiger Zeit gelingt dies auch ohne entsprechende Reizung. Das Körpergewicht bei PatientInnen mit *Bulimie* ist in der Regel nicht vermindert.

Im Gegensatz zur *Anorexia nervosa* ist die Prognose als günstig einzustufen, wobei es ebenfalls zu körperlichen Komplikationen kommen kann, wie die Entstehung einer ausgeprägten Karies, Mangelernährung, Elektrolythaushaltstörungen, Vergrößerung der Speicheldrüsen und in schweren Fällen auch drastische Folgen wie Rupturen des Magens und der Speiseröhre.

Als *atypische Bulimia nervosa* (F50.3) bezeichnet man eine Ess-Störung, bei der ein oder mehrere Kernmerkmale der *Bulimia nervosa* fehlen. Diese Diagnosekategorie ist für leichtere Fälle vorgesehen, die Stellung dieser Diagnose wird jedoch in der ICD-10 „eher nicht empfohlen".

Differenzialdiagnose

- Körperliche Erkrankungen
- Andere psychische Störungen

Körperliche Erkrankungen
Krankheiten des Gastrointestinaltrakts, die ebenfalls mit Erbrechen einhergehen können, müssen ausgeschlossen werden.

Andere psychische Störungen
Eine *Borderline Persönlichkeitsstörung* (F60.3), bei der Essattacken Teil des impulsiven Verhaltens sind, oder ein *Abhängigkeitssyndrom* (F1) kommt häufig gleichzeitig mit der *Bulimie* vor (Komorbidität).

Bei der *Depression mit atypischen Merkmalen* (F32, F33) kann vielfach ein maßloses Essverhalten mit nachfolgender Gewichtszunahme beobachtet werden, welches sich jedoch nur auf die depressive Episode beschränkt.

Allgemeine Hinweise

Eine Psychotherapie ist die entscheidende Voraussetzung für eine Besserung der Beschwerden bei *Bulimia nervosa*. Psychotherapeutische Maßnahmen sind pharmakologischen Ansätzen klar vorzuziehen. In schweren Fällen werden sowohl ambulante als auch stationäre therapeutische Einrichtungen beansprucht, um drohende somatische und psychosoziale Folgen zu verhindern. Generell entspricht die Art der Behandlung jener bei *Persönlichkeitsstörungen*.

6.3 (Nichtorganische) Schlafstörungen

Im Abschnitt *(Nichtorganische) Schlafstörungen* (F51) werden nur jene Schlafstörungen beschrieben, bei denen psychogene und nicht organische Faktoren die primäre Ursache darstellen. *Narkolepsie*, *Schlafapnoe*, *episodische Bewegungsstörungen* mit periodischen Myoklonien und *Enuresis* bei Kindern werden als neurologische oder internistische Erkrankungen gesehen und gehören nicht zu den *(nichtorganischen) Schlafstörungen.*

Schlafstörungen sind häufig (Prävalenz 30 %) und stellen für die Betroffenen einen beträchtlichen Leidenszustand dar, da Wohlbefinden und Leistungsfähigkeit beeinträchtigt sind. Weil Schlaflosigkeit eine Vielzahl von Ursachen haben kann und nur in seltenen Fällen ein eigenständiges Störungsbild darstellt, ist eine ursächliche Abklärung sinnvoll und notwendig. Es werden zwei Gruppen von Schlafstörungen unterschieden: die **Dyssomnien** (Insomnie, Hypersomnie, Störung des Schlaf-Wach-Rhythmus) und die **Parasomnien** (Schlafwandeln, Pavor nocturnus, Albträume).

Klassifikation

- Nichtorganische Insomnie (F51.0)
- Nichtorganische Hypersomnie (F52.1)
- Nichtorganische Störung des Schlaf-Wach-Rhythmus (F51.2)
- Schlafwandeln (Somnambulismus, F51.3)
- Pavor nocturnus (F51.4)
- Albträume (Angstträume, F51.5)

Nichtorganische Insomnie (F51.0)
Die *Insomnie* ist chronisch und stellt die häufigste Schlafstörung dar. Der Betroffene klagt über Einschlafstörungen, Durchschlafstörungen oder eine schlechte Schlafqualität (Fehlwahrnehmungsinsomnie). Die Schlafstörung besteht seit mindestens einem Monat, tritt dreimal pro Woche auf (Diagnosekriterium) und verursacht einen deutlichen Leidensdruck. Der Patient richtet meist seine ganze Aufmerksamkeit auf seine Schlafstörung und fürchtet sich vor der Schlaflosigkeit. Dadurch kommt es zu einer Steigerung sympathischer Reaktionen, die erst recht zu keiner Entspannung mit geregeltem Schlaf führt. Tagsüber treten Leistungsverminderung, Konzentrationsstörungen, dysphorische Verstimmtheit und Müdigkeit auf. Eine *Insomnie* entwickelt sich meist während oder nach psychosozialen Belastungen und tritt gehäuft bei Frauen sowie älteren und sozioökonomisch benachteiligten Menschen auf.

Die Diagnose soll vorwiegend dann gestellt werden, wenn die Schlafstörung die hauptsächliche Störung ist (primäre Insomnie). *Insomnien* kommen aber auch bei anderen psychischen Störungen vor, wie bei *affektiven Störungen*, *Angststörungen*, *Schizophrenie*, *Abhängigkeitssyndromen* und *Anpassungsstörungen*. Wenn bei diesen Störungen die Schlafstörung die Hauptbeschwerde darstellt, kann zusätzlich zur Hauptdiagnose die Diagnose *Insomnie* gestellt werden.

Nichtorganische Hypersomnie (F52.1)
Hauptmerkmal der *Hypersomnie* (exzessive Schläfrigkeit) ist ein übermäßiges Schlafbedürfnis auch während des Tages. Die Müdigkeit tritt fast täglich und in einem Zeitraum von mindestens einem Monat oder in wiederkehrenden Perioden kürzerer Dauer auf und verursacht einen deutlichen Leidensdruck mit einer Beeinträchtigung der allgemeinen Leistungsfähigkeit. Wenn die *Hypersomnie* im Rahmen einer *depressiven Episode* (F31.3, F31.4, F31.5, F23, F33) auftritt und ein vorrangiges Symptom darstellt, so können beide Diagnosen gestellt werden. Eine *Hypersomnie* kann auch im Rahmen der *akuten Belastungsreaktion* (F43.0), *posttraumatischen Belastungsstörung* (F43.1) und der *Anpassungsstörung* (F43.2) vorkommen.

Abzugrenzen ist die *Hypersomnie* jedoch von der *Narkolepsie* und von einer *organischen Hypersomnie* (Enzephalitis, Commotio cerebri, Hirntumore, toxische und metabolische Störungen etc.).

Nichtorganische Störung des Schlaf-Wach-Rhythmus (F51.2)
Das Schlaf-wach-Muster der PatientInnen ist nicht synchron mit dem gesellschaftlich erwünschten. Beispielsweise schläft der Patient tagsüber, während er in der Nacht nicht zur Ruhe kommt. Wenn diese „Schlaf-wach-Umkehr“ mindestens einen Monat besteht, einen Leidensdruck verursacht und nicht auf andere Störungen zurückzuführen ist, dann ist die Diagnose gerechtfertigt. Das „Jetlag-Syndrom“ beim Zeitzonenwechsel und das „Schichtarbeitersyndrom“ gehören in diese Diagnosekategorie.

Schlafwandeln (Somnambulismus, F51.3)
Betroffen sind meist Jugendliche, die während des Schlafes das Bett verlassen und bis zu einer halben Stunde lang umhergehen. In seltenen Fällen kommt es auch zum Verlassen des Hauses, wobei der Betroffene erheblich gefährdet ist. Während dieser Episoden haben die PatientInnen einen leeren und starren Gesichtsausdruck und sind nur schwer aufzuwecken. Am nächsten Morgen fehlt die Erinnerung an das nächtliche Geschehen (Amnesie). *Schlafwandeln*, das als ein Zustand veränderter Bewusstseinslage (Kombination von Schlaf und Wachsein) aufgefasst werden kann, muss von *psycho-*

motorischen epileptischen Anfällen und der *dissoziativen Störung* (F44) abgegrenzt werden.

Pavor nocturnus (F51.4)
Diese *Parasomnie* (Störung, die beim Erwachen oder Schlafstadienwechsel auftritt und den Schlafprozess unterbricht) geht meist mit dem *Schlafwandeln* (F51.3) einher. Bei den meist jugendlichen PatientInnen kommt es im ersten Drittel des Schlafs zum Erwachen mit einem Panikschrei, heftiger Angst, Körperbewegungen und vegetativer Übererregbarkeit mit Tachykardie, schneller Atmung und Schweißausbruch. Häufig stürzt der Patient zur Tür und versucht den Raum zu verlassen. Wegen der Ähnlichkeit zum *Schlafwandeln* betrachtet man beide Störungen als Teil der gleichen nosologischen Einheit. Der *Pavor nocturnus* darf nicht mit dem klassischen Albtraum gleichgesetzt werden, bei dem der Patient leicht erwacht und sich detailliert an diesen erinnern kann.

Albträume (Angstträume, F51.5)
Der Betroffene erwacht und erinnert sich detailliert und lebhaft an heftige Träume, die Bedrohungen des eigenen Lebens, der Sicherheit oder des Selbstwertgefühls beinhalten. Danach orientiert er sich wieder rasch und kann über den Traum zu berichten. Bei Kindern werden *Albträume* sehr häufig beobachtet und stellen hier keine besondere psychopathologische Auffälligkeit dar. Bei Erwachsenen hingegen findet sich manchmal eine zusätzliche psychische Störung, beispielsweise in Form einer *Persönlichkeitsstörung*, einer *affektiven Erkrankung* oder eines *Substanzmittelabusus* (Medikamente, Alkohol etc.).

Eine *Insomnie* ist ein unspezifisches Symptom bei einer Vielzahl von körperlichen und psychischen Störungen. Ob sie bei einem Patienten ein selbstständiges Krankheitsbild oder nur ein Symptom einer anderen Krankheit darstellt, kann folgendermaßen unterschieden werden: Wenn jemand explizit einen Leidensdruck durch eine *Schlafstörung* verspürt (Hauptbeschwerde!) und zur therapeutischen Beratung kommt, so ist es sinnvoll, die *Insomnie* als Hauptdiagnose zu stellen. Häufiger ist es jedoch umgekehrt: Ein Patient kommt wegen depressiver Verstimmung und Antriebslosigkeit in Therapie. Bei der Exploration lässt sich auch eine Ein- und Durchschlafstörung erheben, unter der der Patient zwar leidet, diese jedoch nicht als vorrangiges Problem erlebt. Da die Symptomatik der *depressiven Episode* ohnedies eine Schlafstörung als Kernsymptom inkludiert, ist es nicht notwendig, zusätzlich die Diagnose *Insomnie* (F51.0) zu stellen.

Die Diagnose einer Schlafstörung erfordert eine genaue Anamnese und eine Erhebung des Schlafverhaltens. Die spezifische Exploration umfasst folgende Bereiche:

- Art der Schlafstörung: Ein- oder Durchschlafstörung, morgendliches Früherwachen, schlechte Schlafqualität, übermäßige Schlafneigung, Anfälle von plötzlicher Müdigkeit oder Schlafanfälle
- Schlaf-Wach-Rhythmus, Schlafdauer und -verlauf
- Äußere Umstände wie übliche Abendgestaltung, Temperatur- und Geräuschverhältnisse im Schlafzimmer oder Schlafverhalten des Partners
- Medikamenten-, Alkohol- und Drogenanamnese
- Generelle Befindlichkeit am Tag, Leistungsfähigkeit, Müdigkeit etc.

Seit einigen Wochen leide ich auch noch unter Schlafstörungen...
..zzzz....

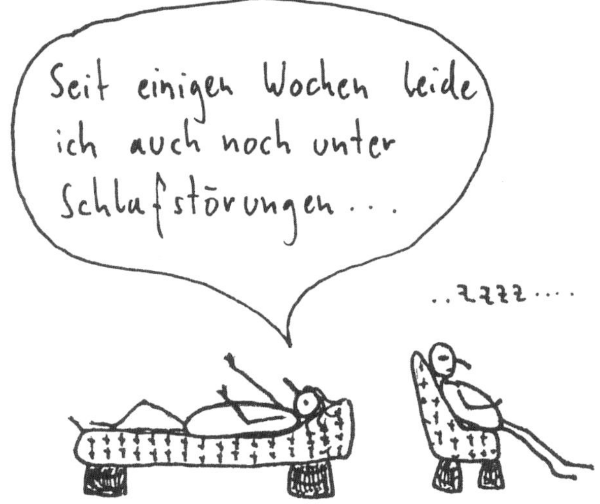

6.4 Sexuelle Funktionsstörungen

Sexuelle Funktionsstörungen ordnet man gemeinsam mit den *Störungen der Sexualpräferenz* (*Paraphilien*, F65) den *sexuellen Störungen* zu. Letztere werden jedoch im Abschnitt F6 *(Persönlichkeits- und Verhaltensstörungen)* besprochen, da sie durch ein lange anhaltendes Muster gekennzeichnet und Ausdruck des charakteristischen Lebensstils der betroffenen Person sind.

Diagnosekriterien nach ICD-10, F52

- Der Betroffene ist nicht in der Lage, eine sexuelle Beziehung so zu gestalten, wie er möchte.
- Die Störung tritt häufig auf, kann aber bei manchen Gelegenheiten auch fehlen.
- Die Symptomatik besteht seit mindestens sechs Monaten.
- Eine organische Ursache muss ausgeschlossen sein (z. B. eine hormonelle Störung).

Klassifikation

- Mangel an oder Verlust von sexuellem Verlangen (F52.0)
- Sexuelle Aversion und mangelnde sexuelle Befriedigung (F52.1)
- Versagen genitaler Reaktionen (F52.2)
- Orgasmusstörung (F52.3)
- Ejaculatio praecox (F52.4)
- Vaginismus (F52.5)
- Dyspareunie (F52.6)
- Gesteigertes sexuelles Verlangen (F52.7)

Mangel an oder Verlust von sexuellem Verlangen (F52.0)
Es wird immer seltener an Sex gedacht und das Verlangen danach nimmt ab. Die Lust durch sexuelle Fantasien verringert sich und sexuelle Aktivitäten werden immer weniger oft initiiert. Die Begriffe „Frigidität" oder „sexuelle Hypoaktivität" sind bekanntere Ausdrücke für diese Störungen.

Sexuelle Aversion und mangelnde sexuelle Befriedigung (F52.1)
Bei der *sexuellen Aversion* (F52.10) ruft eine mögliche sexuelle Interaktion mit einem Partner Aversion, Furcht oder Angst hervor. Dadurch kommt es entweder zur Vermeidung von Geschlechtsverkehr oder dieser ist mit heftigen negativen Gefühlen verbunden, z. B. der Unfähigkeit Befriedigung zu erlangen.

Bei einem *Mangel an sexueller Befriedigung* (F52.11) sind zwar genitale Reaktionen (Orgasmus/Ejakulation) vorhanden, diese rufen aber keine angenehmen Gefühle hervor.

Versagen genitaler Reaktionen (F52.2)
Beim **Mann** kommt es zu einer für den Geschlechtsverkehr unzureichenden Erektion. Dies manifestiert sich als unvollständige oder fehlende Erektion oder es kommt nur dann zu einer Erektion, wenn kein Geschlechtsverkehr beabsichtigt ist. In bestimmten Situationen kann eine normale Erektion auftreten, wie bei der Masturbation, im Schlaf oder mit einer/einem anderen Partner/in. In diesen Fällen ist die Ursache meist psychogen. Diese Störung ist bekannter unter dem Begriff „psychogene Impotenz“ oder „Erektionsstörung“.

Bei der **Frau** kommt es zu einem Mangel oder Ausfall der vaginalen Lubrikation. Das Problem ist häufig psychisch bedingt (Partnerprobleme), bei älteren Frauen aber ist häufig ein Östrogenmangel oder eine lokale Infektion die Ursache.

Orgasmusstörung (F52.3)
Ein Orgasmus tritt stark verzögert oder gar nicht auf. Diese Störung kann **generell** (in allen Situationen und mit jedem Partner) oder **situativ** (nur in bestimmten Situationen, mit bestimmten Partnern und nicht bei der Masturbation) auftreten. Diese auch als „psychogene Anorgasmie“ bezeichnete Störung tritt bei Frauen häufiger auf als bei Männern.

Ejaculatio praecox (F52.4)
Der Samenerguss erfolgt vorzeitig und kann nicht so lange hinausgezögert werden, dass es für beide Partner zu einer sexuellen Befriedigung kommt.

Vaginismus (F52.5)
Durch Spasmus der die Vagina umgebenden Beckenbodenmuskulatur ist der Scheideneingang verschlossen und ein Eindringen des Penis schmerzhaft oder nicht möglich.

Dyspareunie (F52.6)
Es kommt zu Schmerzen während des Geschlechtsverkehrs. Diese Störung betrifft beide Geschlechter, häufiger jedoch Frauen. Die Diagnose soll nicht gestellt werden, wenn eine andere Sexualstörung (z. B. *Vaginismus*, *Versagen genitaler Reaktionen*) oder eine lokale Infektion vorliegt.

Gesteigertes sexuelles Verlangen (F52.7)
Diese Störung („Nymphomanie“, „Satyriasis“) wird von Männern und Frauen selten beklagt. Häufiger tritt ein gesteigertes Verlangen bei einer *affektiven Störung* (F3), bei einer *Persönlichkeitsstörung* (F6) oder bei einer beginnenden *Demenz* (F0) auf.

Funktionsstörungen der Sexualität verhindern die gewünschte sexuelle Befriedigung und stellen dadurch einen besonderen Leidenszustand dar. Die Betroffenen wünschen häufig eine Sexualberatung oder eine Therapie.

Bevor die Diagnose einer *sexuellen Funktionsstörung* gestellt wird, sollte daran gedacht werden, dass es keine allgemeinen Richtlinien gibt, was als normale physiologische Funktionsfähigkeit – in diesem Fall des Sexuallebens – anzusehen ist. Die Grenze zwischen „normal" und „gestört" ist fließend. Zu berücksichtigen sind das Alter, sexuelle Vorerfahrungen, kultureller Hintergrund, persönliche und moralische Vorstellungen, Partnerschaft und körperliche oder psychische Begleiterkrankungen. Zunächst sollten medizinische Krankheitsfaktoren (Nebenwirkungen von Medikamenten, neurologische, hormonelle und internistische Krankheiten) ausgeschlossen werden, weil diese als häufige Ursache bei Orgasmusschwierigkeiten gelten. Ist die Störung Folge eines psychischen Umstands und kann der Betroffene seine Sexualität nicht so gestalten, wie er möchte, dann haben die Beschwerden ausreichende klinische Bedeutung und die *sexuelle Funktionsstörung* ist als Diagnose gerechtfertigt. Bei fast allen psychischen Erkrankungen, vor allem bei *affektiven Störungen*, *Angsterkrankungen*, *schizophrenen Störungen* und *Abhängigkeitssyndromen*, sind ebenfalls die „normalen" sexuellen Abläufe beeinträchtigt. Von einer *Funktionsstörung im engeren Sinn* (F52) spricht man erst dann, wenn für den Betroffenen die sexuelle Problematik vorrangig ist und dieser sich deswegen in Behandlung begibt. Im klinischen Alltag ist es ratsam, mit der Diagnose *sexuelle Funktionsstörung* sehr behutsam umzugehen und zu überlegen, ob nicht beispielsweise *Dysthymia* (F34.1) oder *soziale Phobie* (F40.1) die treffendere ist. Hauptdiagnosen aus der Kategorie *sexuelle Funktionsstörungen* werden in psychotherapeutischen Praxen selten, häufiger in Spezialeinrichtungen (Sexualtherapie- oder Sexualberatungszentrum) gestellt.

7 Persönlichkeits- und Verhaltensstörungen

F6 Persönlichkeits- und Verhaltensstörungen

F60 Persönlichkeitsstörungen
- F60.0 paranoide Persönlichkeitsstörung
- F60.1 schizoide Persönlichkeitsstörung
- F60.2 dissoziale Persönlichkeitsstörung
- F60.3 emotional instabile Persönlichkeitsstörung
  - .30 impulsiver Typus
  - .31 Borderline Typus
- F60.4 histrionische Persönlichkeitsstörung
- F60.5 anankastische Persönlichkeitsstörung
- F60.6 ängstliche (vermeidende) Persönlichkeitsstörung
- F60.7 abhängige Persönlichkeitsstörung
- F60.8 sonstige näher bezeichnete Persönlichkeitsstörungen
- F60.9 nicht näher bezeichnete Persönlichkeitsstörung

F61 kombinierte und sonstige Persönlichkeitsstörungen
- F61.0 kombinierte Persönlichkeitsstörungen
- F61.1 störende Persönlichkeitsänderungen (nicht klassifizierbar unter F60 oder F62)

F62 andauernde Persönlichkeitsänderungen, nicht Folge einer Schädigung oder Krankheit des Gehirns
- F62.0 andauernde Persönlichkeitsänderung nach Extrembelastung
- F62.1 andauernde Persönlichkeitsänderung nach psychischer Krankheit
- F62.8 sonstige andauernde Persönlichkeitsänderungen
- F62.9 nicht näher bezeichnete andauernde Persönlichkeitsänderung

F63 abnorme Gewohnheiten und Störungen der Impulskontrolle
- F63.0 pathologisches Glückspiel
- F63.1 pathologische Brandstiftung (Pyromanie)
- F63.2 pathologisches Stehlen (Kleptomanie)
- F63.3 Trichotillomanie
- F63.8 sonstige abnorme Gewohnheiten und Störungen der Impulskontrolle
- F63.9 nicht näher bezeichnete abnorme Gewohnheit oder Störung der Impulskontrolle

F64 Störungen der Geschlechtsidentität
- F64.0 Transsexualismus
- F64.1 Transvestitismus unter Beibehaltung beider Geschlechtsrollen
- F64.2 Störung der Geschlechtsidentität des Kindsalters
- F64.8 sonstige Störungen der Geschlechtsidentität
- F64.9 nicht näher bezeichnete Störung der Geschlechtsidentität

F65 Störungen der Sexualpräferenz
- F65.0 Fetischismus
- F65.1 fetischistischer Transvestitismus
- F65.2 Exhibitionismus
- F65.3 Voyeurismus
- F65.4 Pädophilie
- F65.5 Sadomasochismus
- F65.6 multiple Störungen der Sexualpräferenz
- F65.8 sonstige Störungen der Sexualpräferenz
- F65.9 nicht näher bezeichnete Störung der Sexualpräferenz

F66 psychische und Verhaltensprobleme in Verbindung mit der sexuellen Entwicklung und Orientierung
- F66.0 sexuelle Reifungskrise
- F66.1 ichdystone Sexualorientierung
- F66.2 sexuelle Beziehungsstörung
- F66.8 sonstige psychosexuelle Entwicklungsstörungen
- F66.9 nicht näher bezeichnete psychosexuelle Entwicklungsstörung

F68 sonstige Persönlichkeits- und Verhaltensstörungen
- F68.0 Entwicklung körperlicher Symptome aus psychischen Gründen
- F68.1 artifizielle Störung (absichtliches Erzeugen oder Vortäuschen von körperlichen und psychischen Symptomen oder Behinderungen)
- F68.8 sonstige näher bezeichnete Persönlichkeits- und Verhaltensstörungen

F69 nicht näher bezeichnete Persönlichkeits- und Verhaltensstörung

In diesem Kapitel werden lang andauernde Zustandsbilder und Verhaltensmuster beschrieben, die meist früh im Leben der Betroffenen entstanden sind und im weiteren Verlauf einen individuellen Lebensstil mit Herausbildung von charakteristischen Persönlichkeitszügen geprägt haben. Der Begriff „Persönlichkeit", der im Allgemeinen Charaktereigenschaften wie Temperament, persönliche Werte oder Einstellungen eines Menschen umfasst, meint in der Psychopathologie die Summe aller psychischen Eigenheiten und Verhaltensbereiche, die für den Einzelnen einzigartig und unverwechselbar sind und Aspekte des Fühlens, Denkens, Wahrnehmens und der Gestaltung sozialer Beziehungen beinhalten. Von „Persönlichkeitsstörung“ spricht man nicht nur dann, wenn eine gewisse Symptomkonstellation vorliegt, sondern wenn es durch diese auch zu erheblichem Leid im persönlichen Erleben und im zwischenmenschlichen Bereich kommt.

Die Klassifikation der *Persönlichkeitsstörungen* hat in der französischen, der angelsächsischen und der deutschsprachigen Psychiatrie eine lange Tradition. Ältere Begriffe wie „Psychopathie“, „abnorme Persönlichkeit“ und „Charakterneurose“ wurden durch den mittlerweile allgemeingültigen Terminus *Persönlichkeitsstörung* abgelöst. Den größten Einfluss auf die gegenwärtigen Klassifikationssysteme hatte die systematische Typologie von Kurt Schneider („Die psychopathischen Persönlichkeiten“, 1923), der einen deskriptiven Ansatz ohne soziologische Wertung anstrebte. Bereits damals beschrieb er verschiedene Persönlichkeitstypen, die sich in ähnlicher Form in den modernen Diagnosemanualen wiederfinden, und postulierte, dass eine Persönlichkeitsstörung nur dann zu diagnostizieren sei, wenn der Betroffene unflexibel ist und wenig angepasste Charakterzüge aufweist, was zu Leiden und Beeinträchtigungen im sozialen und beruflichen Leben führt. Er unterschied zehn verschiedene Persönlichkeitstypen, u. a. die „Hyperthymischen“, die „Depressiven“, die „Selbstunsicheren“, die „Fanatischen“, die „Explosiblen“, die „Gemütslosen“, die „Willenlosen“ und die „Asthenischen“.

In den neueren Diagnosesystemen hat sich die diagnostische Konzeption wenig verändert. Trotz der Vereinheitlichung von *Persönlichkeitsstörungen* in der ICD-10 und im DSM IV bestehen bei der Klassifizierung und Diagnostik Probleme bei der Abgrenzung von normalen Persönlichkeitszügen, bei der ätiologischen Heterogenität und bei der häufig bestehenden Komorbidität mit anderen psychischen Störungen.

Das **DSM IV** ist in der Diagnostik und Klassifikation von *Persönlichkeitsstörungen* richtungsweisend, da eine eigene Diagnoseachse (Achse II) für diese Störungen geschaffen wurde, bei der diese unabhängig von den sonstigen psychischen Störungen wie Depressionen, Angsterkrankungen etc. (Achse I) festgehalten werden können. Damit wird zum Ausdruck gebracht, dass sich *Persönlichkeitsstörungen* von den übrigen psychischen Störungen (vorwiegend durch den Verlauf) unterscheiden, im Sinne einer Komorbidität häufig mit anderen Krankheiten zusammen vorkommen und deswegen eine besondere Beachtung verdienen. In der **ICD-10** ist keine eigene Achse für *Persönlichkeitsstörungen* vorgesehen, es besteht aber die Möglichkeit, sie zusätzlich zu einer anderen psychischen Störung als eigene Diagnose hinzuzufügen.

Was ebenso nur im **DSM IV** vorkommt, aber große Beachtung findet, ist die sinnvolle Einteilung der *Persönlichkeitsstörungen* in **drei übergeordnete Cluster:**

- Cluster A fasst die *Persönlichkeitsstörungen* mit sonderbarem, eigentümlichem und exzentrischem Verhalten zusammen. Dies sind die *paranoide*, die *schizoide* und die *schizotypische Persönlichkeitsstörung*. Letztere wird in der ICD-10 aufgrund der Symptomatik den schizophrenen Störungen im weiteren Sinn (F2) zugeordnet.
- Cluster B umfasst *Persönlichkeitsstörungen* mit emotionalem, launischem oder dramatischem Verhalten, welche der *antisozialen (dissozialen)*, der *histrionischen*, der *narzisstischen* und der *Borderline Persönlichkeitsstörung* entsprechen.
- In Cluster C finden sich die *Persönlichkeitsstörungen*, bei der die Symptome Angst, Furcht und Abhängigkeitsverhalten im Vordergrund stehen, nämlich die *vermeidend-unsichere*, die *dependente* und die *zwanghafte Persönlichkeitsstörung*.

In der **ICD-10** werden im Kapitel F6 die *spezifischen* und *kombinierten Persönlichkeitsstörungen*, die *anhaltenden Persönlichkeitsänderungen*, die *Störungen der Impulskontrolle*, der *Geschlechtsidentität* und der *Sexualpräferenz* beschrieben. Ebenso sind Verhaltensstörungen in Verbindung mit der sexuellen Entwicklung und Orientierung und sonstige Persönlichkeits- und Verhaltensstörungen angeführt.

7.1 Spezifische Persönlichkeitsstörungen

Zu den *spezifischen Persönlichkeitsstörungen* (F60) zählt man die *paranoide*, die *schizoide*, die *dissoziale*, die *emotional instabile (Borderline)*, die *histrionische*, die *anankastische*, die *ängstliche* und die *abhängige Persönlichkeitsstörung*.

Allgemeine Diagnosekriterien der spezifischen Persönlichkeitsstörung

- Die Störung tritt bereits im Jugendalter, in ihrer vollen Ausprägung jedoch erst im Erwachsenenalter auf. Die Diagnose einer *Persönlichkeitsstörung* vor dem 16. Lebensjahr sollte man nicht stellen, da davon ausgegangen werden kann, dass sich Persönlichkeitszüge und Verhaltensweisen im Erwachsenenleben noch ändern werden.
- Der Betroffene zeigt ein dauerhaftes Erfahrungs- und Verhaltensmuster, welches von den kulturell adäquaten Vorgaben („Normen“) abweicht und sich in folgenden Bereichen äußert:

1. Kognitive Funktionen (Wahrnehmung und Interpretation von Dingen, Menschen und Ereignissen)
2. Affektivität
3. Impulskontrolle
4. Die Art des Umgangs im zwischenmenschlichen Bereich

- Das abweichende Verhalten ist so ausgeprägt, dass viele persönliche und soziale Probleme unflexibel, unangepasst oder auch auf andere Weise unzweckmäßig gelöst werden.
- Die Störung führt zu deutlichem Leiden mit Einschränkungen der beruflichen und sozialen Leistungsfähigkeit.

Um eine *Persönlichkeitsstörung* zu diagnostizieren, sollten verschiedene Aspekte des Lebens und der persönlichen Funktionen berücksichtigt werden, wie beispielweise Umgang mit Menschen, Verhalten am Arbeitsplatz, Gewohnheiten, Vorlieben oder Sexualität. Dazu sind viele Informationen notwendig, die durch mehrere Gespräche und die Befragung von Angehörigen und Freunden des Betroffenen erhoben werden können. Anamnese und Außenanamnese sind wichtige Bestandteile der Diagnosestellung (Längsschnitt). Ein immer wieder beobachtbarer Fehler ist die vorschnelle Annahme einer *Persönlichkeitsstörung* bald nach einem Erstgespräch. **Primär soll immer an eine „zyklische" also vorübergehende psychische Störung gedacht werden**, wie *depressive Störungen* (F32, F33), *bipolare Störungen* (F31), *Angststörungen* (F40, F41) oder auch ein *Abhängigkeitssyndrom* (F1x). In der Psychiatrie tätige TherapeutInnen sollten besonders *schizophrene Störungen* (F2) von *Persönlichkeitsstörungen* abgrenzen. Diesen differenzialdiagnostisch relevanten Störungen ist gemein, dass sie wegen des besseren Behandlungskonzepts mit günstigerer Prognose diagnostische Priorität gegenüber den *Persönlichkeitsstörungen* haben. Nicht zufällig findet man diese erst im Kapitel F6 der ICD-10: Es soll zum Ausdruck gebracht werden, dass fast alle anderen Störungen primär in Betracht gezogen werden sollen, um die Symptomatik evtl. besser erklären zu können.

Wie bereits erwähnt löste man im DSM IV das Abgrenzungsproblem durch die Einführung einer eigenen Diagnoseachse (Achse II), um die übrigen psychischen Störungen (Achse I) diagnostisch nicht zu vernachlässigen.

Eine generelle Schwierigkeit bei der Beschreibung vieler psychischer Störungen, insbesondere bei den *Persönlichkeitsstörungen*, ist die Verwendung von Wörtern, die Wertungen enthalten. Beispiele dafür sind „unangepasstes Bestehen auf eigene Rechte", „Selbstbezogenheit", „emotionale Kühle", „dramatische Selbstdarstellung", „Egozentrik" oder „herzloses Unbeteiligtsein". Diese Begrifflichkeiten bieten einen großen Interpretationsspielraum, sind schlecht operationalisierbar und lassen bezüglich der Präzision – ein Ziel der deskriptiven Diagnostik nach der ICD-10 – doch zu wünschen übrig. Dadurch besteht auch die Gefahr, dass der Diagnostiker selbst Wertvorstellungen und unreflektierte Gegenübertragungsgefühle einbringt.

Dennoch sind *Persönlichkeitsstörungen* sehr häufig vorkommende psychische Störungen und spielen in der Psychotherapie eine zunehmend größere Rolle, da ein pharmakologisches Behandlungskonzept nicht vorliegt. Diagnostisch ist nicht entscheidend, um **welche** *spezifische Persönlichkeitsstörung* es sich genau handelt (Ausnahme: *Borderline Persönlichkeitsstörung*, F60.31), sondern **ob** überhaupt eine solche vorliegt.

In der nächsten Revision des DSM – des **DSM V** – wird die Klassifikation der *Persönlichkeitsstörungen* aller Voraussicht nach umgestaltet und auf kategoriale Einteilungsprinzipien nach einzelnen Persönlichkeitsstörungen verzichtet werden. Stattdessen sollen prozentuelle Anteile der spezifischen Charakteristika, wie beispielsweise Abhängigkeit, Ängstlichkeit oder Zwanghaftigkeit, angegeben werden. Dieses dynamische Konzept wird voraussichtlich auch Eingang in die **ICD-11** finden, deren Erscheinen aber noch in weiter Ferne liegt.

7.1.1 Paranoide Persönlichkeitsstörung

Diagnosekriterien nach ICD-10, F60.0

- Die allgemeinen Kriterien einer *spezifischen Persönlichkeitsstörung* müssen erfüllt sein (s. S. 218 f.).
- Mindestens vier der folgenden Eigenschaften oder Verhaltensweisen müssen zutreffen:
  1. Übertriebene Empfindlichkeit gegen Rückschläge und Zurücksetzungen
  2. Neigung, dauerhaft Groll zu hegen, d. h. Beleidigungen und Missachtungen nicht zu verzeihen
  3. Misstrauen und eine anhaltende Tendenz, Erlebtes zu „verdrehen", indem neutrale oder freundliche Handlungen anderer als feindlich missgedeutet werden
  4. Streitsüchtiges und beharrliches, einer bestimmten Situation unangemessenes Bestehen auf eigenen Rechten
  5. Häufiges ungerechtfertigtes Misstrauen gegenüber dem Ehe- oder Sexualpartner bezüglich der sexuellen Treue

6. Ständige Selbstbezogenheit, besonders in Verbindung mit starker Überheblichkeit
7. Häufige Beschäftigung mit unbegründeten Gedanken an „Verschwörungen" als Erklärung für Ereignisse in der näheren Umgebung des Patienten oder der Welt im Allgemeinen

Des Wort „paranoid" (= wahnhaft) soll die durchgehend misstrauische Haltung und Feindseligkeit der PatientInnen ausdrücken, ist jedoch unpassend gewählt, da eine Nähe zur *paranoiden Schizophrenie* (F20.0) und zur *wahnhaften (paranoiden) Störung* (F22) suggeriert wird. Obwohl manche Autoren eine Ähnlichkeit mit den schizophrenen Erkrankungen sehen, beschreiben ältere Ausdrücke wie „querulatorisch", „fanatisch" und „streitsüchtig" dieses Störungsbild besser. Die hohe Empfindlichkeit gegenüber Kritik und die erhöhte Kränkbarkeit führt zu einer Fehlwahrnehmung der Betroffenen in dem Sinne, dass die Motive anderer feindselig und böswillig ausgelegt werden, jedoch nicht in dem Ausmaß wie bei einer *paranoiden Schizophrenie* oder einer *wahnhaften Störung*. Typisch bei Menschen mit *paranoider Persönlichkeitsstörung* sind spezielle Denkschemata, welche in Aussagen wie *„Andere Menschen sind gegen mich"*, *„Ich vertraue prinzipiell niemandem"* oder *„Ich werde gemobbt"* zum Ausdruck kommen. Hintergrund dieser bei 0,5–2,5 % der Gesamtbevölkerung auftretenden Störung ist eine Selbstwertproblematik mit projektiver Wahnbildung, um Verletzlichkeit und eigene aggressive Impulse abzuwehren.

Differenzialdiagnose

- Paranoide Schizophrenie
- Wahnhafte Störung
- Dissoziale Persönlichkeitsstörung
- Borderline Persönlichkeitsstörung

Bei der *paranoiden Schizophrenie* (F20.0) kommt es zu charakteristischen, oft bizarren Wahnbildungen, zu Halluzinationen und zu Störungen des formalen Denkablaufes. Die Abgrenzung der paranoiden Persönlichkeitsstörung zur *wahnhaften Störung* (F22) hingegen kann schwierig sein, bei dieser ist die Wahnsymptomatik jedoch unflexibel und stellt das herausragende Symptom dar.

Andere *spezifische Persönlichkeitsstörungen*, wie die *dissoziale* (F60.2) und die *Borderline Persönlichkeitsstörung* (F60.3), sind in Erwägung zu ziehen, weisen aber auch eine hohe Komorbiditätsrate mit der *paranoiden Persönlichkeitsstörung* auf.

Allgemeine Hinweise

Auch wenn viele Menschen Charakterzüge der *paranoiden Persönlichkeitsstörung* zeigen, wird man die Diagnose in der psychotherapeutischen Praxis kaum stellen. Einerseits nehmen solche Personen selten psychotherapeutische Hilfe in Anspruch, andererseits stellt die Diagnose für die Betroffenen zweifellos eine Stigmatisierung dar, wodurch das ohnedies brüchige Behandlungssetting belastet werden könnte.

In der forensischen Psychiatrie und im Gutachterwesen ist die Diagnose gerechtfertigt und stellt ein wichtiges Konzept dar. Das Verhalten exzessiver Leserbriefschreiber, gewisser Politiker, Sektenführer und fanatischer Führerpersönlichkeiten lässt sich mit dem Konzept der *paranoiden Persönlichkeitsstörung* gut beschreiben.

7.1.2 Schizoide Persönlichkeitsstörung

Diagnosekriterien nach ICD-10, F60.1

- Die allgemeinen Kriterien einer *spezifischen Persönlichkeitsstörung* müssen erfüllt sein (s. S. 218 f.).
- Mindestens vier der folgenden Eigenschaften oder Verhaltensweisen müssen zutreffen:
  1. Nur wenige Tätigkeiten bereiten den Betroffenen Freude
  2. Emotionale Kühle, Distanziertheit oder abgeflachte Affekte
  3. Reduzierte Fähigkeit, warme oder zärtliche Gefühle gegenüber anderen und Ärger auszudrücken
  4. Gleichgültigkeit gegenüber Lob oder Kritik von anderen
  5. Wenig Interesse an sexuellen Erfahrungen mit anderen Menschen (unter Berücksichtigung der Alters)
  6. Fast immer Bevorzugung von Aktivitäten, die alleine durchzuführen sind
  7. Übermäßige Inanspruchnahme durch Fantasien und Introvertiertheit
  8. Der Patient hat keine oder wünscht keine engen Freunde oder vertrauensvollen Beziehungen
  9. Deutlich mangelhafte Sensibilität beim Erkennen und Befolgen gesellschaftlicher Regeln

Eine *schizoide Persönlichkeitsstörung* haben jene Personen, die lange Zeit sehr zurückgezogen leben, sich in Gesellschaft anderer unwohl fühlen, als Einzelgänger auftreten und eine eingeschränkte emotionale Erlebnis- und Ausdrucksfähigkeit haben. Die PatientInnen zeigen sich scheu und reserviert und haben wenig soziale Bindungen.

Der Begriff „schizoid" bedeutet „so ähnlich wie schizophren" und ist als problematisch anzusehen, da er – analog zur *paranoiden Persönlichkeitsstörung* – ein Naheverhältnis zu den schizophrenen Störungen vorgibt. Diese eindeutige Verwandtschaft ist aber nur bei der *schizotypen Störung* (F21) gegeben und richtigerweise ist dieses Zustandsbild den *schizophrenen Störungen* (Kapitel F2) subsumiert. Die Bezeichnung „schizoid" soll nur für Persönlichkeitsmerkmale verwendet werden, die distanzierte, introvertierte und emotional eingeschränkte Verhaltensweisen beschreiben und darf **nicht** mit „schizophren" verwechselt werden.

Differenzialdiagnose

- Schizophrenie
- Schizotype Störung
- Ängstliche (vermeidende) Persönlichkeitsstörung
- Abhängige Persönlichkeitsstörung
- Depressive Störungen
- Angsterkrankungen
- Autismus

Die Unterscheidung von der *Schizophrenie* (F20) ist durch das bei der *schizoiden Persönlichkeitsstörung* vollständige Fehlen von „schizophrenen" Symptomen wie Wahnbildung, Halluzinationen und formalen Denkstörungen einfach. Bei der *schizotypen Störung* (F21), deren Diagnostik eine besondere Herausforderung ist, kommt es zu viel deutlicheren Verhaltensauffälligkeiten, wie Störungen im Bereich der Kommunikation, seltsame Glaubensinhalte, magisches Denken und ungewöhnliche Wahrnehmungen.

Andere spezifische Persönlichkeitsstörungen, die differenzialdiagnostisch in Betracht gezogen werden sollen, sind die *ängstlich (vermeidende)* (F60.6) und die *abhängige Persönlichkeitsstörung* (F60.7). Bei der *ängstlichen Persönlichkeitsstörung* wollen die PatientInnen soziale Kontakte, sind aber zu scheu und ängstlich diese herzustellen. PatientInnen mit einer *schizoiden Persönlichkeitsstörung* hingegen haben gar kein besonderes Interesse an anderen Menschen.

Weiters sollen vor allem *depressive Störungen* (F32, F33, F34.1), *Angsterkrankungen* (F40, F41) und milde Verlaufsformen des *Autismus* (F84) abgegrenzt werden.

Allgemeine Hinweise

Einzelgänger und Personen, die es vorziehen, alleine zu leben, sollte man nicht von vornherein als *schizoid* persönlichkeitsgestört bezeichnen. Von einer Störung spricht man nur dann, wenn durch ihr Verhalten und Erleben Nachteile im sozialen und beruflichen Kontext entstehen, beispielsweise wenn jemand durch seine eigenbrötlerische Art keine Anstellung oder Arbeit findet.

Menschen mit einer *schizoiden Persönlichkeitsstörung* werden von sich aus selten in Therapie gehen. Wenn dies doch der Fall ist, sollte man überlegen, ob nicht eher die Kriterien einer anderen *Persönlichkeitsstörung*, einer *Depression* oder einer *Angststörung* zutreffen.

Der Begriff „schizoid" hat auch eine stigmatisierende Komponente und ist für Betroffene wie TherapeutInnen wenig hilfreich, da es für diese Störung kein spezifisches Behandlungskonzept gibt.

7.1.3 Dissoziale Persönlichkeitsstörung

Diagnosekriterien nach ICD-10, F60.2

- Die allgemeinen Kriterien einer *spezifischen Persönlichkeitsstörung* müssen erfüllt sein (s. S. 218 f.).
- Mindestens drei der folgenden Eigenschaften oder Verhaltensweisen müssen zutreffen:
  1. Herzlose Teilnahmslosigkeit gegenüber den Gefühlen anderer
  2. Deutlich verantwortungslose Haltung und Missachtung sozialer Normen, Regeln und Verpflichtungen
  3. Unfähigkeit zur Aufrechterhaltung dauerhafter Beziehungen, obwohl keine Schwierigkeit besteht, sie einzugehen
  4. Sehr geringe Frustrationstoleranz und niedrige Hemmschwelle bezüglich aggressivem und gewalttätigem Verhalten
  5. Fehlendes Schuldbewusstsein oder Unfähigkeit, aus negativer Erfahrung, insbesondere Bestrafung, zu lernen
  6. Deutliche Neigung, andere zu beschuldigen oder plausible Rationalisierungen anzubieten für das Verhalten, durch welches die Betreffenden in einen Konflikt mit der Gesellschaft geraten sind

Bei der *dissozialen Persönlichkeitsstörung*, die auch als *antisoziale Persönlichkeitsstörung* bezeichnet wird, verletzen und missachten die Betroffenen die Rechte anderer, zeigen wenig Introspektion und Selbstkritik, sind gefühlskalt, egozentrisch, aggressiv und ihr Verhalten ist von Impulsivität, Verantwortungslosigkeit und fehlenden Schuldgefühlen geprägt. Viele Personen, die häufig mit dem Gesetz in Konflikt geraten oder Haftstrafen absitzen müssen, sind als dissoziale Persönlichkeiten einzustufen. Aber nicht jeder Kriminelle zeigt Züge dieser Persönlichkeitsstörung. Beispielsweise kommt es in Notzeiten zum Ansteigen von kriminellen Handlungen oder manche Personen begehen Verbrechen aus rein materiellen Gründen (Gewinnstreben, Profitgier), ohne dass die Kriterien dieser Persönlichkeitsstörung erfüllt sein müssen. Es gibt auch den umgekehrten Fall, dass hochangesehene, nicht als kriminell geltende Persönlichkeiten als dissozial einzustufen sind, wie beispielsweise manche Politiker oder Wirtschaftstreibende.

Über die Sinnhaftigkeit dieser Diagnose sind sich die Experten jedoch uneinig. Dies lässt sich aus der Geschichte der psychiatrischen Diagnostik erklären, in der lange Zeit von „Psychopathen" „Soziopathen" oder „soziopathischen Persönlichkeiten" gesprochen wurde. Diese unschönen Begriffe sind längst aus den modernen Diagnosesystemen verschwunden, zurückgeblieben sind die nicht ganz unumstrittenen Diagnosen *dissoziale* (ICD-10) oder *antisoziale Persönlichkeitsstörung* (DSM IV), wobei fraglich ist, ob eine Symptomatik, die fast nur „negative" und kriminelle Aspekte beschreibt, dazu geeignet ist, eine psychische Störung plausibel zu erfassen.

Die Störung tritt selten isoliert auf, meist finden sich im Sinne einer Komorbidität auch eine Reihe von anderen psychischen Störungen wie *Alkoholabusus*, *Drogenkonsum*, *affektive Störungen* und andere *Persönlichkeitsstörungen* (v. a. *Borderline Persönlichkeitsstörung*).

Differenzialdiagnose

- Manische Episode
- Bipolare Störung
- Dissoziale Persönlichkeitsstörung
- Kleptomanie (pathologisches Stehlen)

Wenn kriminelles Verhalten im Rahmen einer *manischen Episode* einer *bipolaren Störung* (F30, F31) oder einer *Schizophrenie* (F20) auftritt, so ist die Diagnose der *dissozialen Persönlichkeitsstörung* nicht zu stellen, da diese Störungen als Ausschlusskriterien gelten. Ebenso sollte eine *Kleptomanie* (*pathologisches Stehlen*, F63.2) abgegrenzt werden, bei der es zu impulshaftem Stehlen mit anschließenden Gefühlen von Angst, Verzagtheit und Schuld kommt. Auf das häufige Vorkommen von komorbiden Störungen *(Substanzmittelabusus, Persönlichkeitsstörungen, Depressionen mit Suizidversuchen)* wurde bereits hingewiesen.

Allgemeine Hinweise

Diese Diagnose wird vorwiegend in der forensischen Psychiatrie gestellt, drückt aber auch dort einen „therapeutischen und prognostischen Pessimismus" aus. Es gilt, dass Personen mit dissozialen Symptomen generell schlechter auf Psychotherapie und Rehabilitationsprogramme ansprechen, da diese Persönlichkeitszüge im Laufe eines Lebens als wenig veränderbar gelten. Diese Faktoren erklären die marginale Rolle, welche die Diagnose *dissoziale Persönlichkeitsstörung* in der freien Praxis spielt.

7.1.4 Emotional instabile Persönlichkeitsstörung (Borderline Persönlichkeitsstörung)

Bei dieser Störung wird der *impulsive* vom *Borderline-Typus* unterschieden:

Diagnosekriterien des impulsiven Typus nach ICD-10, F60.30

- Die allgemeinen Kriterien einer *spezifischen Persönlichkeitsstörung* müssen erfüllt sein (s. S. 218 f.).
- Mindestens drei der folgenden Eigenschaften oder Verhaltensweisen müssen zutreffen:
  1. Deutliche Tendenz, unerwartet und ohne Berücksichtigung der Konsequenzen zu handeln
  2. Tendenz zu Streitereien und Konflikten mit anderen, vor allem dann, wenn impulsive Handlungen getadelt oder unterbunden werden
  3. Neigung zu Wut- oder Gewaltausbrüchen mit Unfähigkeit zur Kontrolle dieses explosiven Verhaltens
  4. Schwierigkeiten bei der Beibehaltung von Handlungen, die nicht unmittelbar belohnt werden
  5. Unbeständige und launische Stimmung

Diagnosekriterien des Borderline-Typus nach ICD-10, F60.31

- Die allgemeinen Kriterien einer *spezifischen Persönlichkeitsstörung* müssen erfüllt sein (s. S. 218 f.).
- Mindestens drei Kriterien vom *impulsiven Typus* und zusätzlich mindestens zwei der folgenden Eigenschaften und Verhaltensweisen müssen zutreffen:
  1. Störungen und Unsicherheiten bezüglich Selbstbild, Zielen und „inneren Präferenzen“
  2. Neigung sich in intensive, aber instabile Beziehungen einzulassen, oft mit darauf folgenden emotionalen Krisen
  3. Übertriebene Bemühungen, das Verlassenwerden zu vermeiden
  4. Wiederholte Drohungen oder Handlungen mit Selbstschädigung
  5. Anhaltendes Gefühl von Leere

Die Unterscheidung von zwei Subtypen ist umstritten und – im Gegensatz zum DSM IV – nur in der ICD-10 gegeben. Ob es sich um zwei eigenständige Störbilder oder nicht doch um **eine** Persönlichkeitsstörung mit geschlechtsspezifisch unterschiedlicher Ausdrucksform handelt, wird diskutiert: Die Diagnosekriterien des *impulsiven Typus* treffen mehr auf Männer zu, hingegen beobachtet man Symptome des *Borderline-Typus* häufiger bei Frauen.

In der ICD-10 ist die Beschreibung der Diagnosekriterien unpräzise und pauschal. Beispielsweise schreiben die Autoren in den klinisch-diagnostischen Leitlinien von „einigen“ Kennzeichen emotionaler Instabilität, ohne diese genauer zu definieren. Die Aufnahme in die ICD-10 durch deren Autoren erfolgte „zögerlich“, was in der Einleitung der klinisch-diagnostischen Leitlinien zugegeben wird. Obwohl es klinische Übereinstimmungen zum DSM IV gibt, ist die Beschreibung dort prägnanter und umfassender und wird daher nachfolgend eigenständig angeführt:

Diagnosekriterien der Borderline Persönlichkeitsstörung im DSM IV

- Die Störung beginnt im frühen Erwachsenenalter und manifestiert sich in verschiedenen Lebensbereichen Es liegt ein tiefgreifendes Muster mit deutlicher Impulsivität vor, das von Instabilität in zwischenmenschlichen Beziehungen, im Selbstbild und in den Affekten geprägt ist.

- Mindestens fünf der folgenden Kriterien müssen zutreffen:
  - Verzweifeltes Bemühen, vermutetes oder tatsächliches Verlassenwerden zu vermeiden
  - Ein Muster instabiler, aber intensiver zwischenmenschlicher Beziehungen, das durch einen Wechsel zwischen den Extremen der Idealisierung und Entwertung gekennzeichnet ist
  - Ausgeprägte und andauernde Instabilität des Selbstbildes oder der Selbstwahrnehmung (Identitätsstörung)
  - Impulsivität in mindestens zwei potenziell selbstschädigenden Bereichen (Geldausgeben, Sexualität, Substanzmittelmissbrauch, rücksichtsloses Fahren, Essanfälle)
  - Wiederholte selbstverletzende oder suizidale Handlungen sowie Selbstmordandeutungen oder -drohungen
  - Affektive Instabilität infolge einer ausgeprägten Erregbarkeit der Stimmung (z. B. hochgradige episodische Dysphorie, Reizbarkeit oder Angst, wobei diese Stimmung gewöhnlich einige Stunden und nur selten mehr als einige Tage andauert)
  - Chronisches Gefühl von Leere
  - Unangemessene, heftige Wut oder Schwierigkeiten, die Wut zu kontrollieren (z. B. häufige Wutausbrüche, andauernde Wut, wiederholte körperliche Auseinandersetzungen)
  - Vorübergehende durch Belastung ausgelöste paranoide Vorstellungen oder schwere dissoziative Symptome

In der Psychiatrie wurde der Begriff „Borderline" („Grenzbereich, Grenzlinie") ursprünglich für jene psychischen Störungen verwendet, die im Grenzbereich zu den *schizophrenen Störungen* angesiedelt sind. Gemeint waren milde schizophrene Verläufe, die selten das Vollbild einer *paranoiden Schizophrenie* erreichen. Ausdrücke für diese Form sind „Borderline Schizophrenie", „Grenzschizophrenie" oder „pseudoneurotische Schizophrenie". Diese Störungen werden in den neuen Diagnosesystemen als *Schizotypie* (ICD-10, F21) oder *schizotype Persönlichkeitsstörung* (DSM IV) bezeichnet.

Forschungen auf dem Gebiet der Psychoanalyse hingegen beschrieben die *Borderline Persönlichkeitsstörungen* als eigenes Störungsbild im Übergang zwischen Neurose und Psychose, das ein durchgehend gestörtes Muster im affektiven Bereich aufweist und bei dem es zu einer Störung der Impulskontrolle und zu Schwierigkeiten im zwischenmenschlichen Bereich kommt.

Rohde-Dachser (1989) sprach von der „doppelten Elternschaft von Psychiatrie und Psychoanalyse" im Konzept der *Borderline-Störung* und meinte damit die unterschiedliche Bedeutungsherkunft des Begriffs „Borderline".

In der ICD-10 wie im DSM IV geht es vorwiegend um ein **psychoanalytisches** (oder psychotherapeutisches) **Verständnis.** Die Störung hat **keine** Nähe zur *Schizophrenie*, sondern ist als *Persönlichkeitsstörung* mit Problemen im affektiven Bereich, der Impulskontrolle und im Wahrnehmen des Selbstbildes aufzufassen. Psychotische Symptome sind nur flüchtig und weisen keinen direkten Zusammenhang mit schizophrenen Symptomen auf.

Klinisch-deskriptiv stehen fünf Syndromenkomplexe im Vordergrund:

- **Affektivität**
  Bei PatientInnen mit einer *Borderline-Störung* ist Angst ein zentraler Affekt. Diese Angst ist chronisch, diffus (frei flottierend) und wird vom Patienten meist nicht als solche wahrgenommen bzw. verleugnet, da Ängstlichkeit als persönliche Schwäche ausgelegt wird. Extreme kurzzeitige Stimmungsschwankungen, die nach äußeren Reizen (affektive Reagibilität) auftreten, sind typisch und führen nicht selten zu Erregungszuständen. Die PatientInnen reagieren auf tatsächliches oder angenommenes Verlassenwerden und auf Zurückweisungen, aber auch auf Entstehen von zwischenmenschlicher Nähe. In einer Therapie werden Beziehungsprobleme nicht selten als vorrangiger Leidenszustand präsentiert.
  Die depressive Stimmung unterscheidet sich dadurch von der typischen *depressiven Episode* oder *Dysthymia*, indem Schuldgefühle und Selbstvorwürfe des Patienten meist fehlen und dieser lediglich eine depressive Leere („chronisches Gefühl der Leere") oder eine große Wut („Spannungen") gegen sich selber spürt. Suizidalität und Selbstbeschädigungen können auf zu hohe Affektintensität zurückzuführen sein.
- **Impulsive Selbst- und Fremdschädigung**
  Impulsive Selbst- und Fremdschädigung ist nicht immer als Ausdruck eines kurzfristigen Affekts, sondern auch als durchgängiges Muster bei Betroffenen zu sehen. Selbstverletzungen wie Schneiden mit Rasierklingen oder Verbrennungen mit Zigaretten erfolgen oft nicht in suizidaler Absicht, sondern dienen einer Spannungsabfuhr und erfolgen impulshaft und ohne Planung. Die Arme vieler PatientInnen sind nicht selten mit zahlreichen Narben versehen, was ein Hinweis auf das Vorliegen einer *Borderline Persönlichkeitsstörung* sein kann. Dabei kann sich bei innerer Unruhe, Konflikten und Spannungszuständen ein suchtartiges Verhalten dahingehend entwickeln, sich selbst immer wieder auf die gleiche Weise zu verletzen, weil dies zu einer kurzfristigen, euphorischen Entspannung führt.
  Neben diesem eindrucksvollen Verhalten kommt es auch zu bulimischen Ess-Brech-Attacken, Alkohol- und Drogenkonsum, impulshaftem Geld-

ausgeben, Wutausbrüchen sowie einem impulsiven Muster im Bereich der Sexualität. Obwohl die PatientInnen versuchen diese Impulse unter Kontrolle zu bringen, kommt es immer wieder zu Affektdurchbrüchen (Erregungszuständen) und Verhaltensauffälligkeiten, die für die Betroffenen selbst unberechenbar sind, wenig differenziert wahrgenommen werden und nicht selten ein erhebliches Leiden bewirken.

- **Instabilität des Selbstbildes**
  Ein wesentliches Merkmal der *Borderline Persönlichkeitsstörung* ist das Fehlen einer integrierten Identität, die auch als „Identitätsdiffusion" bezeichnet wird. Häufig wechselt das Selbstbild, was in einer Veränderung von Wertvorstellungen, persönlichen Zielen oder Berufswünschen zum Ausdruck kommen kann. Typisch ist ein unvermuteter Meinungsumschwung hinsichtlich der Beurteilung von Freunden oder des Berufes. Was noch vor kurzem hochgelobt wurde, wird bald als schlecht und katastrophal gesehen. In der psychoanalytischen Literatur spricht man von „Idealisierung" und „Entwertung" (Abwehrmechanismen) oder bildhafter von „Schwarz-Weiß-Malerei". Diese Instabilität der Selbstwahrnehmung betrifft auch die Sexualität: Unterschiedliche sexuelle Praktiken werden vollzogen, ohne dass es zu einer reifen Befriedigung und tragfähigen Beziehung kommt. Dies kann sich in einem Wechsel von heterosexueller und homosexueller Orientierung oder auch als transsexuelle Neigung manifestieren. Auch passagere Perversionen (sadistische Praktiken, Masochismus) können bei Borderline-PatientInnen Ausdruck einer Identitätsstörung sein.
- **Dissoziative Symptome**
  Dissoziative und paranoide (psychotische) Symptome werden in der ICD-10 als Diagnosekriterien nicht eigens angeführt, sind aber klinisch bedeutsam und stellen differenzialdiagnostische Probleme dar. Dissoziationen entstehen meist dann, wenn die Betroffenen in Angst machende Situationen oder spannungsgeladene Zustände geraten. Die Symptomatik umfasst Dämmerzustände, Tagträumereien, Trancezustände und verzerrte Erinnerungen (siehe auch *Dissoziative Störungen,* S. 186).
- **Psychotische Symptome**
  Psychotische Symptome sind nur kurz, reversibel, nicht systematisiert und werden als Ich-dyston (nicht direkt zu einem selber gehörig) erlebt. Diese sogenannten „Mini-Psychosen" umfassen umschriebene akustische und optische Halluzinationen, die aber eher als Flash-backs von traumatischen Erfahrungen (Missbrauch, Misshandlung) interpretiert werden können. Die Halluzinationen treten oft vor dem Einschlafen auf, zeigen „grausame" und quälende Inhalte und beziehen sich auf Traumaerinnerungen. Auch passagere paranoide Gedankenschemata, die sich in Aussa-

gen wie „Die Welt ist böse" oder „In der U-Bahn hat mich ein Mann verfolgt" manifestieren, treten häufig auf und müssen von länger andauernden schizophrenen Symptomen abgegrenzt werden.

Differenzialdiagnose

- Schizophrene Störungen
- Affektive Störungen
- Andere Persönlichkeitsstörungen
- Substanzmittelabusus
- ADHS (Hyperkinetische Störung)
- Andere psychische Störungen

Schizophrene Störungen
Die notwendige Abgrenzung zur *Schizophrenie* (F20) wurde bereits erwähnt und ist durch deren viele Wochen durchgehend andauernde Symptomatik (Wahn und Halluzinationen, Denkstörungen etc.) nicht schwierig. Unsicherheiten können sich bei der Unterscheidung von der *Schizotypie* (F21) ergeben, bei der ebenfalls paranoide Gedanken und Phantasien vorkommen, die aber bei der *Borderline Persönlichkeitsstörung* eng mit interpersonellen Erlebnissen und Erfahrungen verbunden sind.

Affektive Störungen
Manche biologisch orientierte PsychiaterInnen sehen die *Borderline Persönlichkeitsstörung* als Sonderform einer affektiven Störung und stellen zur Diskussion, ob sie nicht eher den *depressiven Störungen* (F32) oder den *bipolaren affektiven Störungen* (F31) zugeordnet werden soll. Andererseits sind oft die Kriterien beider Störungen erfüllt, sodass auch beide diagnostiziert werden können (Komorbidität). Die eigentliche Differenzialdiagnose zur Depression stellt man aufgrund der Anamnese (Längsschnittbefund), da eine *depressive Episode* im Querschnittbefund durchaus auch einer *Borderline Persönlichkeitsstörung* gleichen kann.

Auch die *Zyklothymie* (F34.0), bei der es zu lange anhaltenden Stimmungsschwankungen kommt, ist abzugrenzen.

Andere Persönlichkeitsstörungen
Das gleichzeitige Auftreten von anderen Persönlichkeitsstörungen ist eher die Regel als die Ausnahme. Komorbidität besteht mit der *paranoiden* (F60.0), der *histrionischen* (F60.4) und der *narzisstischen Persönlichkeitsstörung* (F60.8).

Substanzmittelabusus
PatientInnen, die sich impulshaft und instabil verhalten, sind prädisponiert für die Entwicklung eines *Abhängigkeitssyndroms* (F1x.2) zu entwickeln. Chronische Drogenprobleme (Alkohol- und Medikamentenabusus, Einnahme von illegalen Drogen) führen von sich aus zu Persönlichkeitsveränderungen, sodass man im Einzelfall oft nicht feststellen kann, ob primär eine *Borderline Persönlichkeitsstörung* oder ein *Abhängigkeitssyndrom* vorliegt. Es gilt aber, dass bei den meisten polytoxikomanen PatientInnen eine „Borderline-Persönlichkeitsorganisation" (nach Kernberg) existiert.

ADHS
Wenn vermehrte Impulsivität im Vordergrund steht, sollte auch an die Diagnose „ADHS bei Erwachsenen" gedacht werden (siehe S. 270).

Andere psychische Störungen
Wenn sich die Impulsstörung ausschließlich auf einen umschriebenen Bereich bezieht, was sehr selten ist, wie beispielsweise Glücksspiel oder Stehlen, dann kann auch eine Diagnose aus diesem Bereich gestellt werden (*abnorme Gewohnheiten und Störungen der Impulskontrolle*, F63).

Dissoziative Störungen (F44) und die *posttraumatische Belastungsstörung* (F43.1) weisen nicht selten starke affektive Komponenten mit dissoziativen Symptomen auf, lassen sich aber durch die Kenntnis der Vorgeschichte des Patienten leicht von der *Borderline Persönlichkeitsstörung* abgrenzen.

Allgemeine Hinweise

Die Diagnostik der *Borderline Persönlichkeitsstörung* erfordert viel Erfahrung, da die Symptomatik so bunt und vielgestaltig ist, dass die Unterscheidung von anderen Störungen, bei denen ähnliche Verhaltens- und Erlebensweisen auftreten, nicht leicht ist. Durch die vielen unterschiedlichen Krankheitszeichen kann die *Borderline Persönlichkeitsstörung* zu einem „Sammelbecken" bei der Einordnung nicht eindeutiger Symptome geraten. Ungeübte Diagnostiker sollten sich nicht scheuen eine zweite Meinung einzuholen, weil die Diagnose *Borderline Persönlichkeitsstörung* nicht selten einen therapeutischen Nihilismus mit einer Gegenübertragungsproblematik ausdrückt.

Obwohl diese komplexe psychische Störung als schwer behandelbar einzustufen ist, stehen in der Psychotherapie mittlerweile erfolgversprechende Therapieverfahren zur Verfügung. Der Psychoanalytiker Otto Kernberg hat eine spezielle Interviewtechnik beschrieben („strukturell-diagnostisches Interview"), welche eine gute differenzialdiagnostische Abklärung hinsichtlich Psychosen und Neurosen ermöglicht. In der Therapie werden Abwehrmechanismen wie Spaltung, primitive Idealisierung, Entwertung, Omnipotenz und projektive Identifizierung bearbeitet, um mehr Kontrolle über das widersprüchliche Erleben und Verhalten des Patienten zu erlangen.

Verhaltenstherapeutische Therapieansätze, wie sie u. a. von Marsha M. Linehan beschrieben wurden, stellen eine wertvolle Ergänzung in der klinischen Arbeit dar.

Fallgeschichte

Eine 24-jährige Kunststudentin sucht „wegen einer Beziehungskrise" eine Psychotherapeutin auf. Im Erstgespräch berichtet die modisch und auffallend gekleidete sowie im Gesicht mit mehreren Piercings geschmückte Patientin, dass sie seit einem Monat einen neuen Freund habe, den sie während einer Studienreise in einer anderen Stadt kennen gelernt habe. Sie könne nicht sagen, ob sie sich wirklich verliebt habe, die meisten Probleme bereite ihr aber ihr früherer Freund, der sie täglich mit zahlreichen über das Handy verschickten Kurznachrichten und Telefonanrufen tyrannisiere. Einerseits drohe er, ihrem neuen Freund etwas anzutun, andererseits spreche er auch von Selbstmord. Sie ist unsicher und weiß nicht, für wen sie sich entscheiden soll.

In den ersten Therapiestunden geht es thematisch vorwiegend um die Situation der Trennung und um die Beziehungen zu den beiden Männern. Auf ihre Vergangenheit angesprochen erzählt die Patientin von einer bewegten Kindheit und Jugendzeit, die sie aufgrund der diplomatischen Tätigkeit des Vaters in verschiedenen Ländern verbracht habe. Die Beziehung zu den Eltern sei kühl und distanziert gewesen, da sie sich wenig um sie gekümmert hätten und sie selbst überwiegend von Kindermädchen erzogen worden sei. Sie habe sich in der Pubertät „anders" als ihre MitschülerInnen gefühlt, habe sich teilweise in Tagträumereien und Phantasiewelten hineinbegeben und habe sich nur für Musik und Kinofilme interessiert. Häufig habe sie sich aber auch leer und antriebslos gefühlt und keine besondere Interessen gezeigt. Erste Drogenerfahrungen habe sie mit Cannabis und Halluzinogenen gemacht, deren Einnahme bei ihr ein besonderes Gefühl in Form eines „Kicks" und Wärmegefühls bewirkt habe. Wegen Unwohlsein und Depressivtät habe sie solange Drogen genommen, bis diese eines Tages einen Angstzustand mit Verfolgungsideen und massiver Unruhe erzeugten. Sie habe daraufhin geglaubt verrückt zu sein und in der Folge ausschließlich Beruhigungstabletten (Benzodiazepine) konsumiert, von denen sie allerdings leicht abhängig geworden sei. Auf Befragen berichtet sie auch von einer kurzen Phase mit einer Ess-Stö-

rung und Episoden, in denen sie sich wegen Spannungszuständen mit einer Rasierklinge oberflächlich in den Unterarm ritzte. Am unangenehmsten seien aber ihre Furcht und Verfolgungsängste in den Nachmittagsstunden, wenn es dämmert. Meistens habe sie dann den Eindruck, dass Leute auf der Straße sie anstarrten und ihr auch nachgingen. Dies sei auch der Grund, warum sie eine Psychotherapie machen wolle; auch habe ihr voriger Freund sie immer wieder als „schizophren" bezeichnet. Einerseits wolle sie eine Hilfestellung in der Frage, für welche Beziehung sie sich entscheiden soll, andererseits würde sie gerne mehr über sich und ihr Innenleben erfahren und die Frage klären, ob sie nicht an einer Schizophrenie *leide.*
Zunächst diagnostiziert ihre Psychotherapeutin eine Anpassungsstörung *(F43.2), da in den ersten Therapiestunden die schwierige Trennung von ihrem Freund thematisch im Vordergrund stand. Differenzialdiagnostische Überlegungen bezüglich einer Angststörung (F40, F41) werden gestellt, da die Angstgefühle in den Abendstunden verstärkt auftreten. Die Patientin erzählt auch von einer Behandlung bei einem Neurologen, der meinte, sie leide unter einer Panikstörung und sie mit Antidepressiva und Sedativa (Benzodiazepine) behandelte. Eine Störung aus dem schizophrenen Formenkreis schließt die Psychotherapeutin relativ bald aus, da keine durchgehende psychotische Symptomatik (Wahn, Halluzinationen oder Denkstörungen) exploriert werden kann, die „paranoiden Ängste" in der Dämmerung nur flüchtig sind und die Patientin selbst diese als unnatürlich und übertrieben empfindet.*
Das hervorstechendste Merkmal ist jedoch die Instabilität ihres Selbstbildes und der Selbstwahrnehmung, die sich deutlich in ihrem Gefühl anders zu sein und in ihren Beziehungen zeigt, was die erfahrene Therapeutin schließen lässt, dass die Diagnose Borderline Persönlichkeitsstörung *wohl die richtige sei. Die Patientin erfüllt auch die weiteren Kriterien dieser Störung: Sie zeigte in der Vergangenheit ein Muster von Impulsivität (bulimische Phasen und Drogenkonsum), verletzte sich wiederholt selbst, indem sie sich bei Spannungen am Unterarm mit einer Rasierklinge ritzte, fühlte sich zeitweise „leer" und hatte bei Belastungen paranoide und dissoziative Symptome.*

Der Fall zeigt die schwierige Diagnosestellung bei PatientInnen mit *Borderline Persönlichkeitsstörungen*, da die Symptomatik sehr variabel ist und zunächst an andere Störungen *(Anpassungsstörung, Panikstörung, Drogenabhängigkeitssyndrom, Schizophrenie)* denken lässt. Das Typische neben der Vielfalt der Symptome ist die Identitätsdiffusion, die sich als wenig integriertes Selbstkonzept und in der interpersonellen Aktionen (Beziehungen) manifestiert, verbunden mit einer wechselnden sowie gestörten Selbst- und Fremdwahrnehmung, was widersprüchliches Sozialverhalten zur Folge hat.

Auch primitive Abwehrmechanismen wie Spaltung, Entwertung und projektive Identifizierung sind vorhanden und für die Entscheidung zugunsten der Diagnose *Borderline Persönlichkeitsstörung* richtungsweisend. Daher ist hier neben einer deskriptiv-psychopathologischen Befundung (nach ICD-10 und DSM IV) auch eine psychodynamische Exploration (z. B. „strukturell-diagnostisches Interview" nach Kernberg) hilfreich und sichert die schwierige Diagnosestellung zusätzlich ab.

Sie sind ein schlechter Therapeut, hören nicht zu, sind aggressiv und unsensibel!
Typischer Fall von Borderline! Das sind alles seine Gefühle, die er auf mich projiziert .... ich muss ihm das sagen und deuten ..
Sie sind ein schlechter Patient, wollen mir nicht zuhören und sind aggressiv und un: sensibel
Jetzt zertrümmere ich ihm gleich seine Praxis

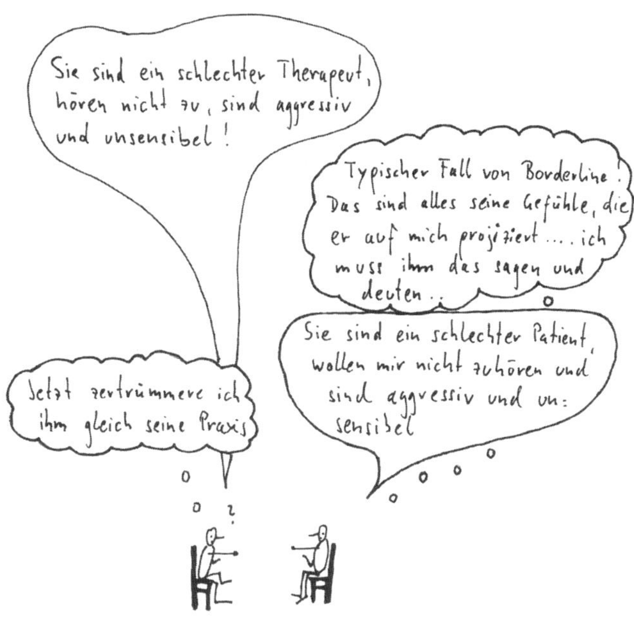

7.1.5 Histrionische Persönlichkeitsstörung

Diagnosekriterien nach ICD-10, F60.4

- Die allgemeinen Kriterien einer *spezifischen Persönlichkeitsstörung* müssen erfüllt sein (s. S. 218 f.).
- Mindestens vier der folgenden Eigenschaften oder Verhaltensweisen müssen zutreffen:
  1. Dramatische Selbstdarstellung, theatralisches Auftreten oder übertriebener Ausdruck von Gefühlen
  2. Suggestibilität, leichte Beeinflussbarkeit durch Andere oder durch Ereignisse oder Umstände

3. Oberflächliche, labile Affekte
4. Ständige Suche nach aufregenden Erlebnissen und Aktivitäten, in denen die Betreffenden im Mittelpunkt der Aufmerksamkeit stehen
5. Unangemessen verführerisches Erscheinen und Verhalten
6. Übermäßiges Bemühen, äußerlich attraktiv zu erscheinen

Der relativ neue Begriff „histrionisch“ (lat. *histrio* „Schauspieler“) ersetzte in der ICD-10 den bis dahin gebräuchlichen Ausdruck „hysterisch“. Die hysterische Neurose (ICD-9) war ein Oberbegriff für Konversionssymptome und dissoziative Störungen und wurde nur partikulär für die *Persönlicheitsstörung* verwendet. Schließlich wurde der missverständliche und diskriminierende Ausdruck „Hysterie“ fallengelassen und die uneinheitliche Symptomatologie verschiedenen Störungen zugeordnet (s. Abschnitt *Dissoziative Störungen*, S. 186 ff.).

Analog zum Schauspieler fühlt sich ein Patient mit einer *histrionischen Persönlichkeitsstörung* nicht wohl, wenn er/sie nicht im Mittelpunkt (Bühne) steht und nicht gebührend beachtet wird. Merkmale dieser Störung sind die hohe Abhängigkeit von der Aufmerksamkeit und Anerkennung anderer, die Neigung zur Affektlabilität, der Hang zum Dramatisieren, eine gewisse Verführungskunst, Selbstbezogenheit, Egozentrik, manipulatives Verhalten, aber auch leicht verletzbare Gefühle (Kränkbarkeit). Dies äußert sich beispielsweise in einer lebhaften, charmanten Art, Koketterie und im ständigen Bemühen im Mittelpunkt zu stehen oder als Stimmungskanone zu gelten. Bei ausgeprägter Symptomatik kommt es auch zu einer Unbeständigkeit in der Partnerschaft, Erschöpfung und sekundärem Krankheitsgewinn.

Differenzialdiagnose

- Andere Persönlichkeitsstörungen
- Andere psychische Störungen

Andere Persönlichkeitsstörungen

Bei der *Borderline Persönlichkeitsstörung* (F60.3) zeigen die Betroffenen ebenfalls emotional instabile Züge und manipulatives Verhalten. Diese ist aber durch zusätzliche charakteristische Symptome wie Selbstbeschädigung, Wutausbrüche und Identitätsstörungen leicht von der *histrionischen Persönlichkeitsstörung* abzugrenzen.

Auch die *dissoziale Persönlichkeitsstörung* sollte abgegrenzt werden, bei der die Betroffenen ebenfalls Züge von Egozentrismus und Manipulation und eine ständige Suche nach Reizen zeigen.

Andere psychische Störungen
Am wichtigsten ist die Abgrenzung zu hypomanen und manischen Episoden, wie sie bei der *bipolaren affektiven Störung* (F31) und der *Zyklothymie* (F34.0) vorkommen. Eine hypomane Phase zu übersehen und die Symptomatik einer *Persönlichkeitsstörung* zuzuordnen könnte fatale Folgen für den Betroffenen haben, da unter Umständen eine notwendige Behandlung (Psychopharmaka) unterbleibt.

Allgemeine Hinweise

Obwohl viele Menschen Züge einer *histrionischen Persönlichkeitsstörung* aufweisen, sollte die Diagnose eher zurückhaltend gestellt werden. Einerseits sind gerade histrionischeSymptome, wie verführerisches Verhalten, das ständige Bemühen im Mittelpunkt zu stehen oder ein oberflächlicher Gefühlsausdruck, nicht immer als pathologisch, sondern als Spielform von menschlichen Charakterzügen anzusehen, andererseits sind die Krankheitszeichen nicht selten auf eine Antriebssteigerung, wie sie bei der *bipolaren affektiven Störung* vorkommt, zurückzuführen.

7.1.6 Anankastische (zwanghafte) Persönlichkeitsstörung

Diagnosekriterien nach ICD-10, F60.5

- Die allgemeinen Kriterien einer *spezifischen Persönlichkeitsstörung* müssen erfüllt sein (s. S. 193 f.).
- Mindestens vier der folgenden Eigenschaften oder Verhaltensweisen müssen zutreffen:
  1. Starkes Zweifeln und übermäßige Vorsicht
  2. Ständige Beschäftigung mit Regeln, Details, Listen, Ordnung oder Plänen
  3. Perfektionismus, der die Lösung von Aufgaben behindert
  4. Übermäßige Gewissenhaftigkeit und Skrupel
  5. Unverhältnismäßiges Leistungsdenken mit Vernachlässigung oder sogar Verzicht auf Vergnügen und zwischenmenschliche Beziehungen

6. Übertriebene Pedanterie und Befolgung sozialer Konventionen
7. Rigidität und Eigensinn
8. Unbegründetes Bestehen darauf, dass andere sich exakt den eigenen Gewohnheiten unterordnen oder unbegründete Abneigung dagegen, andere etwas machen zu lassen

Pünktlichkeit, Ordnungsliebe, Sparsamkeit und Ausdauer sind Charakterzüge, die bereits in der Erziehung gefördert werden, als Tugenden angesehen werden und als Basis für berufliche und partnerschaftliche Beständigkeit gelten. Zwanghafte Persönlichkeitszüge korrelieren in manchen Berufen direkt mit Aufstieg und Erfolg. Von einer *Persönlichkeitsstörung* spricht man erst dann, wenn für den Betroffenen die Erfüllung seiner sozialen und beruflichen Aufgaben durch Perfektionismus, Rigidität, Entscheidungsschwäche und dem unflexiblen Bestehen auf Ordnung und Regeln erheblich erschwert ist. Auch wenn Angehörige wie Partner oder Kinder, aber auch Mitarbeiter unter diesem Verhalten leiden und beeinträchtigt werden, ist die Diagnose einer *anankastischen Persönlichkeitsstörung* gerechtfertigt.

Obwohl sich PatientInnen nicht immer als psychisch krank einstufen, leiden sie doch erheblich unter dem Konflikt, einerseits nach Perfektion und Leben nach strengen Normen zu streben, andererseits dies fast nie zu erreichen. Nicht selten gelten diese „Moralapostel" und Pedanten als mürrisch, grantig und unzugänglich und neigen zu depressiver Verstimmung. Auf Zurückweisung und Kritik reagieren sie sensibel, was zu einem Leidensdruck mit dem Wunsch nach einer Therapie führen kann.

Differenzialdiagnose

- Zwangsstörung
- Depressive Störungen
- Andere Persönlichkeitsstörungen

Zwangsstörung
Trotz der ähnlichen Bezeichnung unterscheidet sich die *Zwangsstörung* (F42) von der *zwanghaften Persönlichkeitsstörung*, und zwar durch den Schweregrad und den damit verbundenen sozialen Folgen. PatientInnen mit einer *Zwangsstörung* haben massive Zwangsgedanken und führen Zwangsrituale durch, wie beispielsweise Waschzwänge oder die Anhäufung von wertlosen Gegenständen. Durch die sozial unverträgliche Symptomatik ziehen sie sich zurück, werden meist arbeitslos oder müssen in die Frühpension gehen.

Depressive Störungen

Depressive PatientInnen, die an einer *Dysthymia* (F34.1) oder einer *depressiven Störung* (F32, F33) leiden, zeigen unter Umständen Züge, wie sie bei der *anankastischen Persönlichkeitsstörung* vorliegen. Durch eine sorgfältige Anamnese sollte die Abgrenzung der Persönlichkeitsstörung von der Depression gelingen. Die Diagnose der depressiven Störung ist vorrangig zu berücksichtigen.

Nicht selten entwickeln PatientInnen mit einer *anankastischen Persönlichkeitsstörung* im längeren Verlauf auch sekundär depressive Symptome, die das Erstellen der Hauptdiagnose erschweren. In diesem Fall sollten beide Diagnosen im Sinne einer Komorbidität gestellt werden.

Andere Persönlichkeitsstörungen

Differenzialdiagnostisch ist an die *schizoide* (F60.1), die *ängstliche* (F60.6) und die *abhängige* (F60.7) *Persönlichkeitsstörung* zu denken, die jedoch häufig gemeinsam mit der *anankastischen Persönlichkeitsstörung* vorliegen (Komorbidität).

Ich arbeite als Nachhilfelehrer und leide unter Zwanghaftigkeit.... ich hasse es zum Beispiel, wenn meine Schüler unpünktlich sind oder nicht erscheinen, ich lasse sie denn die ganze Stunde bezahlen
Wenigstens über Settingfragen brauche ich mit diesem Patienten nicht zu diskutieren

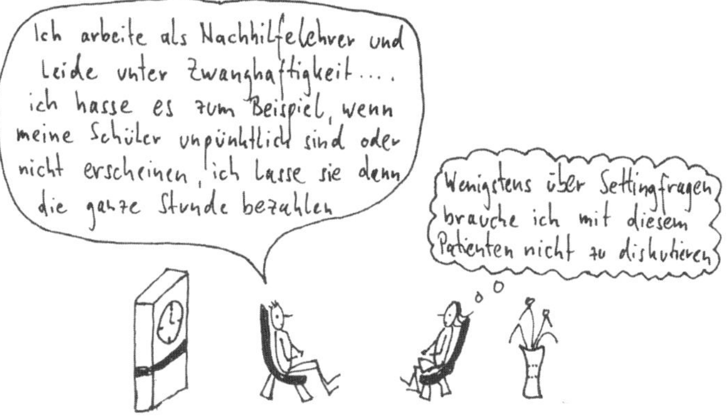

Allgemeine Hinweise

PatientInnen mit einer *anankastischen Persönlichkeitsstörung* können viel von einer Psychotherapie profitieren, da sie pünktlich und regelmäßig zur Behandlung erscheinen, was typischerweise ihrem Charakter entspricht. In der Therapie selber sind sie bereit, Fehler auch bei sich selbst zu suchen, was sich in einer länger dauernden Therapie günstig für die Betroffenen auswirkt. Viele Psychotherapieschulen (u. a. Psychoanalyse, Verhaltenstherapie, humanistische Verfahren) beschäftigen sich theoretisch und praktisch besonders ausführlich mit dieser „prototypischen“ Patientengruppe.

7.1.7 Ängstliche (vermeidende) Persönlichkeitsstörung

Diagnosekriterien nach ICD-10, F60.6

- Die allgemeinen Kriterien einer *spezifischen Persönlichkeitsstörung* müssen erfüllt sein (s. S. 218 f.).
- Mindestens vier der folgenden Eigenschaften oder Verhaltensweisen müssen zutreffen:
  1. Andauernde und umfassende Gefühle von Anspannung und Besorgtheit
  2. Überzeugung, selbst sozial unbeholfen, unattraktiv oder minderwertig im Vergleich mit anderen zu sein
  3. Übertriebene Sorge, bei sozialen Aktivitäten kritisiert oder abgelehnt zu werden
  4. Persönliche Kontakte werden nur dann gepflegt, wenn die Sicherheit besteht, angenommen zu werden
  5. Eingeschränkter Lebensstil wegen des Bedürfnisses nach körperlicher Sicherheit
  6. Vermeidung beruflicher oder sozialer Aktivitäten, die intensiven zwischenmenschlichen Kontakt bedingen, aus Furcht vor Kritik, Missbilligung oder Ablehnung

Diese auch als „selbstunsicher“ bezeichnete *Persönlichkeitsstörung* weist als Hauptmerkmal ein bereits in der Kindheit einsetzendes Muster von Unsicherheit, Angst vor Zurückweisung, vor Ablehnung und vor negativer Beurteilung sowie Schüchternheit, Anspannung und Vermeiden von sozialen Kontakten auf. Zusätzlich fühlen sich die Betroffenen schnell kritisiert, was zu massiven Problemen im beruflichen und sozialen Umfeld führt. Sie verzichten unter Umständen auf eine berufliche Beförderung, da die Furcht besteht, diesen Anforderungen nicht gewachsen zu sein, und verhalten sich in Gesellschaft zurückhaltend. Neue Freundschaften werden gemieden, da befürchtet wird, nicht angenommen oder gar kritisiert zu werden. Der entstehende Leidensdruck führt dazu, dass selten befriedigende soziale Beziehungen geknüpft werden können.

Differenzialdiagnose

- Soziale Phobie
- Depressive Störung
- Andere Persönlichkeitsstörungen

Soziale Phobie
Die abgrenzung zur *sozialen Phobie* (F40.1) ist fast unmöglich, da beide Störungen ähnliche Diagnosekriterien haben. Dies ist insofern unproblematisch, da sich auch die therapeutischen Maßnahmen gleichen. Wenn generell ein niedriges Selbstwertgefühl besteht, ist die Diagnose der *ängstlichen Persönlichkeitsstörung* vorzuziehen, hingegen zeigen PatientInnen mit einer *sozialen Phobie* ihre ängstlichen Verhaltensweisen eher situativ, wie beispielsweise in einer Gruppe.

Depressive Störung
Der Unterschied zu *depressiven Störungen* (F34.1, F32, F33) ist wichtig, da bei diesen andere therapeutische Überlegungen notwendig sind. Ein gleichzeitiges Vorkommen ist häufig (Komorbidität).

Andere Persönlichkeitsstörungen
Die *schizoide* (F60.1), die *zwanghafte* (F60.5) und die *abhängige Persönlichkeitsstörung* (F60.7) kommen einerseits gemeinsam mit der *ängstlichen Persönlichkeitsstörung* vor (Komorbidität), andererseits sind sie differenzialdiagnostisch in Betracht zu ziehen.

Allgemeine Hinweise

Die psychotherapeutischen Maßnahmen unterscheiden sich nicht von denen der *sozialen Phobie* und anderer Angststörungen. Die Diagnostik spielt daher eine untergeordnete Rolle.

7.1.8 Abhängige Persönlichkeitsstörung

Diagnosekriterien nach ICD-10, F60.7

- Die allgemeinen Kriterien einer *spezifischen Persönlichkeitsstörung* müssen erfüllt sein (s. S. 218 f.).
- Mindestens vier der folgenden Eigenschaften oder Verhaltensweisen müssen zutreffen:
  1. Bei den meisten für den weiteren Lebenslauf wichtigen Entscheidungen wird an die Hilfe anderer appelliert oder sie werden überhaupt anderen überlassen
  2. Unterordnung der eigenen Bedürfnisse unter diejenigen von Personen, zu denen eine Abhängigkeit besteht, und Nachgiebigkeit gegenüber deren Wünsche
  3. Mangelnde Bereitschaft zur Äußerung selbst angemessener Ansprüche bei Personen, von denen man abhängt
  4. Unbehagliches Gefühl oder Hilflosigkeit, wenn die Betroffenen alleine sind, aus übertriebener Angst, nicht für sich selbst sorgen zu können
  5. Häufig auftretende Furcht davor, verlassen zu werden und auf sich selber angewiesen zu sein
  6. Eingeschränkte Fähigkeit, Alltagsentscheidungen ohne zahlreiche Ratschläge und Bestätigungen von anderen zu treffen

Die *abhängige Persönlichkeitsstörung* wurde noch in der ersten Version der ICD-10 (1991) als „asthenische Persönlichkeitsstörung" bezeichnet. Dieser Begriff, der ein konzeptionelles Naheverhältnis zur *Neurasthenie* zeigt, wurde bereits in der zweiten Auflage (1992) durch das Wort „abhängig" ersetzt, was auf den Einfluss des DSM zurückzuführen ist. Dort wird die Bezeichnung „dependente (= abhängige) Persönlichkeitsstörung" verwendet.

Hauptmerkmal dieser Störung ist die Abhängigkeit der Betroffenen von Bezugspersonen und die Gewohnheit, Entscheidungen für wichtige Bereiche des Lebens anderen zu überlassen. Die Betroffenen sind unfähig ein eigenständiges, eigenverantwortliches Leben zu führen und selbstständige Gedanken zu entwickeln. Sie sehen sich als schwach, hilflos und inkompetent und haben Angst vor dem Verlassenwerden und vor dem Alleinsein. Dadurch kommt es in Partnerschaften zu ständigem Nachgeben und einem Anpassungsverhalten, welches sich bis zur Unterwürfigkeit steigern kann. Häufig fühlen sich abhängige Menschen zu Personen hingezogen, die sie dominieren, kontrollierend auf sie einwirken und alle Entscheidungen für sie treffen. Typische Beispiele sind junge Erwachsene, die sich nicht vom Elternhaus lösen können, oder die Ehefrau, die alle Entscheidungen ihrem Mann überlässt, um diesen nicht zu kränken oder gar zu verlieren. Letzteres Beispiel darf nicht darüber hinwegtäuschen, dass es dieses Verhalten auch bei Männern gibt, die aber oft eine „dominierende Dependenz" zeigen: Sie benötigen beispielsweise andere, um deren Aufgaben zu übernehmen und auch Entscheidungen für sie zu treffen, erhalten aber im Gegenzug Zuneigung und Anerkennung von jener Person, von der sie abhängen.

Erst das Verlassenwerden durch Trennung oder durch den Tod des Partners führt zu einem Leidensdruck für die Betroffenen und kann Anlass für das Aufsuchen einer Therapiemöglichkeit sein. Komplikationen sind *depressive Störungen*, *Substanzmittelabusus* (was als „Abhängigkeitsverschiebung" aufgefasst werden kann), somatische Beschwerden und Suizidalität.

Differenzialdiagnose

- Andere Persönlichkeitsstörungen
- Anpassungsstörungen
- Andere psychische Störungen

Andere Persönlichkeitsstörungen
Die *abhängige Persönlichkeitsstörung* kommt – wie auch andere spezifischen Persönlichkeitsstörungen – gemeinsam mit der *ängstlich (vermeidenden)* (F60.6), der *zwanghaften* (F60.5) und der *Borderline Persönlichkeitsstörung* (F60.3) vor.

Anpassungsstörungen
Abhängiges Verhalten kann auch als sinnvoller Adaptationsmechanismus aufgefasst werden, der erst dann zur Störung wird, wenn der Betroffene keine Hilfe mehr bekommt und gezwungen ist Entscheidungen alleine zutreffen bzw. Verantwortung zu übernehmen. Da das Leiden sich häufig erst nach Verlassenwerden (z. B. Scheidung) manifestiert, wird nicht ganz zu Unrecht zunächst eine *Anpassungsstörung* (F43.2) diagnostiziert. Die Diagnose *abhängige Persönlichkeitsstörung* lässt sich erst in der Folge durch das Verhalten des Betroffenen in der Therapie und durch die Vorgeschichte stellen.

Andere psychische Störungen
Während *depressiver Episoden* (F32, F33) können sich auch regressive und abhängige Verhaltensweisen zeigen, die von einer Persönlichkeitsstörung abgegrenzt werden müssen.

Personen mit somatischen Symptomen, wie sie bei der *Somatisierungsstörung* (F45.0) oder der *Hypochondrie* (F45.2) vorkommen, haben häufig Verhaltensweisen, die der *abhängigen Persönlichkeitsstörung* entsprechen. In diesem Fall sind beide Diagnosen im Sinne der Komorbidität zu stellen.

Allgemeine Hinweise

Wie bei allen *spezifischen Persönlichkeitsstörungen* soll die Diagnose nur dann gestellt werden, wenn die Störung zu deutlichem subjektivem Leiden führt und mit einer Einschränkung der beruflichen und sozialen Leistungsfähigkeit verbunden ist. „Abhängige" Personen werden erst dann in Therapie kommen, wenn ihr Interaktionsmuster nicht mehr funktioniert oder Angehörige nicht mehr bereit sind, die Rolle des Verantwortlichen zu übernehmen.

Eine „neue" Bindung an die Psychotherapeutin kann den Abhängigkeitsbedürfnissen des Patienten entgegenkommen, was zu Beginn einer Psychotherapie hilfreich für das Behandlungssetting ist, sich aber in der Folge durch die Bildung einer neuerlichen Abhängigkeit auch als kontraproduktiv erweisen kann.

7.2 Andauernde Persönlichkeitsänderung nach Extrembelastung

Diagnosekriterien nach ICD-10, F62.0

- Der Betroffene war einer Extrembelastung (Konzentrationslager, Folter, Katastrophen, anhaltende lebensbedrohliche Situationen) ausgesetzt. Nach dieser Extrembelastung kommt es zur Ausbildung einer Persönlichkeitsstruktur, die vorher nicht bestanden hat.
- Die Persönlichkeitsänderung muss mindestens zwei Jahre bestehen und steht in keiner Beziehung zu anderen psychischen oder organischen Störungen (außer zur *posttraumatischen Belastungsstörung*).
- Oft geht den Beschwerden eine *posttraumatische Belastungsstörung* (F43.1) voraus und Symptome können sich überlappen. Eine *andau-*

ernde Persönlichkeitsstörung nach Extrembelastung soll nur angenommen werden, wenn nach einer mindestens zweijährigen *posttraumatischen Belastungsstörung* wenigstens zwei Jahre lang mindestens zwei der folgenden Symptome vorliegen:

1. Eine feindliche oder misstrauische Haltung gegenüber der Welt im Allgemeinen
2. Sozialer Rückzug
3. Gefühle der Leere oder Hoffnungslosigkeit mit der Unfähigkeit, negative oder aggressive Gefühle zu äußern, und einer anhaltenden depressiven Stimmung ohne einen Hinweis auf eine vor der Extrembelastung bestandene depressive Störung
4. Chronisches Gefühl von Nervosität (wie bei ständigem Bedrohtsein). Dies zeigt sich in einer gesteigerten Wachsamkeit, Reizbarkeit und einer Neigung zu exzessivem Alkoholkonsum oder zum Gebrauch von psychotropen Substanzen
5. Gefühl, verändert oder anders als die anderen zu sein (Entfremdung)

Personen, die ein **Trauma** erlebt haben, können auch **Jahre später** psychische Symptome und Verhaltensauffälligkeiten entwickeln. Neben dem Begriff *andauernde Persönlichkeitsstörung nach Extrembelastung* aus der ICD-10 werden für dieses Syndrom in der Literatur auch Bezeichnungen wie „komplexe posttraumatische Belastungsstörung“ und „Störungen durch Extrembelastung“ verwendet.

Diese Diagnosekategorie ist für jene Personen mit einer psychischen Symptomatik vorbehalten, die einer extremen und übermäßigen anhaltenden Belastung wie Folter, Katastrophen oder Konzentrationslager ausgesetzt waren und nun eindeutige Veränderungen im Wahrnehmen, Denken und Verhalten bezüglich der Umwelt und der eigenen Person erfahren. Als Beispiel seien Menschen angeführt, die den Holocaust überlebt haben, ehemalige Soldaten und Widerstandskämpfer. Die Symptome, die vor der belastenden Erfahrung nicht bestanden haben, sind sozialer Rückzug, misstrauische Haltung, Gefühl der Leere, Nervosität und Entfremdung. Eine psychische Störung, wie beispielsweise eine *depressive Störung* (F32, F33), sollte nicht vorliegen.

Obwohl Überschneidungen mit der *posttraumatischen Belastungsstörung* (F43.1) vorliegen, die dieser Störung vorausgehen kann, sollte diese vor allem dann abgegrenzt werden, wenn die traumatische Erfahrung viele Jahre zurückliegt.

7.3 Andauernde Persönlichkeitsveränderung nach psychischer Erkrankung

Diagnosekriterien nach ICD-10, F62.1

- Der Patient war von einer oder mehreren Episoden einer psychiatrischen Erkrankung betroffen, von der er wieder (ohne Residualsymptome) genesen ist.
- Nach Genesung der psychiatrischen Erkrankung tritt eine Persönlichkeitsveränderung ein, die mindestens zwei Jahre besteht und nicht die Manifestation einer anderen psychischen oder organischen Störung darstellt.
- Die Persönlichkeitsveränderung verursacht einen Leidensdruck und hat eine Störung der Funktionsfähigkeit im täglichen Leben oder nachteilige Auswirkungen auf das soziale Umfeld zur Folge.
- Das Verhalten ist ausgeprägt und unflexibel und der Betroffene zeigt mindestens zwei der folgenden Symptome:
  1. Hochgradige Abhängigkeit von sowie Anspruchshaltung gegenüber anderen
  2. Überzeugung, durch die vorangegangene psychische Erkrankung verändert oder stigmatisiert zu sein. Ebenso ein Gefühl, deswegen von anderen moralisch verachtet zu werden („narzisstische Kränkung") mit daraus resultierendem sozialem Rückzug und der Unfähigkeit enge und vertrauensvolle Beziehungen aufrechtzuerhalten
  3. Passivität, vermindertes Interesse und Vernachlässigung von davor ausgeübten Freizeitbeschäftigungen
  4. Veränderung der Selbstwahrnehmung der Betroffenen mit dem Gefühl krank zu sein. Dies führt zu gesteigerter Inanspruchnahme medizinischer und psychiatrischer Dienste (hypochondrisches Verhalten)
  5. Erwartungshaltung gegenüber Personen, von denen die Betroffenen spezielle Vergünstigungen erwarten
  6. Dysphorische und labile Stimmung, die nicht auf das Vorliegen einer gegenwärtigen psychischen Störung oder einer vorangegangenen psychischen Störung mit residualen affektiven Symptomen zurückzuführen ist

Das Hauptmerkmal dieser seltenen Störung ist eine anhaltende Persönlichkeitsveränderung, die nach einer psychischen Erkrankung auftritt, aber nicht ursächlich mit dieser begründet werden soll. Diese Diagnosekategorie wurde offenbar für jene PsychiatriepatientInnen eingeführt, die Opfer einer unfreiwilligen, gewaltsamen und stigmatisierenden psychiatrischen Behandlung waren, nun aber wieder genesen sind und unter der Erinnerung und den Folgen (analog einer Extrembelastung) leiden. Einerseits kann diese Diagnose als „Wiedergutmachung" verstanden werden, andererseits verleitet sie den Therapeuten dazu, eine Residualsymptomatik mit latent wahnhaften und depressiven Symptomen gemeinsam mit dem Patienten zu verleugnen. Daher sollte man mit dieser Diagnosestellung sehr zurückhaltend sein.

7.4 Abnorme Gewohnheiten und Störungen der Impulskontrolle

Diesen psychischen Störungen ist gemein, dass die Betroffenen wiederholt ohne vernünftige Motive handeln und damit sich selbst oder andere Menschen schädigen. Es kommt zum Versagen der willentlichen Beherrschung eines Wunsches oder Antriebs. Impulshaftes Verhalten kommt auch bei anderen psychischen Störungen vor, vereinbarungsgemäß werden hier das *pathologische Glücksspiel*, die *pathologische Brandstiftung (Pyromanie)*, das *pathologische Stehlen (Kleptomanie)* und die *Trichotillomanie* zusammengefasst.

Diagnosekriterien nach ICD-10, F63

- Vor der Durchführung der Impulshandlung (Spielen, Brandstiftung, Stehlen, Ausreißen der Haare) tritt ein Spannungszustand oder eine Erregung auf.
- Während der Durchführung kommt es zu Erleichterung und Befriedigung und die Handlung bereitet Vergnügen.
- Nach der Tat kommt es häufig zu Schuldgefühlen und Selbstvorwürfen.
- Das Verhalten ist für die eigene Person oder andere schädlich.

Klassifikation

- Pathologisches Glücksspiel (F63.0)
- Pathologische Brandstiftung (Pyromanie, F63.1)
- Pathologisches Stehlen (Kleptomanie, F63.2)
- Trichotillomanie (F63.3)

Pathologisches Glücksspiel (F63.0)
Bei dieser auch als „Spielsucht“ oder „Pathologisches Spielen“ bezeichneten Störung kann der Betroffene der Versuchung zu einem Glücksspiel (Roulette, Spielautomaten, Kasino) nicht widerstehen, verspürt einen intensiven, unkontrollierbaren Drang und ist meist nicht in der Lage das Glücksspiel willentlich zu unterbrechen. Das Motiv ist nicht der Wunsch nach finanziellem Gewinn oder nach Freizeitgestaltung, sondern die Betroffenen verspüren eine innere Anspannung und Erregung, die durch das Spielen teilweise aufgehoben wird. Obwohl sich viele darüber im Klaren sind, dass ihr Verhalten als Krankheit zu bewerten ist, kommt es durch wiederholtes Spielen nicht selten zur Anhäufung von massiven Schulden und damit zu existenziellen Problemen und Selbstschädigung.

Das Verhalten von Personen, die „gewohnheitsmäßig“ spielen oder Wetten abschließen sowie dissoziale Züge aufweisen, soll von dieser Störung abgegrenzt werden.

Pathologische Brandstiftung (Pyromanie, F63.1)
Bei der *Pyromanie* kommt es zur **vorsätzlichen Brandstiftung**, die bei den PatientInnen sofort nach der Ausführung (Anblick des Feuers) eine starke Erregung auslöst. Das starke Interesse an der Beobachtung von Bränden führt dazu, dass die Betroffenen häufig bei Feueralarm anwesend sind oder eine entsprechende Nähe suchen (z. B. Mitgliedschaft bei der Freiwilligen Feuerwehr).

Die *Pyromanie* muss von Brandstiftungen unterschieden werden, die vorsätzlich aus wirtschaftlichem Interesse durchgeführt werden oder die im Rahmen einer Entwicklungsstörung bei Jugendlichen und bei anderen psychischen Störungen, wie der *dissozialen Persönlichkeitsstörung* (F60.2), der *Schizophrenie* (F20) oder einer *organisch psychischen Störung* (*Demenzen*, F00–F09), vorkommen.

Pathologisches Stehlen (Kleptomanie, F63.2)
Der Betroffene verspürt einen Drang zu stehlen, obwohl die gestohlene Ware für ihn keinen Gebrauchswert hat und keine Bereicherung darstellt. Meist werden die gestohlenen Gegenstände weggeworfen oder gehortet. Ähnlich wie beim *pathologischen Glücksspiel* und der *Pyromanie* verspüren die Betroffenen eine steigende Spannung vor der Handlung und ein Gefühl der Befriedigung unmittelbar nach der Tat. Obwohl es zwischen den Delikten häufig zu Schuldgefühlen kommt, ist eine Wiederholung in der Regel nicht zu verhindern.

Abzugrenzen ist die *Kleptomanie* von wiederholtem Ladendiebstahl durch Jugendliche ohne deutliche psychische Störung, durch Menschen mit *organischen psychischen Störungen*, *manischen Episoden*, aber auch von *depressiven Episoden*, bei denen es manchmal zu Diebstahl kommt, solange die Störung andauert.

Trichotillomanie (F63.3)
Bei der *Trichotillomanie* verspüren die Betroffenen den wiederholten Impuls, sich an verschiedenen Körperstellen die Haare auszureißen. Durch des Ausreißen der Haare kommt es zu einem Gefühl der Entspannung. Diese seltene Störung beginnt in der Kindheit und die Symptomatik steigert sich in Stress-Situationen.

Wenn die Störung im Rahmen einer *Schizophrenie* oder einer Hautentzündung vorkommt, soll die Diagnose nicht gestellt werden.

Differenzialdiagnose

- Persönlichkeitsstörungen
- Suchterkrankungen
- Organische psychische Störungen
- Sexuelle Störungen
- Ess-Störungen
- Bipolare affektive Störung

Zu einem Verlust der Impulskontrolle kommt es auch bei anderen psychischen Störungen, wie bei der *Borderline Persönlichkeitsstörung* (F60.3), bei der *dissozialen Persönlichkeitsstörung* (F60.2), bei *Suchterkrankungen* (F1), bei *organischen psychischen Störungen* (F0), *sexuellen Störungen* (F65), *Ess-Störungen* (F50) und vor allem im Rahmen einer *manischen Episode* bei der *bipolaren affektiven Störung* (F31). Der Ausdruck „Manie“ (Pyromanie, Kleptomanie) beschreibt traditionell und umgangssprachlich ein leidenschaftliches Verhalten, darf aber nicht mit der Manie bei der *bipolaren affektiven Störung* verwechselt werden.

Allgemeine Hinweise

Die Symptome bei *abnormen Gewohnheiten und Störungen der Impulskontrolle* kommen selten isoliert vor, sondern sind meist nur ein Bestandteil einer komplexen psychischen Störung. Am häufigsten kommen Impulsverluste im Rahmen einer *Borderline Persönlichkeitsstörung* vor, welche diagnostische Priorität hat. Wenn hingegen die Störung das Hauptsymptom darstellt, z. B. das Glücksspiel, und der Patient deswegen eine Therapie aufsucht, dann ist *pathologisches Glücksspiel* (F63.0) möglicherweise die treffendere Diagnose.

7.5 Störungen der Geschlechtsidentität

Klassifikation

- Transsexualismus (F64.0)
- Transvestitismus unter Beibehaltung beider Geschlechtsrollen (F64.1)
- Störung der Geschlechtsidentität des Kindesalters (F64.2)

Transsexualismus (F64.0)
Diese Störung sollte besser als „Geschlechtsidentitätsstörung" bezeichnet werden, da die Identitätsproblematik schwerwiegender ist als die sexuelle. Es besteht der Wunsch, als Angehöriger des anderen anatomischen Geschlechts zu leben und anerkannt zu werden. Meistens besteht auch ein Gefühl des Unbehagens oder der Nichtzugehörigkeit zum eigenen Geschlecht. Nach einiger Zeit wünschen die Betroffenen eine hormonelle und chirurgische Geschlechtsumwandlung. Da solche Phantasien auch bei anderen psychischen Störungen flüchtig auftreten, gilt als diagnostische Leitlinie ein mindestens zwei Jahre dauerndes, durchgehendes Bestehen dieses Wunsches oder dieser Störung. Eine *wahnhafte* oder *schizophrene Störung* (F2) sowie eine *geschlechtschromosomale Anomalie* müssen ausgeschlossen werden.

Transvestitismus unter Beibehaltung beider Geschlechtsrollen (F64.1)
Der Betroffene trägt zeitweise Kleidung des anderen Geschlechts („Crossdressing"), um sich vorübergehend dem anderen Geschlecht zugehörig zu fühlen. Durch das Tragen der Kleidung kommt es zu einer gewissen Entspannung und es wird dadurch ein psychisches Gleichgewicht erreicht. Der Wunsch nach Geschlechtsumwandlung besteht nicht. Wenn das Umkleiden mit sexueller Erregung einhergeht, spricht man von *fetischistischem Transvestitismus* (F65.1) und ist somit als *Störung der Sexualpräferenz* (F65) aufzufassen.

Störung der Geschlechtsidentität des Kindesalters (F64.2)
Diese Störung fällt in den Bereich der Kinder- und Jugendpsychiatrie und wird deshalb hier nicht erörtert.

7.6 Störungen der Sexualpräferenz

Die *Störungen der Sexualpräferenz* werden auch als „Paraphilien", „sexuelle Abweichungen" oder „Perversionen" bezeichnet. Charakteristisch für diese Störungen ist die **Ausschließlichkeit der sexuellen Vorlieben** (Fixierung), das **suchtartige Verlangen** danach (mit Verlust der Impulskontrolle) sowie die geringe therapeutische Beeinflussbarkeit. Beim Ausleben dieser sexuellen Vorlieben sind manchmal strafrechtliche Konsequenzen zu erwarten (z. B. bei der *Pädophilie*).

Diagnosekriterien nach ICD-10, F65

- Wiederholt auftretende, intensive sexuelle Impulse und Fantasien, die sich auf ungewöhnliche Gegenstände oder Aktivitäten beziehen.
- Der Betroffene handelt den Impulsen entsprechend oder fühlt sich durch sie beeinträchtigt.
- Die Sexualpräferenz besteht seit mindestens sechs Monaten.

Klassifikation

- Fetischismus (F65.0)
- Fetischistischer Transvestitismus (F65.1)
- Exhibitionismus (F65.2)
- Voyeurismus (F65.3)
- Pädophilie (F65.4)
- Sadomasochismus (F65.5)

Fetischismus (F65.0)
Gegenständliche Objekte werden als Stimuli für die sexuelle Erregung und Befriedigung benötigt, wie beispielsweise Schuhe und Gegenstände aus Gummi, Plastik oder Leder. Der Fetisch (unbelebtes Objekt) stellt einen Ersatz für den menschlichen Körper dar und ist die wichtigste Quelle sexueller Erregung oder ist für die sexuelle Befriedigung unabkömmlich. Nur unter diesen Voraussetzungen ist die Diagnose gerechtfertigt, da fetischistische Phantasien häufig sind und nicht von vornherein als Störung angesehen werden müssen. Der eigentliche *Fetischismus* wird für die Betroffenen häufig zur Qual, mündet in Rituale und kann das sexuelle Erleben massiv beeinträchtigen.

Fetischistischer Transvestitismus (F65.1)
Zur sexuellen Erregung wird die Kleidung des anderen Geschlechts getragen. Im Gegensatz zum einfachen *Fetischismus* (F65.0) wird der Fetisch (Kleidung) nicht nur getragen, sondern es soll auch der Anschein erweckt werden, dass es sich um eine Person des anderen Geschlechts handelt. Häufig werden mehrere Gegenstände getragen, wie Perücken, Kleider und Make-up. Die damit verbundene Erregung kann zum Orgasmus führen. Übergänge zum *Transsexualismus* kommen vor. Manchmal wird die Störung auch „Transvestitischer Fetischismus" genannt.

Exhibitionismus (F65.2)
Der Betroffene – in diesem Fall ausschließlich männlichen Geschlechts – hat eine starke Neigung, sein Genitale vor Fremden in der Öffentlichkeit zu entblößen, ohne diese zu einem sexuellen Kontakt aufzufordern. Es kommt zu einer Erektion und zur Masturbation, wobei die Erregung sich steigern kann, wenn das meist weibliche Opfer erschrickt oder ängstlich reagiert. Der *Exhibitionismus* kommt nicht nur bei alleinstehenden Männern ohne aktives Sexualleben vor, sondern auch bei Verheirateten. Für die meisten ist die Leidenschaft schwer kontrollierbar und wird als persönlichkeitsfremd erlebt. Abzugrenzen ist die Störung von exhibitionistischen Handlungen, wie sie häufig bei behinderten PatientInnen mit Intelligenzminderung vorkommen.

Voyeurismus (F65.3)
Nicht jeder, der beim Anblick von sexuellen Intimitäten oder Aktivitäten anderer erregt wird (Pornografie), ist als Voyeur anzusehen. Beim *Voyeurismus* hat der Betroffene den Drang, andere beim Entkleiden oder bei sexuellen Handlungen heimlich zu beobachten, und kann fast nur auf diesem Weg – meist durch Masturbation – zur sexuellen Befriedigung kommen. Der Wunsch mit den Beobachteten eine sexuelle Beziehung einzugehen besteht nicht. Die Diagnose soll nur dann gestellt werden, wenn der *Voyeurismus* die primäre Quelle für sexuellen Lustgewinn ist.

Pädophilie (F65.4)
Es besteht eine sexuelle Präferenz für Kinder, die gewöhnlich 13 Jahre oder jünger sind (Vorpubertät). Das Interesse kann sich nur auf Mädchen, nur auf Knaben oder auch auf Kinder beiderlei Geschlechts richten. Der sexuelle Kontakt zwischen Erwachsenen und Kindern wird gesellschaftlich geächtet und stellt einen Strafbestand dar. Bis zu welchem Alter jemand als Kind betrachtet werden muss, wird besonders bei gleichgeschlechtlichem Kontakt kontrovers diskutiert. Wenn Männer ihre eigenen Kinder sexuell belästigen oder missbrauchen, so handelt es sich ebenso um *Pädophilie*.

Sadomasochismus (F65.5)
Beim *Sadomasochismus* kommt es zu wiederkehrenden starken sexuellen Impulsen oder erregenden Phantasien, die mit realer Demütigung, Geschlagen- oder Gefesseltwerden oder sonstigen Leiden verbunden sind. In der Regel werden Schmerzen zugefügt, die sowohl für den ausübenden (Sadismus) als auch für den passiven Teil (Masochismus) sexuell erregend sind. Oft empfindet der Patient sowohl bei masochistischen als auch bei sadistischen Praktiken sexuelle Lust. Abzugrenzen sind hier wiederum schwach ausgeprägte sadomasochistische Praktiken, die zur Luststeigerung im „normalen" Sexualleben ausgeübt werden.

Neben den allgemein bekannten „klassischen" Perversionen gibt es noch eine Vielzahl von ungewöhnlichen sexuellen Aktivitäten und Präferenzen, die ebenfalls dieser Sparte zugeordnet werden und unter den *sonstigen Störungen der Sexualpräferenz* (F65.8) zusammengefasst werden. Beispiele sind der *Frotteurismus* (Pressen des eigenen Körpers an andere Personen in Menschenansammlungen zur sexuellen Erregung), die *Sodomie* (sexuelle Handlungen mit Tieren), die Strangulation und Nutzung des Sauerstoffmangels zur Steigerung der sexuellen Erregung, das Schlucken von Körperflüssigkeiten und Exkrementen, die Nekrophilie etc.

Die Diagnose einer *Störung der Sexualpräferenz* soll nur dann gestellt werden, wenn der Betreffende leidet, die Praktiken tatsächlich ausführt und deswegen eine Therapie aufsucht (Ausnahme: forensische Psychiatrie, Gutachten). Bei PatientInnen mit sexuellen Störungen ist ein tragfähiges und

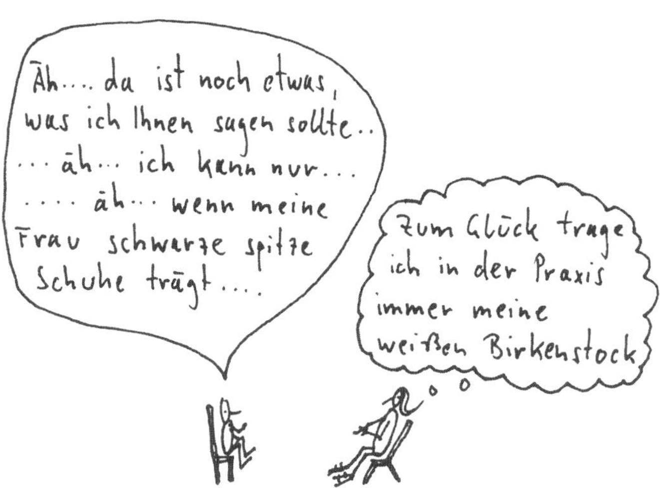

vertrauensvolles Klima sowohl für die Diagnostik als auch für die Therapie besonders wichtig. Neben einer ausführlichen Sexualanamnese, die das Ansprechen von Masturbation, vom ersten Geschlechtsverkehr, von sexuellen Vorlieben, Ausrichtungen und Erfahrungen beinhalten soll, ist auch – soweit vorhanden – die Einbeziehung des Partners bzw. der Partnerin oder von Bezugspersonen hilfreich.

Wichtige Begriffsbestimmungen

- Kombinierte Persönlichkeitsstörung
- Narzisstische Persönlichkeitsstörung
- Passiv-aggressive Persönlichkeitsstörung
- Psychopathie und Soziopathie
- Münchhausen-Syndrom (artifizielle Störung)
- Tourette-Syndrom

Kombinierte Persönlichkeitsstörung. Hier sind die Merkmale einer *spezifischen Persönlichkeitsstörung* (F60) erfüllt, jedoch liegt kein vorherrschendes Symptom vor, welches die Diagnose einer einzelnen Störung rechtfertigen würde. Typisch sind Kombinationen von Symptomen der *Borderline*, der *dissozialen* und der *histrionischen Persönlichkeitsstörung* oder von Symptomen der *abhängigen*, der *ängstlichen* und der *anankastischen Persönlichkeitsstörung*. In der ICD-10 wurde die *kombinierte Persönlichkeitsstörung* mit F61.0 kodiert.

Narzisstische Persönlichkeitsstörung. Dieses Krankheitskonzept geht auf psychoanalytische Theorien zurück und entstand aus der Vorstellung von frühen (präödipalen) Störungen der kindlichen Entwicklung. Eine Weiterentwicklung bezog Objektbeziehungstheorien mit ein (Kernberg, Kohut) und wurde wegen ihres stringenten Konzepts im DSM III aufgenommen. In der griechischen Mythologie ist Narziß ein Mann, der die Liebe der Nymphe Echo verschmäht und von Aphrodite derart bestraft wird, dass er sich in sein Spiegelbild verliebt, bis seine Verwandlung in die Blume gleichen Namens den Qualen ein Ende macht.

Menschen mit einer *narzisstischen Persönlichkeitsstörung* (nach DSM IV) haben ein grandioses Gefühl der eigenen Wichtigkeit, glauben „einzigartig" und „besonders" zu sein, verlangen nach übermäßiger Bewunderung, haben Phantasien von Erfolg, Macht, Glanz oder idealer Liebe, legen ein Anspruchsdenken mit der Tendenz andere auszubeuten an den Tag, sind neidisch auf andere und zeigen arrogante Verhaltensweisen. Im Hintergrund besteht ein brüchiges Selbstwertgefühl mit der Neigung zur depressiven und/oder suizidalen Reaktion bei vermeintlichen Kränkungen und Krisen. Narzissmus kann demnach als Beziehungsstörung mit erhöhter Selbstbezogenheit, Empfindlichkeit gegen die Einschätzung anderer und einem Mangel an Empathie aufgefasst werden.

In der ICD-10 ist die Störung nur im Anhang bei den Forschungskriterien enthalten, da den Autoren die Diagnosekriterien zu ungenau und klinisch wenig brauchbar erschienen (geringe Operationalisierbarkeit). Außerdem ist eine Diagnosestellung nur durch Kenntnis der „Innenperspektive" des Patienten (psychodynamische Diagnose) möglich. Die Diagnose *narzisstische Persönlichkeitsstörung*, die in der ICD-10 unter die *sonstigen spezifischen Persönlichkeitsstörungen* (F60.8) subsumiert werden kann, soll wegen der missverständlichen und teilweise auch abwertenden Begriffe („Anspruchsdenken", „arrogante Verhaltensweisen" etc.) nur in Ausnahmefällen verwendet werden und den psychoanalytisch versierten PsychotherapeutInnen vorbehalten bleiben.

Passiv-aggressive Persönlichkeitsstörung. Die *passiv-aggressive Persönlichkeitsstörung* ist in der ICD-10 nicht angeführt, kann aber als *sonstige spezifische Persönlichkeitsstörung* (F60.8) angesehen werden. Die Bezeichnung „passiv-aggressiv" wird vorwiegend in den USA verwendet und führte zur Definition einer eigenen Persönlichkeitsstörung. Im DSM IV wird eine neue Bezeichnung („negativistische Persönlichkeitsstörung") hinzugefügt. Die Diagnosekriterien beschreiben ein durchgängiges Muster negativistischer Einstellungen und einen passiven Widerstand gegenüber Forderungen nach angemessener Leistung. Die Betroffenen reagieren ärgerlich auf die Forderung nach einer Steigerung ihrer Leistung, widersetzen sich Autoritäten, beschweren sich darüber, missverstanden zu sein, sind mürrisch und streitsüchtig und beklagen sich in übertriebener Weise über ihr persönliches Unglück.

Psychopathie und Soziopathie. Der Ursprung des Begriffs „Psychopathie" liegt im 19. Jahrhundert und kann als Vorläuferbegriff des Terminus „Persönlichkeitsstörung" angesehen werden. Da der Ausdruck „Psychopath" eine stigmatisierende und abwertende Bedeutung erhalten hat, sollte auf diesen Begriff verzichtet werden. Der alte Begriff „Soziopathie" ist ebenso entbehrlich und bezeichnet Menschen, die in der ICD-10 als *dissoziale Persönlichkeiten* (F60.2) beschrieben werden. Der englische Begriff „psychopathy" wird vorwiegend in der forensischen Psychiatrie verwendet und bezeichnet eine Untergruppe von Persönlichkeitsstörungen mit schlechter Prognose. Betroffene zeigen u. a. Gewissenlosigkeit, manipulativ-betrügerisches Verhalten, Mangel an Empathie, oberflächlichen Charme und Impulsivität.

Münchhausen-Syndrom (artifizielle Störung). In der ICD-10 wird die *artifizielle Störung* (F68.1) als absichtliches Erzeugen oder Vortäuschen von körperlichen oder psychischen Symptomen definiert. Die Betroffenen haben eine schwere Charakterpathologie (im Sinne einer Persönlichkeitsstörung), täuschen körperliche oder psychische Krankheitssymptome vor, indem sie beispielsweise Fieberthermometermanipulationen durchführen, sich selbst Insulin inijzieren, um eine Unterzuckerung (Hypoglykämie) hervorzurufen, Herzattacken vorgeben, Säuren auf ihre Haut aufbringen oder Psychopharmaka einnehmen, um delirante Zustände (Vergiftungen) hervorzurufen. Die PatientInnen zeigen eine auffällige Bereitschaft für invasive, auch unangenehme und schmerzhafte diagnostische und therapeutische Eingriffe und weisen eine ergiebige Operationsanamnese mit vielen Spitalsaufenthalten auf (häufig sind zahlreiche Narben sichtbar). Dieses Verhalten ist vordergründig nicht verständlich, es liegen jedoch unbewusste Motive vor, wie etwa die Absicht durch die Krankenrolle besondere Aufmerksamkeit zu erhalten. Bei der *artifiziellen Störung im engeren Sinn* sind die (meist weiblichen) PatientInnen häufig im medizinischen Bereich tätig (z. B. Krankenschwestern), sind sozial angepasst und zeigen relativ wenig auffällige Konflikte.

Das *Münchhausen-Syndrom*, dessen Bezeichnung auf den Lügenbaron Münchhausen zurückgeht, kommt vorwiegend bei schwer persönlichkeitsgestörten Männern vor *(Borderline Persönlichkeitsstörung, dissoziale Persönlichkeitsstörung)*, deren Kindheit von Verlusterlebnissen, Inzest oder Gewalttätigkeiten geprägt war. Neben einer ausgeprägten Störung von zwischenmenschlichen Beziehungen kommt es zu zwanghaftem Lügen (Pseudologia phantastica), Krankenhauswandern („Doctor-shopping"), zum sozialen Abstieg mit Medikamenten- und Alkoholmissbrauch sowie delinquentem Verhalten.

Nicht zu verwechseln ist die artifizielle Störung mit der Simulation, bei der Krankheitssymptome willentlich erzeugt oder angegeben werden, um einen persönlichen Vorteil zu erzielen, wie beispielsweise einen Krankenstand.

8 Intelligenzminderung

F7 Intelligenzminderung

F70 leichte Intelligenzminderung

F71 mittelgradige Intelligenzminderung

F72 schwere Intelligenzminderung

F73 schwerste Intelligenzminderung

F78 sonstige Intelligenzminderung

F79 nicht näher bezeichnete Intelligenzminderung

Mit der vierten Stelle kann das Ausmaß der begleitenden Verhaltensstörung näher gekennzeichnet werden:

- F7x.0 keine oder nur minimale Verhaltensauffälligkeit
- F7x.1 deutliche Verhaltensauffälligkeit, die Beobachtung oder Behandlung erfordert
- F7x.8 sonstige Verhaltensauffälligkeiten
- F7x.9 Verhaltensauffälligkeiten nicht erwähnt

Unter „Intelligenzminderung" versteht man eine deutlich unterdurchschnittliche Ausbildung der geistigen Leistungsfähigkeit, sodass Anpassungs- und Verständigungsfähigkeit, zwischenmenschliche Interaktion, eigenständige Versorgung, sprachliche, emotionale, motorische und lebenspraktische Fähigkeiten, Selbstbestimmtheit, schulische Fertigkeiten des Lesens, des schriftsprachlichen Ausdrucks, des Rechnens und anderer kognitiver Funktionen und somit auch die Anpassungsfähigkeit bei Anforderungen der beruflichen Arbeit, Freizeit, Erziehungsfähigkeit, Gesundheit und auch Sicherheit wesentlich beeinträchtigt sind. In Bezug auf eine allgemeingültige Diagnostik können keine detaillierten Kriterien gegeben werden, da sowohl die kognitiven Funktionen als auch die soziale Kompetenz stark von kulturellen Faktoren abhängt.

Allgemeine Diagnosekriterien

- Niveau der kognitiven Fähigkeiten:
  IQ 50-69: Leichte Intelligenzminderung (früher: Debilität) (F70)
  IQ 35-49: Mittelgradige Intelligenzminderung (früher: Imbezilität) (F71)
  IQ 20-34: Schwere Intelligenzminderung (früher: ausgeprägte Imbezilität) (F72)
  IQ < 20: Schwerste Intelligenzminderung (früher: Idiotie) (F73)

- Niveau der sozialen Kompetenz:
  Keine oder geringfügige Verhaltensstörung (F7x.0)
  Deutliche Verhaltensstörung, die Beobachtung oder Behandlung erfordert (F7x.1)
  Sonstige Verhaltensstörung (F7x.8)
  Nicht näher bezeichnete Verhaltensstörung (F7x.9)

8.1 Leichte Intelligenzminderung

Diagnosekriterien nach ICD-10, F70

- Der IQ liegt in einem Bereich von 50–69.

Die Betroffenen haben Schwierigkeiten bei der Schulausbildung, sie können aber arbeiten und auch soziale Beziehungen eingehen. Die Selbstversorgung (Essen, Waschen, Anziehen, Darm- und Blasenkontrolle) ist bei den meisten Personen gegeben. Sprachverständnis und Sprachgebrauch sind aber leicht verzögert.
Das mentale Alter entspricht Kindern zwischen 9 und 12 Jahren. Ältere Ausdrücke sind „leichte geistige Behinderung“, „leichte Oligophrenie“, „Debilität“ oder „Schwachsinn“.

8.2 Mittelgradige Intelligenzminderung

Diagnosekriterien nach ICD-10, F71

- Der IQ liegt in einem Bereich von 35–49.

Betroffene Personen zeigen Entwicklungsschwierigkeiten in der Kindheit und weisen meist ein nur begrenztes schulisches Vorankommen auf. Im Erwachsenenalter können einfache praktische Tätigkeiten verrichtet werden, wenn eine entsprechende Betreuung gewährleistet ist. Das mentale Alter entspricht Kindern zwischen 6 und 9 Jahren. Ältere Ausdrücke sind „Imbezilität“, „mittelgradige geistige Behinderung“ oder „mittelgradige Oligophrenie“.

8.3 Schwere Intelligenzminderung

Diagnosekriterien nach ICD-10, F72

- Der IQ liegt in einem Bereich von 20–34.

Das klinische Bild ähnelt der mittelgradigen Intelligenzminderung, die Symptomatik ist aber schwerer ausgeprägt und die meisten Betroffenen leiden an einer deutlich ausgeprägten motorischen Schwäche, was auf eine organische Beeinträchtigung des Zentralnervensystems hinweist. Kontinuierliche Hilfe wird benötigt. Das mentale Alter entspricht Kindern von unter 3 bis unter 6 Jahren. Ältere Ausdrücke sind „schwere geistige Behinderung“ oder „schwere Oligophrenie“.

8.4 Schwerste Intelligenzminderung

Diagnosekriterien nach ICD-10, F73

- Der IQ liegt in einem Bereich von unter 20.

Die Personen benötigen ständige Hilfe und Überwachung, sind nicht in der Lage, Aufforderungen oder Anweisungen zu verstehen. Viele sind auch in ihren Bewegungen eingeschränkt, weisen neurologische Defizite auf, sind inkontinent und zumeist nur zur nonverbalen Kommunikation fähig. In den meisten Fällen kann eine organische Ätiologie festgestellt werden. Das mentale Alter entspricht Kindern unter 3 Jahren. Ältere Ausdrücke sind „Idiotie“, „schwerste geistige Behinderung“ oder „schwerste Oligophrenie“.

Differentialdiagnose

- Demenz
- Deprivation, Hospitalismussyndrom

Demenz
Eine Demenz ist von der Diagnose „Intelligenzminderung“ abzugrenzen. Hier liegt ein Abbau schon vorhandener kognitiver Leistungen vor und die Demenz tritt meist im höheren Lebensalter auf.

Deprivation, Hospitalismussyndrom
Ebenfalls davon abzugrenzen sind intellektuelle Leistungsminderungen, die durch extreme Vernachlässigung und fehlende Förderung von Kindern entstehen, wie bei der Deprivation oder beim Hospitalismussyndrom.

Allgemeine Hinweise

Nur bei 30 % der Betroffenen lässt sich eine Ursache feststellen. Dabei spielen erbliche Stoffwechselstörungen, Chromosomenstörungen (z. B. Down-Syndrom), Entwicklungsstörungen des Gehirns sowie Schäden rund um die Geburt eine Rolle. Klinisches Bild und Verlauf einer Intelligenzminderung werden vom Ausmaß der organischen Begleiterkrankungen und psychischen Störungen bestimmt. Die psychische Symptomatik ist variabel und reicht von einem völlig angepassten Verhalten bis zu Aggressivität, selbstverletzendem Verhalten, Impulsivität, motorischer Hyperaktivität, Stereotypien, Zwangshandlungen, affektiven Auffälligkeiten und psychotischen Symptomen.

In der Diagnostik kommt der Verhaltensbeobachtung mehr Bedeutung zu als dem Gespräch im Rahmen einer Exploration. Daneben müssen die Anamnese, die Familienanamnese und die psychosozialen Rahmenbedingungen erhoben werden. Erfasst werden sollen kognitive Fähigkeiten, Fertigkeiten in der motorischen und sprachlichen sowie emotionalen und sozialen Entwicklung, Temperamentseigenschaften, lebenspraktische und schulische Fertigkeiten sowie der Grad der Eigenständigkeit und Selbstbestimmtheit in der Freizeit oder im außerfamiliären Umfeld. Ergänzend können standardisierte Intelligenztests (z. B. Hamburg Wechsler Intelligenztest HAWIK) oder Verfahren zur Einschätzung des Entwicklungsstandes (z. B. Denver-Entwicklungsskalen) eingesetzt werden.

9 Entwicklungsstörungen

F8 Entwicklungsstörungen

F80 umschriebene Entwicklungsstörungen des Sprechens und der Sprache
- F80.0 Artikulationsstörung
- F80.1 expressive Sprachstörung
- F80.2 rezeptive Sprachstörung
- F80.3 erworbene Aphasie mit Epilepsie (Landau-Kleffner-Syndrom)
- F80.8 sonstige Entwicklungsstörungen des Sprechens und der Sprache
- F80.9 nicht näher bezeichnete Entwicklungsstörung des Sprechens und der Sprache

F81 umschriebene Entwicklungsstörungen schulischer Fertigkeiten
- F81.0 Lese- und Rechtschreibstörung
- F81.1 isolierte Rechtschreibstörung
- F81.2 Rechenstörung
- F81.3 kombinierte Störung schulischer Fertigkeiten
- F81.8 sonstige Entwicklungsstörungen schulischer Fertigkeiten
- F81.9 nicht näher bezeichnete Entwicklungsstörung schulischer Fertigkeiten

F82 umschriebene Entwicklungsstörung der motorischen Funktionen

F83 kombinierte umschriebene Entwicklungsstörungen

F84 tiefgreifende Entwicklungsstörungen
- F84.0 frühkindlicher Autismus
- F84.1 atypischer Autismus
  - .10 atypisches Erkrankungsalter
  - .11 atypische Symptomatologie
  - .12 atypisches Erkrankungsalter und atypische Symptomatologie
- F84.2 Rett-Syndrom
- F84.3 sonstige desintegrative Störung des Kindesalters
- 84.4 überaktive Störung mit Intelligenzminderung und Bewegungsstereotypien
- F84.5 Asperger-Syndrom
- F84.8 sonstige tiefgreifende Entwicklungsstörungen
- F84.9 nicht näher bezeichnete tiefgreifende Entwicklungsstörung

F88 sonstige Entwicklungsstörungen

F89 nicht näher bezeichnete Entwicklungsstörungen

In diesem Kapitel sind jene typischen Störungen in der Kinder- und Jugendpsychiatrie zusammengefasst, deren Beginn ausnahmslos im Kleinkindalter oder in der Kindheit liegt. Zumindest liegt eine Einschränkung in der Hirnentwicklung vor und meist zeigt sich ein stetiger Krankheitsverlauf. Ursächlich ist die Symptomatik mit der biologischen Reifung des Zentralnervensystems verknüpft.

9.1 Umschriebene Entwicklungsstörungen des Sprechens und der Sprache

Bei diesen Störungen sind die normalen Muster des Spracherwerbs von frühen Entwicklungsstadien an beeinträchtigt. Die Ursache lässt sich nicht direkt auf organische Störungen bzw. Abnormitäten des Sprachablaufs, sensorische Beeinträchtigungen oder Intelligenzminderung zurückführen. Sekundäre Folgen sind Lese-, Rechtschreib- und Beziehungsprobleme sowie Verhaltensstörungen.

Artikulationsstörung (F80.0)
Die Artikulation des Kindes liegt unterhalb des in seinem Intelligenzalter angemessenen Niveaus. Die sprachlichen Fertigkeiten sind aber dem Alter entsprechend. Die Störung wird auch Dyslalie (Stammeln, Lallen) oder spezifische phonologische Sprechstörung genannt.

Expressive Sprachstörung (F80.1)
Hier ist trotz eines im Normbereich liegenden Sprachverständnisses die Fähigkeit, die expressive Sprache (gesprochene Sprache) zu gebrauchen, gestört. Beispiele sind das Nichtbeherrschen einzelner Worte im Alter von 2 Jahren oder das Unvermögen, einfache Zweiwortsätze im Alter von 3 Jahren zu bilden. Später kommt es zur unreifen Satzstruktur oder dem Weglassen von Wortendungen oder Präfixen.

Rezeptive Sprachstörung (F80.2)
Das Sprachverständnis des Kindes liegt unterhalb des seinem Intelligenzalter angemessenen Niveaus. Meist kommt die Störung kombiniert mit der expressiven Sprachstörung vor.

Erworbene Aphasie mit Epilepsie (F80.3)
Bei dieser auch als Landau-Kleffner-Syndrom bezeichneten Störung liegen zeitweise Auffälligkeiten in einem EEG (Elektroenzephalogramm) vor, ähn-

lich wie bei einer echten Epilepsie. In der Mehrzahl kommt es auch zu epileptischen Anfällen. Der Beginn liegt im Alter von 3 bis 7 Jahren, wobei das Kind sowohl expressive als auch rezeptive Sprachfertigkeiten verliert, obwohl es bereits normale Fortschritte in der Sprachentwicklung gemacht hat. Ein entzündlicher Prozess des Gehirns (Enzephalitis) wird als Ursache angenommen.

9.2 Umschriebene Entwicklungsstörungen schulischer Fertigkeiten

Hier werden Störungen beschrieben, bei denen schulische Fertigkeiten von frühen Entwicklungsstadien an beeinträchtigt sind und konzeptuell als Folgestörungen zu den umschriebenen Entwicklungsstörungen von Sprechen und Sprache (F80) zu sehen sind.

Lese- und Rechtschreibstörung (F81.0)
Es kommt zu einer Beeinträchtigung in der Entwicklung von Lesefertigkeiten und von Rechtschreibstörungen, wobei das Leseverständnis, die Fähigkeit, gelesene Worte wieder zu erkennen, betroffen sind. Im späteren Alter kommt es auch zum häufigen Auftreten von Rechtschreibfehlern. Sehprobleme (Visusstörungen), fehlende Schulbildung oder eine neurologische Störung sind zur Diagnosestellung auszuschließen. Begriffe wie „Leserückstand“ oder „Entwicklungsdyslexie“ beschreiben ebenso dieses Störbild.

Isolierte Rechtschreibstörung (F81.1)
Bei dieser Störung handelt es ausschließlich um eine Beeinträchtigung der Entwicklung von Rechtschreibfertigkeiten, ohne Störung der Lesefertigkeiten.

Rechenstörung (F81.2)
Bei dieser auch als „Dyskalkulie“ bezeichneten Störung besteht eine umschriebene Beeinträchtigung von grundlegenden Rechenfertigkeiten, wie die Beherrschung von Addition, Subtraktion, Multiplikation und Division.

Kombinierte Störung schulischer Fertigkeiten (F81.3)
Diese unzureichend definierte Restkategorie ist für jene Störungen konzeptualisiert, bei denen sowohl Rechen- als auch Lese- und Rechtschreibfähigkeiten eindeutig beeinträchtigt sind.

Allgemeine Hinweise

Rund 4–7 % der Kinder sind von Lese- und Rechtschreibstörungen (Teilleistungsschwächen) betroffen, wobei die Symptomatik sich häufig erst durch schlechte Schulnoten, motorische Unruhe oder eine Aufmerksamkeitsstörung bemerkbar macht. Häufige Folgen, wie Schulmisserfolge, soziale Integrationsprobleme, Schulangst oder Reduzierung der Leistungsmotivation, stehen therapeutisch oft im Vordergrund. Die Kenntnis der oben genannten Diagnosekriterien ist für PsychotherapeutInnen hilfreich, da die entsprechenden Symptome den Erfolg einer Psychotherapie behindern können.

9.3 Umschriebene Entwicklungsstörung der motorischen Funktion

In diese Kategorie fallen schwerwiegende Entwicklungsbeeinträchtigungen der motorischen Koordination, die nicht durch eine andere Störung erklärbar ist. Betroffen sind im unterschiedlichen Ausmaß die Grobmotorik, die Fein- und Grafomotorik oder die Mundmotorik. Die Bezeichnung „Syndrom des ungeschickten Kindes“ beschreibt am eindrücklichsten die komplexe Symptomatik.

9.4 Kombinierte umschriebene Entwicklungsstörung

Diese Restkategorie beinhaltet jene Störungen, bei denen eine Kombination umschriebener Entwicklungsstörungen des Sprechens und der Sprache, schulischer Fertigkeiten und motorischer Funktionen vorliegt. Keine dieser Funktionen dominiert jedoch so, dass sie eine Hauptdiagnose begründen würde. Dieser Störungskomplex wird von den Autoren der ICD-10 als unzureichend konzeptualisiert bezeichnet und sollte nur im Einzelfall zur Zuordnung einer ICD-10-Diagnose verwendet werden.

9.5 Tiefgreifende Entwicklungsstörungen

Unter *tiefgreifenden Entwicklungsstörungen* versteht man eine sich in den ersten fünf Lebensjahren manifestierende psychische Auffälligkeit mit einer qualitativen Beeinträchtigung in der Interaktion und Kommunikation und mit einem eingeschränkten und stereotypen Repertoire an Interessen und Aktivitäten seitens der Betroffenen. Diese seltene Störung, die häufiger bei

Knaben auftritt, wird auch Autismus genannt und gliedert sich in verschiedene Unterformen.

Frühkindlicher Autismus (F84.0)
Der frühkindliche Autismus ist durch eine abnorme Entwicklung definiert, die sich in einer gestörten sozialen Interaktion und Kommunikation sowie in einem eingeschränkten repetitiven Verhalten zeigt. Die Störung tritt schon in den ersten Monaten des Lebens auf, die Sprachentwicklung ist verzögert und oft fehlt ein Blickkontakt, wenn die Kinder angesprochen werden. Betroffen ist auch die Entwicklung der Sprache, des Einfühlungsvermögens, des Interesses und der Kontakt- und Entwicklungsfähigkeit. Autisten zeigen von sich aus keinen Wunsch nach Beziehung, sind von der Umgebung abgekapselt und zeigen gegenüber neuen Situationen eine ausgeprägte Veränderungsangst.

Diagnosekriterien in der ICD-10, F84.0

- Vor dem dritten Lebensjahr manifestiert sich eine auffällige Entwicklung in mindestens einem der folgenden Bereiche:
  1. Rezeptive oder expressive Sprache
  2. Entwicklung sozialer Zuwendung oder Interaktion
  3. Funktionales oder symbolisches Spielen

- Folgende Symptome werden beobachtet:
  1. Unfähigkeit, Blickkontakt, Mimik, Körperhaltung und Gestik bei sozialen Interaktionen zu verwenden
  2. Unfähigkeit, Beziehungen zu Gleichaltrigen aufzunehmen, Mangel an sozio-emotionaler Gegenseitigkeit und Mangel, spontan Freude, Interesse oder Tätigkeiten mit anderen zu teilen
  3. Verspätung oder vollständige Störung der Entwicklung der gesprochenen Sprache, relative Unfähigkeit, einen kommunikativen, sprachlichen Kontaktaustausch mit anderen zu beginnen oder aufrechtzuerhalten sowie stereotype und repetitive Verwendung der Sprache
  4. Beschäftigung mit mehreren stereotypen und abnormen Interessen Zwanghafte spezifische, nicht funktionale Handlungen oder Rituale
  5. Stereotype und repetitive motorische Manierismen mit Hand- und Fingerschlagen oder Verbiegen
  6. Vorherrschende Beschäftigung mit Teilobjekten oder nicht funktionalen Elementen des Spielmaterials

- Das klinische Bild kann nicht einer anderen Störung zugeordnet werden.

Atypischer Autismus (F84.1)
Diese Form des Autismus unterscheidet sich vom *frühkindlichen Autismus* entweder durch den Zeitpunkt des Auftretens oder durch das Nichterfüllen aller diagnostischen Kriterien. Meist treten die Symptome erst nach dem dritten Lebensjahr auf und finden sich häufig bei schwer retardierten Patienten.

Rett-Syndrom (F84.2)
Diese nur bei Mädchen beschriebene Entwicklungsstörung geht nach einer scheinbar normalen Entwicklung mit einem teilweisen Verlust der Sprache, der lokomotorischen Fähigkeiten und der Gebrauchsfähigkeit der Hände sowie mit einer Verlangsamung des Kopfwachstums einher. Der Beginn des vom Wiener Arzt Andreas Rett (1924–1997) beschrieben Syndroms liegt zwischen dem 7. und 24. Lebensmonat. Charakteristisch sind Handstereotypien (bedingt durch den Verlust zielgerichteter Handbewegungen), Hyperventilation, Hemmung der sozialen Entwicklung, Rumpfataxie, choreoathetoide Bewegungen sowie als Resultat eine mentale Retardierung. Diese genetisch bedingte Krankheit führt oft zu einer lebenslangen Behinderung, wobei Betroffene von therapeutischen Maßnahmen, wie Physio- oder Ergotherapie, profitieren können.

Andere desintegrative Störung des Kindesalters (F84.3)
Bei dieser Störung kommt es zunächst zu einer normalen Entwicklung bis zum Alter von mindestens 2 Jahren, jedoch folgt dann ein Verlust von erworbenen Fertigkeiten innerhalb weniger Monate. Symptome sind ein Interessensverlust an der Umwelt, stereotype motorische Manierismen, autismusähnliche Beeinträchtigungen von sozialen Interaktionen sowie Verlust der Sprache und Störungen der Darm- oder Blasenkontrolle. Die Krankheit ähnelt einerseits dem *frühkindlichen Autismus*, anderseits auch einer Demenz im Erwachsenenalter, weswegen auch manchmal der Begriff „Dementia infantilis" verwendet wird. Obwohl manchmal eine begleitende Enzephalopathie gefunden wird, ist die Diagnose anhand von Verhaltensmerkmalen zu stellen. Die Prognose ist schlecht, da die schwere Intelligenzminderung bei den Betroffenen fortbesteht.

Überaktive Störung mit Intelligenzminderung und Bewegungsstereotypien (F84.4)
Diese Störung ist in der ICD-10 schlecht definiert und für jene schwer intelligenzgeminderte Kinder (IQ unter 50) vorgesehen, die Probleme bezüglich Überaktivität und Aufmerksamkeit sowie stereotype Verhaltensweisen zeigen. Im Gegensatz zu Kindern mit ADHS profitieren sie nicht von stimulie-

renden Medikamenten, sondern reagieren schwer dysphorisch. Daneben wird die Störung von verschiedenen Entwicklungsverzögerungen begleitetet.

Asperger-Syndrom (F84.5)
Diese Störung ähnelt dem *frühkindlichen Autismus* in der Beeinträchtigung der sozialen Interaktion und im Auftreten von eingeschränkten, stereotypen Interessen und Aktivitäten. Es fehlt jedoch eine Entwicklungsverzögerung der Sprache oder der kognitiven Fähigkeiten. Die Kinder sind oft überdurchschnittlich intelligent und ihre Sprache ist hochkomplex und verfrüht. Die Kinder kommunizieren ausschließlich verbal, Blickkontakt wird hingegen kaum aufgenommen. Ebenso bestehen Spezialinteressen und stereotype Aktivitäten, bei gleichzeitiger gestörter Beziehungsfähigkeit. Das Asperger-Syndrom ist erst ab dem 3. Lebensjahr bemerkbar und besteht bis in das Erwachsenenalter. Hier ist eine Unterscheidung zur *schizotypen Störung* (F21) schwierig.

10 Verhaltens- und emotionale Störungen mit Beginn in der Kindheit und Jugend

F9 Verhaltens- und emotionale Störungen mit Beginn in der Kindheit und Jugend

F90 hyperkinetische Störungen
- F90.0 einfache Aktivitäts- und Aufmerksamkeitsstörung
- F90.1 hyperkinetische Störung des Sozialverhaltens
- F90.8 sonstige hyperkinetische Störungen
- F90.9 nicht näher bezeichnete hyperkinetische Störung

F91 Störung des Sozialverhaltens
- F91.0 auf den familiären Rahmen beschränkte Störung des Sozialverhaltens
- F91.1 Störung des Sozialverhaltens bei fehlenden sozialen Bindungen
- F91.2 Störung des Sozialverhaltens bei vorhandenen sozialen Bindungen
- F91.3 Störung des Sozialverhaltens mit oppositionellem, aufsässigem Verhalten
- F91.8 sonstige Störungen des Sozialverhaltens
- F91.9 nicht näher bezeichnete Störung des Sozialverhaltens

F92 kombinierte Störung des Sozialverhaltens und der Emotionen
- F92.0 Störung des Sozialverhaltens mit depressiver Störung
- F92.8 sonstige kombinierte Störungen des Sozialverhaltens und der Emotionen
- F92.9 nicht näher bezeichnete kombinierte Störung des Sozialverhaltens und der Emotionen

F93 emotionale Störungen des Kindesalters
- F93.0 emotionale Störung mit Trennungsangst des Kindesalters
- F93.1 phobische Störung des Kindesalters
- F93.2 Störung mit sozialer Ängstlichkeit des Kindesalters
- F93.3 emotionale Störung mit Geschwisterrivalität
- F93.8 sonstige emotionale Störungen des Kindesalters
  - .80 generalisierte Angststörung des Kindesalters
- F93.9 nicht näher bezeichnete emotionale Störung des Kindesalters

F94 Störungen sozialer Funktionen mit Beginn in der Kindheit und Jugend
- F94.0 elektiver Mutismus
- F94.1 reaktive Bindungsstörung des Kindesalters
- F94.2 Bindungsstörung des Kindesalters mit Enthemmung
- F94.8 sonstige Störungen sozialer Funktionen im Kindesalter
- F94.9 nicht näher bezeichnete Störung sozialer Funktionen im Kindesalter

F95 Ticstörungen
- F95.0 vorübergehende Ticstörung
- F95.1 chronische motorische oder vokale Ticstörung
- F95.2 kombinierte, vokale und multiple motorische Tics (Tourette-Syndrom)
- F95.8 sonstige Ticstörungen
- F95.9 nicht näher bezeichnete Ticstörung

F98 sonstige Verhaltens- und emotionale Störungen mit Beginn in der Kindheit und Jugend
- F98.0 Enuresis
  - .00 nur Enuresis nocturna
  - .01 nur Enuresis diurna
  - .02 Enuresis nocturna et diurna
- F98.1 Enkopresis
  - .10 mangelhafte Entwicklung der Sphinkterkontrolle
  - .11 Absetzen normaler Faeces an unpassenden Stellen bei adäquater Sphinkterkontrolle
  - .12 Einkoten bei sehr flüssigen Faeces (z. B. Überlaufeinkoten bei Retention)
- F98.2 Fütterstörung im frühen Kindesalter
- F98.3 Pica im Kindesalter
- F98.4 stereotype Bewegungsstörung
  - .40 ohne Selbstverletzungen
  - .41 mit Selbstverletzungen
  - .42 gemischt
- F98.5 Stottern
- F98.6 Poltern
- F98.8 sonstige näher bezeichnete Verhaltens- und emotionale Störungen mit Beginn in der Kindheit
- F98.9 nicht näher bezeichnete Verhaltens- und emotionale Störung mit Beginn in der Kindheit und Jugend

F99 Nicht näher bezeichnete psychische Störung

10.1 Hyperkinetische Störungen (ADHS)

Die Störung ist charakterisiert durch eine Kombination von überaktivem Verhalten, deutlicher Unaufmerksamkeit und einem Mangel an Ausdauer bei Aufgabenstellungen. Die Verhaltenscharakteristika und Symptome treten situationsunabhängig und zeitlich stabil auf. Der Beginn einer Hyperkinetischen Störung liegt meist vor dem siebenten Lebensjahr und die Symptomatik besteht bei einem Teil bis ins Erwachsenenalter fort.

Diagnosekriterien nach ICD-10, F90

- **Unaufmerksamkeit.** Mindestens sechs der folgenden Symptome, die den Bereich Aufmerksamkeitsstörung betreffen, müssen vorliegen:
  1. Flüchtigkeits- und Sorgfaltsfehler (z. B. bei Schularbeiten)
  2. Ausdauerprobleme (z. B. Schwierigkeiten, die Aufmerksamkeit bei Aufgaben aufrecht zu erhalten)
  3. Die Kinder hören häufig nicht zu, wenn ihnen etwas gesagt wird.
  4. Sie können Erklärungen nicht folgen und Aufgaben nicht erfüllen.
  5. Organisationsprobleme (z. B. Wichtiges von Unwichtigem zu trennen)
  6. Vermeidung von Aufgaben mit langer Aufmerksamkeitsbelastung
  7. Häufiges Verlieren von Gegenständen
  8. Die Kinder lassen sich leicht ablenken.
  9. Sie sind bei Alltagstätigkeiten leicht vergesslich.
- **Überaktivität.** Mindestens drei der folgenden Symptome müssen vorliegen:
  1. Zappeln mit Händen und Füßen
  2. Die Kinder können nicht lange sitzen bleiben.
  3. Sie fühlen sich unruhig, laufen ständig herum oder klettern exzessiv in Situationen, in denen es unpassend ist.
  4. Schwierigkeiten, nicht zu sprechen, wobei andere nicht zu Wort kommen
  5. Anhaltendes Muster exzessiver motorischer Aktivität. Die Kinder sind immer „auf Achse“.
- **Impulsivität.** Mindestens eines der folgenden Symptome muss vorliegen:
  1. Die Kinder können nicht warten, bis andere ausgesprochen haben bzw. platzen mit der Antwort heraus, bevor die Fragen beendet sind.

2. Ungeduld in vielen Bereichen, wie in einer Reihe zu warten
3. Häufiges Unterbrechen und Stören anderer
4. Exzessives Reden

- Der Beginn der Störung liegt vor dem siebenten Lebensjahr, die Symptome bestehen mindestens sechs Monate und sind so schwer ausgeprägt, dass sie deutliches Leiden oder eine Beeinträchtigung der sozialen, schulischen oder beruflichen Funktionsfähigkeit verursachen.

Differentialdiagnose

Affektive Störungen
Angststörungen
Tief greifende Entwicklungsstörungen

Überaktivität und Unaufmerksamkeit können auch Ausdruck einer *depressiven Störung* (F32, F33), wie beispielsweise die Unruhe bei einer agitierten Depression, sein. Ebenso sollte auch „ängstliche" Unruhe nicht zu der Diagnose ADHS führen. Sind die Kriterien eine Depression oder *Angststörung* (F40, F41) erfüllt, so haben sie sowohl bei Kindern als auch Erwachsenen diagnostische Priorität. Bei Vorhandensein von *tief greifenden Entwicklungsstörungen*, wie Autismus, sind diese vorrangig zu diagnostizieren, auch wenn manche Diagnosekriterien zu treffen.

Allgemeine Hinweise

Der Begriff ADHS (Aufmerksamkeitsdefizit-Hyperaktivitätssyndom) wird zunehmend statt der Bezeichnung *hyperkinetische Störung* (ICD-10) verwendet. Im DSM IV-TR sind die Diagnosekriterien erfasst, die auch in der ICD-10 (nur Forschungskriterien) Eingang fanden. Das Störbild wird in den letzten Jahren vermehrt diagnostiziert, vorwiegend dann, wenn Kinder den Großteil des Tages im Sitzen verbringen müssen. Als Beispiel in der Literatur gilt die Figur des Zappelphilipp (Heinz Hoffmann, 1847).
Etwa 3 % der Kinder im Volksschulalter sind betroffen, wobei Knaben mindestens dreimal häufiger an dieser Störung leiden. Besonders in der Schule wirkt sich die Störung negativ aus. Kontaktprobleme, Distanzlosigkeit, häufige Konflikte, Lernprobleme sowie geringes Selbstwertgefühl sind häufige Folgen. Ursächlich geht man beim ADHS von einer genetisch verankerten

Störung mit strukturellen und funktionellen zerebralen Auffälligkeiten und einer Dysfunktion von Neurotransmittern aus. Zur Behandlung sind neben einer Psychotherapie Psychopharmaka wie Methylphenidat (Ritalin©) oder Atomoxetin (Strattera©) empfohlen. Methylphenidat ist ein Psychostimulans, das eigentlich eine aufputschende Wirkung hat, bei ADHS-PatientInnen jedoch eindrucksvoll zur Abnahme von Impulsivität und Steigerung der Aufmerksamkeitsleistung beiträgt.Häufig bleibt die in der Kindheit begonnene Symptomatik der Aufmerksamkeits-Defizitstörung auch im Erwachsenenalter bestehen und führt ebenso zu erheblichen Beeinträchtigungen im Alltag. Die Häufigkeit von ADHS bei Erwachsenen liegt je nach Studie bei etwa 1–5 %. Die Symptomatik besteht ebenso aus einer Aufmerksamkeitsstörung, Hyperaktivität und aus Impulsivität. Man unterscheidet einen Typ mit einer überwiegenden Störung der Aufmerksamkeit von einem mit vermehrter Impulsivität und Hyperaktivität. Um den Besonderheiten der klinischen Symptomatik bei Erwachsenen gerecht zu werden, wurden Ergänzungen in der Diagnostik herausgearbeitet: Erwachsene zeigen neben den typischen Symptomen auch die Syndrome Desorganisation, Affektlabilität, emotionale Überreagibilität, geringes Selbstvertrauen und Schwierigkeiten bei der Bewältigung von persönlichen Pflichten.
Die Diagnose des ADHS ist ein klinischer Entscheidungsprozess anhand der oben genannten Kriterien. Zur Überprüfung der Diagnosekriterien liegen diagnostische Hilfsmittel (z. B. Selbstbeurteilungs- und Fremdbeurteilungsskalen) vor. Die Schwierigkeit liegt in der Komplexität der Symptomatik, in der unter Fachleuten noch geringen Akzeptanz des diagnostischen Konstruktes bei Erwachsenen und in dem häufigen Auftreten von anderen psychischen Störungen, die aus der Symptomatik von ADHS hervorgegangen sind. Die wichtigsten komorbiden Störungen sind Alkohol- und Drogenabhängigkeit, Angststörungen, Persönlichkeitsstörungen und affektive Störungen.

In der ICD-10 werden die ADHS untergliedert:
Die *einfache Aktivitäts- und Aufmerksamkeitsstörung* (F90.0) erfüllt die allgemeinen Kriterien der hyperkinetischen Störung (F90), nicht aber die für eine Störung des Sozialverhaltens (F91).
Bei der *hyperkinetischen Störung des Sozialverhaltens* (F90.1) sind sowohl die Kriterien für die hyperkinetische Störung als auch für eine Störung des Sozialverhaltens erfüllt.

10.2 Störung des Sozialverhaltens

Unter dem Begriff „Störung des Sozialverhaltens" versteht man ein dauerhaftes Muster aggressiven, aufsässigen und dissozialen Verhaltens. Die Verhaltensweisen sind gravierender als gewöhnlicher kindlicher Unfug oder jugendliche Aufmüpfigkeit. Als Beispiele gelten Grausamkeit gegenüber Personen oder Tieren, Destruktivität, Feuerlegen, Stehlen, häufiges Lügen, extremes Maß an Streitereien, Tyrannisieren von anderen Personen, Schulschwänzen etc.

Diagnosekriterien nach ICD-10, F91

- Wiederholte, persistierende Verhaltensmuster, bei denen entweder die Grundrechte der anderen oder die wichtigsten altersentsprechenden Normen oder Gesetze verletzt werden. Die Symptomatik dauert mindestens sechs Monate.
- Einige von 23 möglichen Symptomen müssen erfüllt sein: Wutausbrüche, häufiges Streiten mit Erwachsenen, Hinwegsetzen von Regeln, offensichtliches wohlüberlegtes Handeln, das andere ärgert, Verantwortlich-Machen anderer für die eigenen Fehler, Sich-belästigt-Fühlen durch andere, Ärger oder Groll, Rachsucht, Beginnen körperlicher Auseinandersetzungen, Waffengebrauch, häufiges Draußenbleiben in der Dunkelheit vor dem 13. Lebensjahr, Grausamkeit gegen Menschen, Tierquälerei, Feuerlegen, Stehlen, Schulschwänzen, Weglaufen, kriminelle Handlungen, Zwingen anderer zu sexuellen Handlungen, Tyrannisieren anderer und Einbruch.
- Die Kriterien für eine *dissoziale Persönlichkeitsstörung* (F60.2), eine *Schizophrenie* (F20), eine *Manie* (F30, F31), eine *depressive Störung* (F32, F33), eine *tief greifende Entwicklungsstörung* (F84) oder eine *hyperkinetische Störung* (F90) sind nicht erfüllt.

Die Störung des Sozialverhaltens lässt sich untergliedern in:

Auf den familiären Rahmen beschränkte Störung des Sozialverhaltens (F91.0)
Die allgemeinen Kriterien der *Störung des Sozialverhaltens* müssen erfüllt sein. Es treten die Verhaltensweisen aber nicht außerhalb des familiären Rahmens auf.

Störung des Sozialverhaltens bei fehlenden sozialen Bindungen (F91.1)
Es besteht eine Kombination von dissozialen und aggressiven Verhaltensweisen (die Kriterien der *Störung des Sozialverhaltens* sind erfüllt) mit einer tief greifenden Beeinträchtigung der Beziehungen des Betroffenen zu anderen. Beispielsweise fehlen länger dauernde enge Freundschaften.

Störung des Sozialverhaltens bei vorhandenen sozialen Bindungen (F91.2)
Obwohl Verhaltensstörungen wie bei der *Störung des Sozialverhaltens* vorliegen, sind die Kinder und Jugendlichen gut in ihre Altersgruppe integriert. Beispielsweise kommt es zum gemeinsamen Stehlen oder Schulschwänzen.

Störung des Sozialverhaltens mit oppositionellem, aufsässigem Verhalten (F91.3)
Diese Art der Störung des Sozialverhaltens tritt üblicherweise bei jüngeren Kindern unter neun Jahren auf. Die Symptomatik ist jedoch von deutlich aufsässigem, ungehorsamem und trotzigem Verhalten geprägt, bei Fehlen von schwereren dissozialen und aggressiven Handlungen.

Allgemeine Hinweise

Die Hälfte der Kinder mit Störungen des Sozialverhaltens zeigen im Erwachsenenalter dissoziale (d. h. kriminelle) Züge und erfüllen dann die Diagnosekriterien einer *dissozialen Persönlichkeitsstörung* (F60.2). Die Betroffenen leiden später oft an Abhängigkeitssyndromen, haben eine erhöhte Unfallneigung und höhere Raten an körperlichen und seelischen Erkrankungen.

10.3 Kombinierte Störung des Sozialverhaltens und der Emotionen

In dieses Kapitel fallen jene Störungen die aus einer Kombination von aggressivem, dissozialem oder aufsässigem Verhalten und eindeutigen Symptomen von Depression, Angst oder anderen emotionalen Störungen bestehen. Die Kriterien für Störungen des Sozialverhaltens (F91) und für emotionale Störungen des Kindesalters (F93) oder eine andere affektive Störung (F3) müssen erfüllt sein.

Zwei Kategorien werden in der ICD-10 spezifiziert: die Störung des *Sozialverhaltens mit depressiver Störung* (F92.0) und *sonstige kombinierte Störungen des Sozialverhaltens und der Emotionen* (F92.8).

10.4 Emotionale Störungen des Kindesalters

In dieser Gruppe werden häufige Störungen des Kindesalters zusammengefasst, bei denen eine Angstsymptomatik im Vordergrund steht. Die Störungen haben Ähnlichkeiten mit den Angststörungen (F4) im Erwachsenenalter. Die Unterschiede in der Art und Weise, wie sich Ängste im Kindesalter äußern, rechtfertigen jedoch eine eigene Kategorie.

Emotionale Störung mit Trennungsangst des Kindesalters (F93.0)

Diagnosekriterien nach ICD-10, F93.0

- Unrealistische und anhaltende Besorgnis, dass den Hauptbezugspersonen etwas zustoßen könnte, wie beispielsweise ein Unfall oder die Furcht, dass sie weggehen und nicht wiederkommen könnten
- Abendliche Trennungsschwierigkeiten (Weigerung schlafen zu gehen, nächtliches Aufstehen, um die Anwesenheit der Bezugspersonen zu überprüfen), Angst, alleine zu Hause zu sein, Trennungsträume, körperliche Symptome in Trennungssituationen (Kopfschmerz, Erbrechen)
- Wiederholte Albträume von einer Trennung
- Extremes wiederkehrendes Unglücklichsein (z. B. Angst, Schreien, Wutausbrüche, Apathie oder sozialer Rückzug)
- Ausgeschlossen werden müssen psychotische Erkrankungen, die generalisierte Angsterkrankung und Autismus.
- Der Beginn liegt vor dem sechsten Lebensjahr. Die Symptomatik besteht mindestens vier Wochen lang.

Diese Störung tritt bei Kindern in 3,5–5 % der Fälle auf, wobei typischerweise der Besuch des Kindergartens oder der Schule (Schulphobie) verweigert wird. Betroffene schieben körperliche Symptome vor, um die Trennung von der Hauptbezugsperson zu verhindern. Die Behandlung besteht neben Elternberatung in einem verhaltenstherapeutischen Konzept, mit dem Ziel, das Kind bald wieder in die Klasse zu integrieren und dadurch einen regelmäßigen Schulbesuch zu erreichen. Wie bei vielen Angststörungen sollen Ängste im Sinne einer Exposition überwunden werden, indem das betroffene Kind mit diesen schonend konfrontiert wird und versucht wird, sie gemeinsam mit den Eltern zu überwinden.

Phobische Störung des Kindesalters (F93.1)
Diese Diagnose soll gestellt werden, wenn die Befürchtungen (oder Phobien) entwicklungsphasenspezifisch sind, wenn das Ausmaß der Angst klinisch auffällig ist und die Angst nicht Teil einer generalisierten Angststörung ist. Wenn die Ängste jedoch nicht normaler Bestandteil der psychosozialen Entwicklung sind, wie beispielsweise eine Agoraphobie, dann sind sie in Abschnitt F4 zu codieren.

Störung mit sozialer Ängstlichkeit des Kindesalters (F93.2)
Diese Diagnose soll für jene Kinder verwendet werden, die ein beträchtliches Misstrauen gegenüber Fremden haben und Ängste in neuen, fremden oder sozial bedrohlichen Situationen zeigen. Da ein gewisses Ausmaß an Unsicherheit während der gesamten frühen Kindheit normal ist, soll die Kategorie nur dann gewählt werden, wenn Ängste oder Unsicherheiten sowohl im Ausmaß ungewöhnlich ausgeprägt als auch mit sozialen Beeinträchtigungen verbunden sind.

Emotionale Störung mit Geschwisterrivalität (F93.3)
Diese Störung soll dann diagnostiziert werden, wenn hoch auffällige, negative Gefühle gegenüber einem unmittelbar jüngeren Geschwister bestehen, die Symptomatik aus Wut, Verstimmung, Schlafstörungen, oppositionellem oder regressivem Verhalten besteht und innerhalb von sechs Monaten nach der Geburt eines unmittelbar jüngeren Geschwister auftritt. Die Geschwisterrivalität zeigt sich in schweren Fällen auch in offener Feindseligkeit, körperlichem Verletzen oder Hintergehen des Geschwisters.

10.5 Störungen sozialer Funktionen mit Beginn in der Kindheit

In diesem Abschnitt werden Störungen mit *Auffälligkeiten in den sozialen Funktionen* behandelt, die nicht primär durch eine konstitutionelle soziale Beeinträchtigung oder Defizite in allen Bereichen sozialer Funktionen charakterisiert sind. Meist werden schwerwiegende Milieuschäden oder Deprivation ursächlich verantwortlich gemacht. In diese heterogene Gruppe fallen der Mutismus oder Bindungsstörungen.

Elektiver Mutismus (F94.0)
Unter Mutismus versteht man bei Kindern ein Verstummen bzw. die Weigerung, nach bereits erfolgtem Spracherwerb zu sprechen. Das Sprechvermögen ist prinzipiell erhalten, eine organische oder andere psychische Störung

liegt nicht vor. Nach ICD-10 ist eine Dauer von mindestens vier Wochen gefordert. Sprachausdruck und Sprachverständnis entsprechen dem Alter des Kindes. Es besteht eine nachweisbare beständige Unfähigkeit, in bestimmten sozialen Situationen, in denen erwartet wird, dass das Kind redet, zu sprechen.
Bei der Weigerung, zu bestimmten Personen zu sprechen, spricht man von *(s)elektivem Mutismus*, ein gänzliches Verweigern der Sprache nennt man *totaler Mutismus*. In manchen Fällen tritt zusätzlich ein umfassendes Verweigerungssyndrom auf, das auf die gesamte Selbstfürsorge ausgedehnt ist. Persönlichkeitsmerkmale wie Sozialangst, Rückzug, Empfindsamkeit oder Widerstand sind häufig anzutreffen.

Reaktive Bindungsstörung des Kindesalters (F94.1)
Die reaktive Bindungsstörung ist durch Verhaltensauffälligkeiten in sozialen Beziehungen charakterisiert. Die Kinder zeigen bereits vor dem fünften Lebensjahr eine emotionale Störung mit sozialem Rückzug, mit aggressiven Reaktionen auf eigenes Unglücklichsein, Furchtsamkeit oder Übervorsichtigkeit. In einigen Fällen kommt es begleitend zu einer Wachstumsverzögerung. Als Ursache lassen sich in vielen Fällen schwere elterliche Vernachlässigung, Missbrauch oder Misshandlungen erheben. Die Störung wird auch als *Hospitalismus* oder *Deprivationssyndrom* beschrieben.

Bindungsstörung des Kindesalters mit Enthemmung (F94.2)
Diese eher selten verwendete Diagnose beschreibt ein abnormes Verhaltensmuster, welches während der ersten fünf Jahre auftritt und trotz Milieuänderungen zu persistieren scheint. Die Betroffenen zeigen diffuse Bindungen, wie beispielsweise eine abnorme Wahllosigkeit für Personen, bei denen Trost gesucht werden kann oder ein ausgeprägtes Anklammerungsverhalten. Im Alter von vier Jahren bestehen jedoch eher ein nach Aufmerksamkeit heischendes und unterschiedslos freundliches Verhalten oder große Schwierigkeiten beim Aufbau von vertrauensvollen Beziehungen zu Gleichaltrigen. Auch diese Störung scheint ursächlich durch fehlende konstante Bezugspersonen in den ersten fünf Lebensjahren hervorgerufen zu sein.

10.6 Ticstörungen

Unter „Tics“ versteht man unwillkürliche wiederholte motorische Bewegungen (motorische Tics) oder Lautproduktionen (vokale Tics), die plötzlich einsetzen, unrhythmisch auftreten und keinen Zweck haben. Sie können willkürlich eine Zeit lang unterdrückt werden und treten nicht im Schlaf auf.

Beobachtet werden Blinzeln, Kopfzucken, Schulterzucken, Schnüffeln, Räuspern, Grimassieren, Hüpfen, Schlagen, Rufen obszöner Worte oder Wiederholen von Lauten. Als Ursache werden neurobiologische, genetische und immunologische Hypothesen diskutiert.

Vorübergehende Ticstörung (F95.0)
Die Diagnosekriterien sind motorische oder sprachliche Tics, die viele Male am Tag in einem Zeitraum von mindestens vier Wochen auftreten. Bei der maximal zwölf Monate dauernden Störung zeigen sich häufig Blinzeln, Grimassieren oder Kopfschütteln.

Chronische motorische oder vokale Ticstörung (F95.1)
Hier treten motorische oder vokale Tics (nicht in Kombination!) länger als zwölf Monate auf.

Kombinierte vokale und multiple motorische Tics (Tourette-Syndrom) (F95.2)
Das „Gilles-de-la-Tourette-Syndrom“ (F95.2) ist die schwerste Ausprägung, bei der es sowohl zu motorischen als auch zu einfachen und komplexen vokalen Tics kommt. Neben typischen motorischen Symptomen, die auch bei der einfachen Tic-Störung beobachtet werden, kommt es zu vokalen Tics, wie Räuspern, Bellen, Schmatzen, Grunzen oder zum Ausstoßen obszöner Worte. Bei schweren Formen müssen komplexe Handlungen, wie Berühren von Gegenständen, Aufstampfen oder obszöne Gesten, durchgeführt werden.

10.7 Andere Verhaltens- und emotionale Störungen mit Beginn in der Kindheit und Jugend

In diese Kategorie fallen unterschiedliche Störungen, deren gemeinsames Merkmal der Beginn in der Kindheit ist. Da sie nicht anderen Syndromen zugeordnet werden können, werden die heterogenen Symptomkomplexe hier beschrieben.

Enuresis (F98.0)
Enuresis ist charakterisiert durch wiederholtes und unwillkürliches Harnlassen nach dem vollendeten 4. Lebensjahr. Als Diagnosekriterium gilt eine Häufigkeit von mindestens zweimal im Monat, bei älteren Kindern (mindestens siebenjährig) einmal im Monat. Unterschieden wird eine primäre Enuresis, bei der das Kind noch nie „trocken“ war, von einer sekundären Form, bei der die Kontrolle über das Harnlassen wieder verloren gegangen ist.

Ursächlich spielen genetische Prädisposition, Reifungsverzögerung des harnableitenden Systems, eine nicht gelernte Blasenkontrolle durch falsche Reinlichkeitserziehung, emotionale Belastungen, Stress und psychosoziale Traumen eine Rolle.

Enuresis nocturna (F98.00): Die betroffenen Kinder nässen nur in der Nacht ein.

Enuresis diurna (F98.01): Die betroffenen Kinder nässen nur am Tag ein.

Enuresis nocturna et diurna (F98.02): Die betroffenen Kinder nässen sowohl tagsüber als auch nachts ein.

Enkopresis (F98.1)
Enkopresis (Einkoten) ist die nach dem 4. Lebensjahr wiederholte oder fortbestehende unwillkürliche Entleerung von Stuhl an Stellen, die im Milieu des betroffenen Kindes dafür nicht vorgesehen sind. Die Störung ist oft mit der Enuresis vergesellschaftet und tritt häufiger bei Jungen als bei Mädchen auf. Als diagnostisches Kriterium gilt Einkoten mindestens einmal pro Monat bei einer Dauer von zumindest sechs Monaten. Eine organische Grunderkrankung muss ausgeschlossen werden. Das Syndrom kann auch Teil einer anderen psychischen Störung, besonders einer emotionalen Störung (F93) oder einer Störung des Sozialverhaltens (F91) sein. Ätiologische und therapeutische Konzepte ähneln jener der Enuresis, wobei Enkopresis öfter bei allgemeinen Entwicklungsverzögerungen vorkommt.

Fütterstörung im Säuglings- und Kindesalter (F98.2)
Bei dieser für das frühe Kindesalter spezifischen Störung bestehen Nahrungsverweigerung und extrem wählerisches Essverhalten bei angemessenem Nahrungsangebot. Da leichte Probleme beim Essen im frühen Kindesalter sehr verbreitet sind, soll diese Störung nur dann diagnostiziert werden, wenn das Ausmaß außerhalb des Normbereichs liegt oder das Kind nicht zunimmt oder über einen Zeitraum von wenigstens einem Monat an Gewicht verliert. Manchmal beobachtet man auch das Heraufwürgen von Nahrung ohne Übelkeit oder ohne eine entsprechende Krankheit (Rumination).

Pica im Kindesalter (F98.3)
Unter „Pica“ versteht man den häufigen Verzehr nicht essbarer Substanzen, wie Erde, Farbschnipsel etc. Die Störung tritt mindestens zweimal pro Woche auf und kann nicht als Teil eines kulturell akzeptierten Brauches

betrachtet werden. Diagnostiziert soll sie erst dann werden, wenn sie als isoliert psychopathologische Auffälligkeit vorkommt und nicht Teil einer umfassenden psychischen Störung wie Autismus ist. Wenn allerdings eine *Intelligenzminderung* (F7) vorliegt, so gilt diese als Hauptdiagnose und *Pica* als Nebendiagnose.

Stereotype Bewegungsstörung (F98.4)
Hierbei handelt es sich um wiederholte, stereotype, nicht funktionale und oft rhythmische Bewegungen, die nicht Teil einer anderen Erkrankung sind. Gesehen werden Körper- oder Kopfschaukeln, Haarezupfen, Händedrehen oder Fingerschnipsgewohnheiten. Diese „nicht selbstbeschädigenden" Bewegungen werden von stereotypen Selbstbeschädigungen differenziert. Letztere umfassen wiederholtes Kopfschlagen, Ins-Gesicht-Schlagen oder Beißen in die Hände. Viele der stereotypen Bewegungsstörungen treten bei intelligenzgeminderten PatientInnen auf.

Stottern (F98.5)
Unter „Stottern" versteht man ein Sprechen, das durch häufiges Wiederholen oder Dehnen von Lauten, Silben oder Wörtern gekennzeichnet ist oder einen durch Zögern und Innehalten unterbrochenen Sprechfluss. Als Störung ist Stottern nur dann zu klassifizieren, wenn die Symptomatik entsprechend ausgeprägt ist und mindestens drei Monate andauert.

Poltern (F98.6)
„Poltern" meint hingegen eine hohe Sprechgeschwindigkeit mit falscher Sprechflüssigkeit. Die Verständlichkeit des Gesprochenen ist jedoch nicht durch Wiederholen oder Zögern beeinträchtigt, sondern das Sprechen zeigt sich unregelmäßig und unrhythmisch, mit schnellen, ruckartigen Anläufen, die zu einem fehlerhaften Satzaufbau führen können. Somit ist die Sprachverständlichkeit deutlich beeinträchtigt, als Dauer ist in der ICD-10 ein Mindestzeitraum von drei Monaten gefordert.

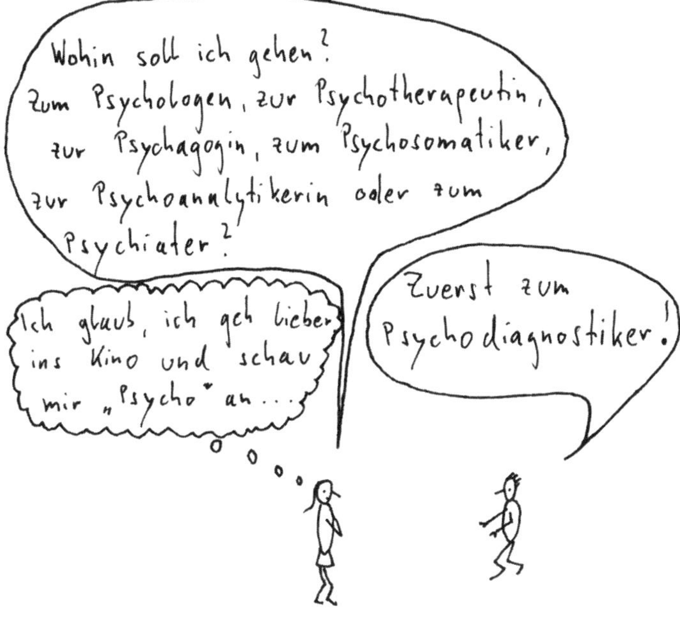
Wohin soll ich gehen? Zum Psychologen, zur Psychotherapeutin, zur Psychagogin, zum Psychosomatiker, zur Psychoanalytikerin oder zum Psychiater?
Zuerst zum Psychodiagnostiker!
Ich glaub, ich geh lieber ins Kino und schau mir „Psycho" an ...

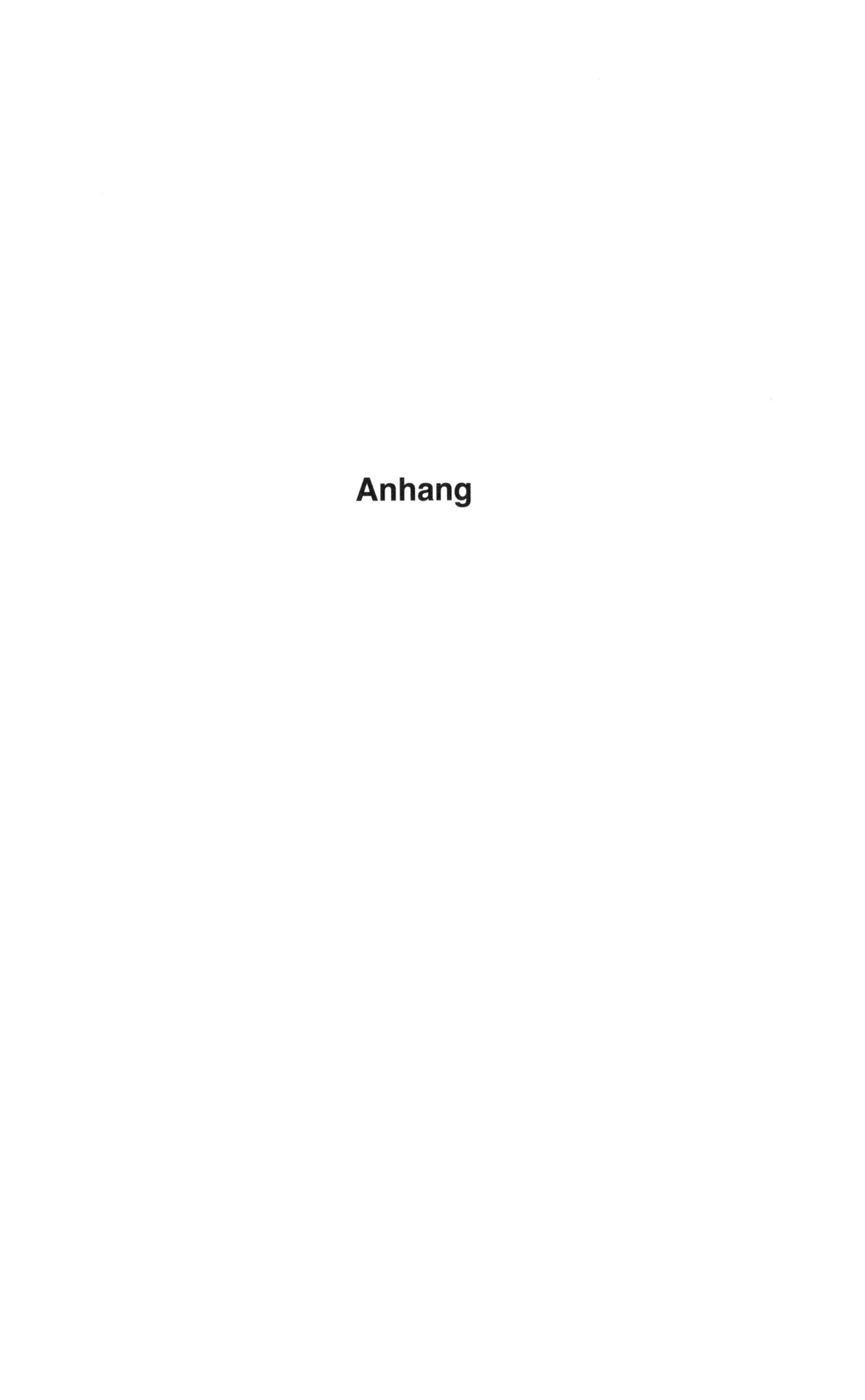

Anhang

Internationale Klassifikation psychischer Störungen nach ICD-10

Kapitel V

F0 Organische einschließlich symptomatischer psychischer Störungen

F00 Demenz bei Alzheimer-Krankheit
- F00.0 Demenz bei Alzheimer-Krankheit mit frühem Beginn
- F00.1 Demenz bei Alzheimer-Krankheit mit spätem Beginn
- F00.2 Demenz bei Alzheimer-Krankheit, atypische oder gemischte Form
- F00.9 nicht näher bezeichnete Demenz bei Alzheimer-Krankheit

F01 vaskuläre Demenz
- F01.0 vaskuläre Demenz mit akutem Beginn
- F01.1 Multiinfarktdemenz
- F01.2 subkortikale vaskuläre Demenz
- F01.3 gemischte (kortikale und subkortikale) vaskuläre Demenz
- F01.8 sonstige vaskuläre Demenz
- F01.9 nicht näher bezeichnete vaskuläre Demenz

F02 Demenz bei sonstigen andernorts klassifizierten Krankheiten
- F02.0 Demenz bei Pick-Krankheit
- F02.1 Demenz bei Creutzfeldt-Jakob-Krankheit
- F02.2 Demenz bei Huntington-Krankheit
- F02.3 Demenz bei Parkinson-Krankheit
- F02.4 Demenz bei Krankheit durch das Humane-Immundefizienz-Virus (HIV)
- F02.8 Demenz bei sonstigen andernorts klassifizierten Krankheiten

F03 nicht näher bezeichnete Demenz

Mit einer fünften Stelle kann die Demenz (F00–F03) wie folgt näher gekennzeichnet werden:
- .x0 ohne zusätzliche Symptome
- .x1 zusätzliche Symptome, vorwiegend wahnhaft
- .x2 zusätzliche Symptome, vorwiegend halluzinatorisch
- .x3 zusätzliche Symptome, vorwiegend depressiv
- .x4 zusätzliche gemischte Symptome

F04 organisches amnestisches Syndrom, nicht durch Alkohol oder sonstige psychotrope Substanzen bedingt

F05 Delir, nicht durch Alkohol oder sonstige psychotrope Substanzen bedingt
- F05.0 Delir ohne Demenz
- F05.1 Delir bei Demenz
- F05.8 sonstiges Delir
- F05.9 nicht näher bezeichnetes Delir

F06 sonstige psychische Störungen aufgrund einer Schädigung oder Funktionsstörung des Gehirns oder einer
körperlichen Krankheit
- F06.0 organische Halluzinose
- F06.1 organische katatone Störung
- F06.2 organische wahnhafte (schizophreniforme) Störung
- F06.3 organische affektive Störung
  - .30 organische manische Störung
  - .31 organische bipolare Störung
  - .32 organische depressive Störung
  - .33 organische gemischte affektive Störung
- F06.4 organische Angststörung
- F06.5 organische dissoziative Störung
- F06.6 organische emotional labile (asthenische) Störung
- F06.7 leichte kognitive Störung
  - .70 nicht in Verbindung mit einer körperlichen Störung
  - .71 in Verbindung mit einer körperlichen Störung
- F06.8 sonstige näher bezeichnete psychische Störung aufgrund einer Schädigung oder Funktionsstörung des Gehirns oder einer körperlichen Krankheit
- F06.9 nicht näher bezeichnete psychische Störung aufgrund einer Schädigung oder Funktionsstörung des Gehirns oder einer körperlichen Krankheit

F07 Persönlichkeits- und Verhaltensstörungen aufgrund einer Krankheit, Schädigung oder Funktionsstörung des Gehirns
- F07.0 organische Persönlichkeitsstörung
- F07.1 postenzephalitisches Syndrom
- F07.2 organisches Psychosyndrom nach Schädel-Hirn-Trauma
- F07.8 sonstige organische Persönlichkeits- und Verhaltensstörung aufgrund einer Krankheit, Schädigung oder Funktionsstörung des Gehirns
- F07.9 nicht näher bezeichnete organische Persönlichkeits- und Verhaltensstörung aufgrund einer Krankheit, Schädigung oder Funktionsstörung des Gehirns

F09 nicht näher bezeichnete organische oder symptomatische psychische Störung

F1 Psychische und Verhaltensstörungen durch psychotrope Substanzen

F10 Psychische und Verhaltensstörungen durch Alkohol
F11 Psychische und Verhaltensstörungen durch Opioide
F12 Psychische und Verhaltensstörungen durch Cannabinoide
F13 Psychische und Verhaltensstörungen durch Sedativa oder Hypnotika
F14 Psychische und Verhaltensstörungen durch Kokain
F15 Psychische und Verhaltensstörungen durch sonstige Stimulanzien einschließlich Koffein
F16 Psychische und Verhaltensstörungen durch Halluzinogene
F17 Psychische und Verhaltensstörungen durch Tabak
F18 Psychische und Verhaltensstörungen durch flüchtige Lösungsmittel
F19 Psychische und Verhaltensstörungen durch multiplen Substanzgebrauch und Konsum sonstiger psychotroper Substanzen

Mit der vierten und fünften Stelle können die klinischen Zustandsbilder näher bezeichnet werden:

F1x.0 akute Intoxikation
- .00 ohne Komplikationen
- .01 mit Verletzungen oder anderen körperlichen Schäden
- .02 mit anderen medizinischen Komplikationen
- .03 mit Delir
- .04 mit Wahrnehmungsstörungen
- .05 mit Koma
- .06 mit Krampfanfällen
- .07 pathologischer Rausch

F1x.1 schädlicher Gebrauch

F1x.2 Abhängigkeitssyndrom
- .20 gegenwärtig abstinent
- .200 frühe Remission
- .201 Teilremission
  Vollremission
- .21 gegenwärtig abstinent, aber in beschützender Umgebung
- .22 gegenwärtige Teilnahme an einem ärztlich überwachten Ersatzdrogenprogramm (kontrollierte Abhängigkeit)
- .23 gegenwärtig abstinent, aber in Behandlung mit aversiven oder hemmenden Medikamenten
- .24 gegenwärtiger Substanzgebrauch (aktive Abhängigkeit)
- .240 ohne körperliche Symptome
- .241 mit körperlichen Symptomen
- .25 ständiger Substanzgebrauch
- .26 episodischer Substanzgebrauch (z. B. Dipsomanie)

F1x.3 Entzugssyndrom
- .30 unkompliziert
- .31 mit Krampfanfällen

F1x.4 Entzugssyndrom mit Delir

.40 ohne Krampfanfälle
.41 mit Krampfanfällen
F1x.5 psychotische Störung
.50 schizophreniform
.51 vorwiegend wahnhaft
.52 vorwiegend halluzinatorisch (einschließlich Alkoholhalluzinose)
.53 vorwiegend polymorph
.54 vorwiegend depressive psychotische Symptome
.55 vorwiegend manische psychotische Symptome
.56 gemischt
F1x.6 amnestisches Syndrom
F1x.7 Restzustand und verzögert auftretende psychotische Störung
.70 Nachhallzustände (Flashbacks)
.71 Persönlichkeits- oder Verhaltensstörung
.72 residualaffektives Zustandsbild
.73 Demenz
.74 andere anhaltende kognitive Beeinträchtigungen
.75 verzögert auftretende psychotische Störung
F1x.8 sonstige psychische oder Verhaltensstörungen
F1x.9 nicht näher bezeichnete psychische oder Verhaltensstörung

F2 Schizophrenie, schizotype und wahnhafte Störungen

F20 Schizophrenie
F20.0 paranoide Schizophrenie
F20.1 hebephrene Schizophrenie
F20.2 katatone Schizophrenie
F20.3 undifferenzierte Schizophrenie
F20.4 postschizophrene Depression
F20.5 schizophrenes Residuum
F20.6 Schizophrenia simplex
F20.8 sonstige Schizophrenie
F20.9 nicht näher bezeichnete Schizophrenie

Mit der fünften Stelle kann der Verlauf kodiert werden:
F20.x0 kontinuierlich
F20.x1 episodisch, mit zunehmendem Residuum
F20.x2 episodisch, mit stabilem Residuum
F20.x3 episodisch remittierend
F20.x4 unvollständige Remission
F20.x5 vollständige Remission
F20.x8 sonstige
F20.x9 Verlauf unklar; Beobachtungszeitraum zu kurz

F21 schizotype Störung

F22 anhaltende wahnhafte Störungen
- F22.0 wahnhafte Störung
- F22.8 sonstige anhaltende wahnhafte Störungen
- F22.9 nicht näher bezeichnete anhaltende wahnhafte Störung

F23 akute vorübergehende psychotische Störungen
- F23.0 akute polymorphe psychotische Störung ohne Symptome einer Schizophrenie
- F23.1 akute polymorphe psychotische Störung mit Symptomen einer Schizophrenie
- F23.2 akute schizophreniforme psychotische Störung
- F23.3 sonstige akute vorwiegend wahnhafte psychotische Störung
- F23.8 sonstige akute vorübergehende psychotische Episode
- F23.9 nicht näher bezeichnete akute vorübergehende psychotische Episode

Mit der fünften Stelle kann das Vorliegen oder Fehlen von akuter Belastung kodiert werden:
- F23.x0 ohne akute Belastung
- F23.x1 mit akuter Belastung

F24 induzierte wahnhafte Störung

F25 schizoaffektive Störungen
- F25.0 schizomanische Störung
- F25.1 schizodepressive Störung
- F25.2 gemischte schizoaffektive Störungen
- F25.8 sonstige schizoaffektive Störungen
- F25.9 nicht näher bezeichnete schizoaffektive Störung

Mit der fünften Stelle können folgende Subtypen näher gekennzeichnet werden:
- F25.x0 ausschließlich gleichzeitig bestehende affektive und schizophrene Symptome
- F25.x1 gleichzeitig bestehende affektive und schizophrene Symptome, außerdem Persistieren schizophrener Symptome nach Abklingen der affektiven Symptome

F28 sonstige nichtorganische psychotische Störungen

F29 nicht näher bezeichnete nichtorganische Psychose

F3 Affektive Störungen

F30 manische Episode
- F30.0 Hypomanie
- F30.1 Manie ohne psychotische Symptome
- F30.2 Manie mit psychotischen Symptomen
  - .20 synthyme psychotische Symptome
  - .21 parathyme psychotische Symptome
- F30.8 sonstige manische Episoden
- F30.9 nicht näher bezeichnete manische Episode

F31 bipolare affektive Störung
- F31.0 bipolare affektive Störung, gegenwärtig hypomanische Episode
- F31.1 bipolare affektive Störung, gegenwärtig manische Episode, ohne psychotische Symptome
- F31.2 bipolare affektive Störung, gegenwärtig manische Episode, mit psychotischen Symptomen
  - .20 synthyme psychotische Symptome
  - .21 parathyme psychotische Symptome
- F31.3 bipolare affektive Störung, gegenwärtig mittelgradige oder leichte depressive Episode
  - .30 ohne somatisches Syndrom
  - .31 mit somatischem Syndrom
- F31.4 bipolare affektive Störung, gegenwärtig schwere depressive Episode, ohne psychotische Symptome
- F31.5 bipolare affektive Störung, gegenwärtig schwere depressive Episode mit psychotischen Symptomen
  - .50 synthyme psychotische Symptome
  - .51 parathyme psychotische Symptome
- F31.6 bipolare affektive Störung, gegenwärtig gemischte Episode
- F31.7 bipolare affektive Störung, gegenwärtig remittiert
- F31.8 sonstige bipolare affektive Störungen
- F31.9 nicht näher bezeichnete bipolare affektive Störung

F32 depressive Episode
- F32.0 leichte depressive Episode
  - .00 ohne somatische Symptome
  - .01 mit somatischen Symptomen
- F32.1 mittelgradige depressive Episode
  - .10 ohne somatisches Syndrom
  - .11 mit somatischem Syndrom
- F32.2 schwere depressive Episode ohne psychotische Symptome
- F32.3 schwere depressive Episode mit psychotischen Symptomen
  - .30 synthyme psychotische Symptome
  - .31 parathyme psychotische Symptome
- F32.8 sonstige depressive Episoden
- F32.9 nicht näher bezeichnete depressive Episode

F33 rezidivierende depressive Störung
- F33.0 rezidivierende depressive Störung, gegenwärtig leichte Episode
  - .00 ohne somatisches Syndrom
  - .01 mit somatischem Syndrom
- F33.1 rezidivierende depressive Störung, gegenwärtig mittelgradige Episode
  - .10 ohne somatisches Syndrom
  - .11 mit somatischem Syndrom
- F33.2 rezidivierende depressive Störung, gegenwärtig schwere Episode ohne psychotische Symptome
- F33.3 rezidivierende depressive Störung, gegenwärtig schwere Episode mit psychotischen Symptomen
  - .30 synthyme psychotische Symptome
  - .31 parathyme psychotische Symptome
- F33.4 rezidivierende depressive Störung, gegenwärtig remittiert
- F33.8 sonstige rezidivierende depressive Störungen
- F33.9 nicht näher bezeichnete depressive Störung

F34 anhaltende affektive Störungen
- F34.0 Zyklothymia
- F34.1 Dysthymia
- F34.8 sonstige anhaltende affektive Störungen
- F34.9 nicht näher bezeichnete anhaltende affektive Störung

F38 sonstige affektive Störungen
- F38.0 sonstige einzelne affektive Störungen
  - .00 gemischte affektive Episode
- F38.1 sonstige rezidivierende affektive Störungen
  - .10 rezidivierende kurze depressive Störung
- F38.8 sonstige näher bezeichnete affektive Störungen

F39 nicht näher bezeichnete affektive Störungen

F4 Neurotische, Belastungs- und somatoforme Störungen

F40 phobische Störungen
- F40.0 Agoraphobie
  - .00 ohne Panikstörung
  - .01 mit Panikstörung
- F40.1 soziale Phobien
- F40.2 spezifische (isolierte) Phobien
- F40.8 sonstige phobische Störungen
- F40.9 nicht näher bezeichnete phobische Störung

F41 sonstige Angststörungen
- F41.0 Panikstörung (episodisch paroxysmale Angst)
  - .00 mittelgradig
  - .01 schwer
- F41.1 generalisierte Angststörung
- F41.2 Angst und depressive Störung, gemischt
- F41.3 sonstige gemischte Angststörungen
- F41.8 sonstige näher bezeichnete Angststörungen
- F41.9 nicht näher bezeichnete Angststörung

F42 Zwangsstörung
- F42.0 vorwiegend Zwangsgedanken oder Grübelzwang
- F42.1 vorwiegend Zwangshandlungen (Zwangsrituale)
- F42.2 Zwangsgedanken und -handlungen, gemischt
- F42.8 sonstige Zwangsstörungen
- F42.9 nicht näher bezeichnete Zwangsstörung

F43 Reaktionen auf schwere Belastungen und Anpassungsstörungen
- F43.0 akute Belastungsreaktion
  - .00 leicht
  - .01 mittelgradig
  - .02 schwer
- F43.1 posttraumatische Belastungsstörung
- F43.2 Anpassungsstörungen
  - .20 kurze depressive Reaktion
  - .21 längere depressive Reaktion
  - .22 Angst und depressive Reaktion, gemischt
  - .23 mit vorherrschender Störung anderer Gefühle
  - .24 mit vorherrschender Störung des Sozialverhaltens
  - .25 mit gemischter Störung von Gefühlen und Sozialverhalten
  - .28 mit sonstigen näher bezeichneten vorherrschenden Symptomen
- F43.8 sonstige Reaktionen auf schwere Belastung
- F43.9 nicht näher bezeichnete Reaktion auf schwere Belastung

F44 dissoziative Störungen (Konversionsstörungen)
- F44.0 dissoziative Amnesie
- F44.1 dissoziative Fugue
- F44.2 dissoziativer Stupor
- F44.3 Trance und Besessenheitszustände
- F44.4 dissoziative Bewegungsstörungen
- F44.5 dissoziative Krampfanfälle
- F44.6 dissoziative Sensibilitäts- und Empfindungsstörungen
- F44.7 dissoziative Störungen (Konversionsstörungen), gemischt
- F44.8 sonstige dissoziative Störungen (Konversionsstörungen)
  - .80 Ganser-Syndrom

.81 multiple Persönlichkeitsstörung
.82 vorübergehende dissoziative Störungen (Konversionsstörungen) des Kindes- und Jugendalters
.83 sonstige näher bezeichnete dissoziative Störungen (Konversionsstörungen)
F44.9 nicht näher bezeichnete dissoziative Störung (Konversionsstörung)

F45 somatoforme Störungen
F45.0 Somatisierungsstörung
F45.1 undifferenzierte Somatisierungsstörung
F45.2 hypochondrische Störung
F45.3 somatoforme autonome Funktionsstörung
.30 Herz und kardiovaskuläres System
.31 oberer Gastrointestinaltrakt
.32 unterer Gastrointestinaltrakt
.33 respiratorisches System
.34 urogenitales System
.38 sonstige Organe oder Organsysteme
F45.4 anhaltende somatoforme Schmerzstörung
F45.8 sonstige somatoforme Störungen
F45.9 nicht näher bezeichnete somatoforme Störung

F48 sonstige neurotische Störungen
F48.0 Neurasthenie
F48.1 Depersonalisations-, Derealisationssyndrom
F48.8 sonstige näher bezeichnete neurotische Störungen
F48.9 nicht näher bezeichnete neurotische Störung

F5 Verhaltensauffälligkeiten in Verbindung mit körperlichen Störungen und Faktoren

F50 Essstörungen
F50.0 Anorexia nervosa
F50.1 atypische Anorexia nervosa
F50.2 Bulimia nervosa
F50.3 atypische Bulimia nervosa
F50.4 Essattacken bei sonstigen psychischen Störungen
F50.5 Erbrechen bei psychischen Störungen
F50.8 sonstige Essstörungen
F50.9 nicht näher bezeichnete Essstörung

F51 nichtorganische Schlafstörungen
F51.0 nichtorganische Insomnie
F51.1 nichtorganische Hypersomnie
F51.2 nichtorganische Störung des Schlaf-Wach-Rhythmus
F51.3 Schlafwandeln (Somnambulismus)

- F51.4 Pavor nocturnus
- F51.5 Alpträume
- F51.8 sonstige nichtorganische Schlafstörungen
- F51.9 nicht näher bezeichnete nichtorganische Schlafstörung

F52 nichtorganische sexuelle Funktionsstörungen
- F52.0 Mangel oder Verlust von sexuellem Verlangen
- F52.1 sexuelle Aversion und mangelnde sexuelle Befriedigung
  - .10 sexuelle Aversion
  - .11 mangelnde sexuelle Befriedigung
- F52.2 Versagen genitaler Reaktionen
- F52.3 Orgasmusstörung
- F52.4 Ejaculatio praecox
- F52.5 nichtorganischer Vaginismus
- F52.6 nichtorganische Dyspareunie
- F52.7 gesteigertes sexuelles Verlangen
- F52.8 sonstige nichtorganische sexuelle Funktionsstörungen
- F52.9 nicht näher bezeichnete nichtorganische sexuelle Funktionsstörung

F53 psychische und Verhaltensstörungen im Wochenbett, nicht andernorts klassifizierbar
- F53.0 leichte psychische und Verhaltensstörungen im Wochenbett, nicht andernorts klassifizierbar
- F53.1 schwere psychische und Verhaltensstörungen im Wochenbett, nicht andernorts klassifizierbar
- F53.8 sonstige psychische und Verhaltensstörungen im Wochenbett, nicht andernorts klassifizierbar
- F53.9 nicht näher bezeichnete psychische Störung im Wochenbett

F54 psychische Faktoren und Verhaltenseinflüsse bei andernorts klassifizierten Krankheiten

F55 Missbrauch von nicht abhängigkeitserzeugenden Substanzen
- F55.0 Antidepressiva
- F55.1 Laxanzien
- F55.2 Analgetika
- F55.3 Antazida
- F55.4 Vitamine
- F55.5 Steroide oder Hormone
- F55.6 bestimmte Naturheilmittel
- F55.8 sonstige nicht abhängigkeitserzeugende Substanzen
- F55.9 nicht näher bezeichnete

F59 nicht näher bezeichnete Verhaltensauffälligkeiten mit körperlichen Störungen und Faktoren

F6 Persönlichkeits- und Verhaltensstörungen

F60 Persönlichkeitsstörungen
- F60.0 paranoide Persönlichkeitsstörung
- F60.1 schizoide Persönlichkeitsstörung
- F60.2 dissoziale Persönlichkeitsstörung
- F60.3 emotional instabile Persönlichkeitsstörung
  - .30 impulsiver Typus
  - .31 Borderline Typus
- F60.4 histrionische Persönlichkeitsstörung
- F60.5 anankastische Persönlichkeitsstörung
- F60.6 ängstliche (vermeidende) Persönlichkeitsstörung
- F60.7 abhängige Persönlichkeitsstörung
- F60.8 sonstige näher bezeichnete Persönlichkeitsstörungen
- F60.9 nicht näher bezeichnete Persönlichkeitsstörung

F61 kombinierte und sonstige Persönlichkeitsstörungen
- F61.0 kombinierte Persönlichkeitsstörungen
- F61.1 störende Persönlichkeitsänderungen (nicht klassifizierbar unter F60 oder F62)

F62 andauernde Persönlichkeitsänderungen, nicht Folge einer Schädigung oder Krankheit des Gehirns
- F62.0 andauernde Persönlichkeitsänderung nach Extrembelastung
- F62.1 andauernde Persönlichkeitsänderung nach psychischer Krankheit
- F62.8 sonstige andauernde Persönlichkeitsänderungen
- F62.9 nicht näher bezeichnete andauernde Persönlichkeitsänderung

F63 abnorme Gewohnheiten und Störungen der Impulskontrolle
- F63.0 pathologisches Glückspiel
- F63.1 pathologische Brandstiftung (Pyromanie)
- F63.2 pathologisches Stehlen (Kleptomanie)
- F63.3 Trichotillomanie
- F63.8 sonstige abnorme Gewohnheiten und Störungen der Impulskontrolle
- F63.9 nicht näher bezeichnete abnorme Gewohnheit oder Störung der Impulskontrolle

F64 Störungen der Geschlechtsidentität
- F64.0 Transsexualismus
- F64.1 Transvestitismus unter Beibehaltung beider Geschlechtsrollen
- F64.2 Störung der Geschlechtsidentität des Kindsalters
- F64.8 sonstige Störungen der Geschlechtsidentität
- F64.9 nicht näher bezeichnete Störung der Geschlechtsidentität

F65 Störungen der Sexualpräferenz
- F65.0 Fetischismus

F65.1 fetischistischer Transvestitismus
F65.2 Exhibitionismus
F65.3 Voyeurismus
F65.4 Pädophilie
F65.5 Sadomasochismus
F65.6 multiple Störungen der Sexualpräferenz
F65.8 sonstige Störungen der Sexualpräferenz
F65.9 nicht näher bezeichnete Störung der Sexualpräferenz

F66 psychische und Verhaltensprobleme in Verbindung mit der sexuellen Entwicklung und Orientierung
F66.0 sexuelle Reifungskrise
F66.1 ichdystone Sexualorientierung
F66.2 sexuelle Beziehungsstörung
F66.8 sonstige psychosexuelle Entwicklungsstörungen
F66.9 nicht näher bezeichnete psychosexuelle Entwicklungsstörung

F68 sonstige Persönlichkeits- und Verhaltensstörungen
F68.0 Entwicklung körperlicher Symptome aus psychischen Gründen
F68.1 artifizielle Störung (absichtliches Erzeugen oder Vortäuschen von körperlichen und psychischen Symptomen oder Behinderungen)
F68.8 sonstige näher bezeichnete Persönlichkeits- und Verhaltensstörungen

F69 nicht näher bezeichnete Persönlichkeits- und Verhaltensstörung

F7 Intelligenzminderung

F70 leichte Intelligenzminderung

F71 mittelgradige Intelligenzminderung

F72 schwere Intelligenzminderung

F73 schwerste Intelligenzminderung

F78 sonstige Intelligenzminderung

F79 nicht näher bezeichnete Intelligenzminderung

Mit der vierten Stelle kann das Ausmaß der begleitenden Verhaltensstörung näher gekennzeichnet werden:
F7x.0 keine oder nur minimale Verhaltensauffälligkeit
F7x.1 deutliche Verhaltensauffälligkeit, die Beobachtung oder Behandlung erfordert

F7x.8 sonstige Verhaltensauffälligkeiten
F7x.9 Verhaltensauffälligkeiten nicht erwähnt

F8 Entwicklungsstörungen

F80 umschriebene Entwicklungsstörungen des Sprechens und der Sprache
F80.0 Artikulationsstörung
F80.1 expressive Sprachstörung
F80.2 rezeptive Sprachstörung
F80.3 erworbene Aphasie mit Epilepsie (Landau-Kleffner-Syndrom)
F80.8 sonstige Entwicklungsstörungen des Sprechens und der Sprache
F80.9 nicht näher bezeichnete Entwicklungsstörung des Sprechens und der Sprache

F81 umschriebene Entwicklungsstörungen schulischer Fertigkeiten
F81.0 Lese- und Rechtschreibstörung
F81.1 isolierte Rechtschreibstörung
F81.2 Rechenstörung
F81.3 kombinierte Störung schulischer Fertigkeiten
F81.8 sonstige Entwicklungsstörungen schulischer Fertigkeiten
F81.9 nicht näher bezeichnete Entwicklungsstörung schulischer Fertigkeiten

F82 umschriebene Entwicklungsstörung der motorischen Funktionen

F83 kombinierte umschriebene Entwicklungsstörungen

F84 tiefgreifende Entwicklungsstörungen
F84.0 frühkindlicher Autismus
F84.1 atypischer Autismus
.10 atypisches Erkrankungsalter
.11 atypische Symptomatologie
.12 atypisches Erkrankungsalter und atypische Symptomatologie
F84.2 Rett-Syndrom
F84.3 sonstige desintegrative Störung des Kindesalters
F84.4 überaktive Störung mit Intelligenzminderung und Bewegungsstereotypien
F84.5 Asperger-Syndrom
F84.8 sonstige tiefgreifende Entwicklungsstörungen
F84.9 nicht näher bezeichnete tiefgreifende Entwicklungsstörung

F88 sonstige Entwicklungsstörungen

F89 nicht näher bezeichnete Entwicklungsstörungen

F9 Verhaltens- und emotionale Störungen mit Beginn in der Kindheit und Jugend

F90 hyperkinetische Störungen
- F90.0 einfache Aktivitäts- und Aufmerksamkeitsstörung
- F90.1 hyperkinetische Störung des Sozialverhaltens
- F90.8 sonstige hyperkinetische Störungen
- F90.9 nicht näher bezeichnete hyperkinetische Störung

F91 Störung des Sozialverhaltens
- F91.0 auf den familiären Rahmen beschränkte Störung des Sozialverhaltens
- F91.1 Störung des Sozialverhaltens bei fehlenden sozialen Bindungen
- F91.2 Störung des Sozialverhaltens bei vorhandenen sozialen Bindungen
- F91.3 Störung des Sozialverhaltens mit oppositionellem, aufsässigem Verhalten
- F91.8 sonstige Störungen des Sozialverhaltens
- F91.9 nicht näher bezeichnete Störung des Sozialverhaltens

F92 kombinierte Störung des Sozialverhaltens und der Emotionen
- F92.0 Störung des Sozialverhaltens mit depressiver Störung
- F92.8 sonstige kombinierte Störungen des Sozialverhaltens und der Emotionen
- F92.9 nicht näher bezeichnete kombinierte Störung des Sozialverhaltens und der Emotionen

F93 emotionale Störungen des Kindesalters
- F93.0 emotionale Störung mit Trennungsangst des Kindesalters
- F93.1 phobische Störung des Kindesalters
- F93.2 Störung mit sozialer Ängstlichkeit des Kindesalters
- F93.3 emotionale Störung mit Geschwisterrivalität
- F93.8 sonstige emotionale Störungen des Kindesalters
  - .80 generalisierte Angststörung des Kindesalters
- F93.9 nicht näher bezeichnete emotionale Störung des Kindesalters

F94 Störungen sozialer Funktionen mit Beginn in der Kindheit und Jugend
- F94.0 elektiver Mutismus
- F94.1 reaktive Bindungsstörung des Kindesalters
- F94.2 Bindungsstörung des Kindesalters mit Enthemmung
- F94.8 sonstige Störungen sozialer Funktionen im Kindesalter
- F94.9 nicht näher bezeichnete Störung sozialer Funktionen im Kindesalter

F95 Ticstörungen
- F95.0 vorübergehende Ticstörung
- F95.1 chronische motorische oder vokale Ticstörung
- F95.2 kombinierte, vokale und multiple motorische Tics (Tourette-Syndrom)

F95.8 sonstige Ticstörungen
F95.9 nicht näher bezeichnete Ticstörung

F98 sonstige Verhaltens- und emotionale Störungen mit Beginn in der Kindheit und Jugend
F98.0 Enuresis
.00 nur Enuresis nocturna
.01 nur Enuresis diurna
.02 Enuresis nocturna et diurna
F98.1 Enkopresis
.10 mangelhafte Entwicklung der Sphinkterkontrolle
.11 Absetzen normaler Faeces an unpassenden Stellen bei adäquater Sphinkterkontrolle
.12 Einkoten bei sehr flüssigen Faeces (z. B. Überlaufeinkoten bei Retention)
F98.2 Fütterstörung im frühen Kindesalter
F98.3 Pica im Kindesalter
F98.4 stereotype Bewegungsstörung
.40 ohne Selbstverletzungen
.41 mit Selbstverletzungen
.42 gemischt
F98.5 Stottern
F98.6 Poltern
F98.8 sonstige näher bezeichnete Verhaltens- und emotionale Störungen mit Beginn in der Kindheit
F98.9 nicht näher bezeichnete Verhaltens- und emotionale Störung mit Beginn in der Kindheit und Jugend

F99 Nicht näher bezeichnete psychische Störung

Kapitel XXI

Faktoren, die den Gesundheitszustand beeinflussen und zur Inanspruchnahme von Gesundheitsdiensten führen (Z00–Z99)

Z00 allgemeine Untersuchung von Personen ohne Beschwerden oder angegebene Diagnose

Z00.4 allgemeine psychiatrische Untersuchung, nicht andernorts klassifizierbar

Z02 Untersuchung aus administrativen Gründen

Z02.3 Musterungsuntersuchung
Z02.4 Untersuchung zwecks Erlangung des Führerscheines
Z02.6 Untersuchung zu Versicherungszwecken

Z02.7 zur Ausstellung einer medizinischen Bescheinigung

Z03 ärztliche Beobachtung und Begutachtung von Verdachtsfällen

Z03.2 Beobachtung bei Verdacht auf psychische Krankheit, Verhaltensstörung oder bestimmte Entwicklungsstörungen
einschließlich:
- dissoziales Verhalten
- Brandstiftung
- Bandentätigkeit
- Ladendiebstahl
- ohne manifeste psychische Störung

Z04 Untersuchung und Beobachtung aus sonstigen Gründen
einschließlich:
- Untersuchung aus gerichtsmedizinischen Gründen

Z04.6 behördlich angeordnete allgemeine psychiatrische Untersuchung

Z50 Behandlung unter Anwendung von Rehabilitationsmaßnahmen

Z50.2 Rehabilitation nach Alkoholabhängigkeit
Z50.3 Rehabilitation nach Abhängigkeit von psychotropen Substanzen
Z50.4 Psychotherapie, nicht andernorts klassifizierbar
Z50.7 Beschäftigungstherapie und sprachliche Rehabilitation, nicht andernorts klassifizierbar
Z50.8 Behandlung unter Anwendung sonstiger näher bezeichneter Rehabilitationsmaßnahmen
einschließlich:
- Rehabilitation nach schädlichem Gebrauch von Tabak
- Einübung von Tätigkeiten des täglichen Lebens

Z54 Rekonvaleszenz

Z54.3 Rekonvaleszenz nach Psychotherapie

Z55.- Probleme in Verbindung mit Ausbildung und Bildung

Z56.- Probleme in Verbindung mit Berufstätigkeit und Arbeitslosigkeit

Z59.- Probleme in Verbindung mit Wohnbedingungen und ökonomischen Verhältnissen

Z60 Probleme in Verbindung mit der sozialen Umgebung

Z60.0 Anpassungsprobleme bei Veränderungen der Lebensumstände
Z60.1 atypische familiäre Situation
Z60.2 Alleinleben
Z60.3 Schwierigkeiten bei der kulturellen Eingewöhnung

Z60.4 soziale Zurückweisung und Ablehnung
Z60.5 Zielscheibe feindlicher Diskriminierung und Verfolgung
Z60.8 sonstige näher bezeichnete Probleme verbunden mit der sozialen Umgebung

Z61 Probleme durch negative Kindheitserlebnisse

Z61.0 Verlust eines nahen Angehörigen in der Kindheit
Z61.1 Herauslösen aus dem Elternhaus in der Kindheit
Z61.2 negativ veränderte Struktur der Familienbeziehungen in der Kindheit
Z61.3 Ereignisse in der Kindheit, die den Verlust des Selbstwertgefühls zur Folge haben
Z61.4 Probleme bei sexuellem Mißbrauch in der Kindheit durch eine Person innerhalb der engeren Familie
Z61.5 Probleme bei sexuellem Mißbrauch in der Kindheit durch eine Person außerhalb der engeren Familie
Z61.6 Probleme bei körperlicher Mißhandlung eines Kindes
Z61.7 persönliches ängstigendes Erlebnis in der Kindheit
Z61.8 sonstige näher bezeichnete negative Kindheitserlebnisse

Z62 sonstige Probleme bei der Erziehung

Z62.0 ungenügende elterliche Überwachung und Kontrolle
Z62.1 elterliche Überfürsorglichkeit
Z62.2 institutionelle(r) Aufenthalt und Erziehung (Heim)
Z62.3 Feindseligkeit gegenüber dem Kind und ständige Schuldzuweisung an das Kind
Z62.4 emotionale Vernachlässigung eines Kindes
Z62.5 sonstige Probleme im Zusammenhang mit Vernachlässigung der Erziehung
Z62.6 unangebrachter elterlicher Druck und sonstige abnorme Erziehungsmerkmale
Z62.8 sonstige näher bezeichnete Probleme bei der Erziehung

Z63 sonstige Probleme in der primären Bezugsgruppe, einschließlich familiärer Umstände

Z63.0 Probleme in der Beziehung zum (Ehe)Partner
Z63.1 Probleme in der Beziehung zu den Eltern oder zu angeheirateten Verwandten
Z63.2 ungenügende familiäre Unterstützung
Z63.3 Abwesenheit eines Familienangehörigen
Z63.4 Verschwinden oder Tod eines Familienangehörigen
Z63.5 Familienzerrüttung durch Trennung oder Scheidung
Z63.6 unselbständiger Verwandter, der häusliche Betreuung benötigt
Z63.7 sonstige belastende Lebensumstände, die Familie und Haushalt negativ beeinflussen
Z63.8 sonstige näher bezeichnete Probleme in der primären Bezugsgruppe

Z64 Probleme bei bestimmten psychosozialen Umständen

Z64.0 Probleme bei unerwünschter Schwangerschaft
Z64.2 Suchen und Akzeptieren körperlicher, chemischer und Ernährungsmaßnahmen, die bekanntermaßen gefährlich und schädlich sind
Z64.3 Suchen und Akzeptieren von verhaltenspsychologischen Maßnahmen, die bekanntermaßen gefährlich und schädlich sind
Z64.4 Dissonanzen mit Beratungspersonen
einschließlich: – Bewährungshelfer
– Sozialarbeiter

Z65 Probleme bei sonstigen psychosozialen Umständen

Z65.0 Zivil- oder strafrechtliche Verurteilung ohne Haftstrafe
Z65.1 Gefängnisstrafe oder andere Formen der Inhaftierung
Z65.2 Entlassung aus dem Gefängnis
Z65.3 sonstige gesetzliche Maßnahmen
einschließlich: – Verhaftung
– Sorgerechts- oder Unterhaltsverfahren
– Strafverfolgung
Z65.4 Opfer von Verbrechen oder Terrorismus (einschließlich Folterung)
Z65.5 Betroffensein von Katastrophen, Krieg und sonstigen Feindseligkeiten

Z70 Beratungsersuchen im Hinblick auf Sexualeinstellung, -verhalten und -orientierung

Z71 Personen, die das Gesundheitswesen zum Zwecke sonstiger Beratung und medizinischer Konsultation in Anspruch nehmen, nicht andernorts klassifizierbar

Z71.4 Beratung und Oberwachung bei Alkoholmißbrauch
Z71.5 Beratung und Oberwachung bei Mißbrauch psychotroper Substanzen
Z71.6 Beratung bei schädlichem Gebrauch von Tabak

Z72 Probleme bei der Lebensführung

Z72.0 Rauchen
Z72.1 Alkoholgenuss
Z72.2 Gebrauch psychotroper Substanzen
Z72.3 Mangel an körperlicher Bewegung
Z72.4 ungeeignete Ernährungsweise und Eßgewohnheiten
Z72.5 riskantes Sexualverhalten
Z72.6 Teilnahme an Glücksspielen und Wetten
Z72.8 sonstige näher bezeichnete Probleme bei der Lebensführung
einschließlich: – selbstschädigendes Verhalten

Z73 Probleme verbunden mit Schwierigkeiten bei der Lebensbewältigung

Z73.0 Erschöpfungssyndrom (Burn-out-Syndrom)
Z73.1 akzentuierte Persönlichkeitszüge
einschließlich: – Typ-A-Verhalten
Z73.2 Mangel an Entspannung oder Freizeit
Z73.3 Belastung, nicht andernorts klassifizierbar
Z73.4 unzulängliche soziale Fähigkeiten, nicht andernorts klassifizierbar
Z73.5 sozialer Rollenkonflikt, nicht andernorts klassifizierbar

Z75 Probleme mit medizinischen Betreuungsmöglichkeiten und sonstiger Gesundheitsbetreuung

Z75.1 Person, die auf Aufnahme in eine angemessene Betreuungseinrichtung wartet
Z75.2 sonstige Wartezeit auf eine Untersuchung oder Behandlung
Z75.5 Betreuung einer pflegebedürftigen Person während des Urlaubs von Angehörigen

Z76 Personen, die das Gesundheitswesen aus anderen Gründen in Anspruch nehmen

Z76.0 Ausstellung wiederholter Verordnungen
Z76.5 Person, die Krankheit vortäuscht (Simulant)
einschließlich: – Personen, die eine Krankheit aus offensichtlicher Motivation vortäuschen
Ausschluss: F68.1 artifizielle Störung

Z81 in der Familienanamnese Hinweise auf psychische und Verhaltensstörungen

Z81.0 in der Familienanamnese Hinweise auf Intelligenzminderung
Z81.1 in der Familienanamnese Hinweise auf schädlichen Gebrauch von Alkohol
Z81.3 in der Familienanamnese Hinweise auf schädlichen Gebrauch psychotroper Substanzen
Z81.8 in der Familienanamnese Hinweise auf andere psychische und Verhaltensstörungen

Z82 in der Familienanamnese Hinweise auf bestimmte Behinderungen und chronische, behindernde Krankheiten

Z82.0 in der Familienanamnese Hinweise auf Epilepsie und andere Krankheiten des Nervensystems

Z85.- in der Eigenanamnese bösartige Neubildungen

Z86 in der Eigenanamnese bestimmte sonstige Krankheiten

Z86.0 sonstige Neubildungen
Z86.4 Mißbrauch psychotroper Substanzen
Z86.5 sonstige psychische und Verhaltensstörungen
Z86.6 Krankheiten des Nervensystems und der Sinnesorgane
Z87 in der Eigenanamnese sonstige Erkrankungen und Bedingungen
Z87.7 angeborene Missbildungen, Deformitäten und Chromosomenaberrationen

Z91 in der Eigenanamnese Risikofaktoren, nicht andernorts klassifizierbar

Z91.1 Nichtbefolgung ärztlicher Anordnungen
Z91.4 psychisches Trauma, nicht andernorts klassifizierbar
Z91.5 Selbstbeschädigung
einschließlich:
- parasuizidale Handlungen
- Selbstvergiftung
- Suizidversuch

Literaturverzeichnis

Arbeitsgemeinschaft für Methodik und Dokumentation in der Psychiatrie/AMDP (Hg.): Das AMDP-System: Manual zur Dokumentation psychiatrischer Befunde. Hofgrefe, Göttingen, Bern, Toronto, Seattle 1995

Arbeitskreis OPD (Hg.): Operationalisierte Psychodynamische Diagnostik (OPD). Grundlagen und Manual. Huber, Bern, Göttingen, Toronto, Seattle 1996

Bach, M.: Differentialdiagnostische Aspekte der Sozialphobie. In: Katschnig, H., Demal, U., Windhaber, J. (Hg): Wenn Schüchternheit zur Krankheit wird, S. 27–32. Facultas, Wien 1998

Beck, A.T., Freemann, A., Pretzer, J.: Kognitive Therapie bei Persönlichkeitsstörungen. Beltz PsychologieVerlagsUnion, Weinheim 1993

Berner, P.: Psychiatrische Systematik. Huber, Bern, Stuttgart, Wien 1982

Brockington, I.F., Lanczik, M.: Psychiatrische Erkrankungen bei Frauen. In: Helmchen, H., Henn, F., Lauter, H., Satorius, N.: Psychiatrie der Gegenwart, Band 3: Psychiatrie spezieller Lebenssituationen, S. 313–377. Springer, Berlin, Heidelberg, New York 2000

Bschor, T.: Larvierte Depression: Aufstieg und Fall einer Diagnose. Psychiatrische Praxis (2002) 29: 207–210

Comtois, K.A., Chochran, B.N., Linehan, M.M.: Die verhaltentherapeutische Behandlung der Borderline-Persönlichkeitsstörung. In: Kernberg, O. F., Dulz, B., Sachsse, U. (Hg.): Handbuch der Borderline-Störungen, S. 573–594. Schattauer, Stuttgart 1999

Degkwitz, R., Helmchen, H., Kockott, G., Mombour, W. (Hg.): Diagnosenschlüssel und Glossar psychiatrischer Krankheiten. Deutsche Ausgabe der ICD (International Classification of Diseases). 9. Revision, Kapitel V. Springer, Berlin, Heidelberg, New York 1980

Dilling, H.: Diagnostische Modelle in der Psychiatrie. In: Janssen, P.L., Schneider, W. (Hg.): Diagnostik in Psychotherapie und Psychosomatik, S. 7–15. Gustav Fischer, Stuttgart, Jena, New York 1994

Dilling, H. (Hg.): Die vielen Gesichter des psychischen Leids. Das offizielle Fallbuch der WHO zur ICD-10 Kapitel V (F): Falldarstellungen von Erwachsenen. Huber, Bern, Göttingen, Toronto, Seattle 2000

Dilling, H., Freyberger, H. J.: Taschenführer zur ICD-10-Klassifikation psychischer Störungen. Huber, Bern, Göttingen, Toronto, Seattle 2008

Dilling, H., Mombour, W., Schmidt, M.H., Schulte-Markwort, E. (Hg.): Internationale Klassifikation psychischer Störungen, ICD-10 Kapitel V (F), Diagnostische Kriterien für Forschung und Praxis. Huber, Bern, Göttingen, Toronto, Seattle 2000

Dilling, H., Mombour, W., Schmidt, M H., Schulte-Markwort, E. (Hg.): Internationale Klassifikation psychischer Störungen, ICD-10 Kapitel V (F), Klinisch-diagnostische Leitlinien. Huber, Bern, Göttingen, Toronto, Seattle 2000

Dittmann, V.: Das Konzept der Persönlichkeitsstörungen (F6). In: Dilling, H., Schulte-Markwort, E., Freyberger, H.J. (Hg.): Von der ICD-9 zur ICD-10, S. 139–148. Huber, Bern, Göttingen, Toronto, Seattle 1994

Dulz, B., Schneider, A.: Borderline-Störungen, Theorie und Therapie. Schattauer, Stuttgart 1997

Eckhardt-Henn, A.: Artifizielle Störungen und Münchhausen-Syndrom. In: Kernberg, O.F., Dulz, B., Sachsse, U. (Hg.): Handbuch der Borderline-Störungen, S. 331–345. Schattauer, Stuttgart 1999

Erfurth, A., Arolt, V.: Das Spektrum bipolarer Erkrankungen. Nervenarzt (2003) 74: 55–71

Faust, V.: Manie. Enke, Stuttgart 1997

Fiedler, P.: Persönlichkeitsstörungen. Beltz PsychologieVerlagsUnion, Weinheim 1995

Fischer, P.: Die organisch bedingten Psychosen. In: Zapotoczky, H.G., Fischhof, P.K. (Hg.): Handbuch der Gerontopsychiatrie, S. 156–201. Springer, Wien, New York 1996

Freyberger, H.J.: Moderne operationalisierte Klassifikationssysteme. In: Möller, H.J., Laux, G., Kapfhammer, H.P. (Hg.): Psychiatrie und Psychotherapie, S. 349–363. Springer, Berlin, Heidelberg, New York 2002

Freyberger, H.J., Schulte-Markwort, E., Siebel, U.: Das Konzept der organischen, einschließlich der symptomatischen psychischen Störungen (F0). In: Dilling, H., Schulte-Markwort, E., Freyberger, H.J. (Hg.): Von der ICD-9 zur ICD-10, S. 85–93. Huber, Bern, Göttingen, Toronto, Seattle 1994

Freyberger, H.J., Stieglitz, R.D.: Diagnostik in der Psychiatrie. In: Laireiter, A.R. (Hg.): Diagnostik in der Psychotherapie, S. 343–351. Springer, Wien, New York 2000

Friedmann, A., Thau, K. (Hg.): Leitfaden der Psychiatrie. Maudrich, Wien 1987

Gaebel, W., Falkei, P. (Redaktion): Praxisleitlinien in Psychiatrie und Psychotherapie. Band 1: Behandlungsleitlinie Schizophrenie. Steinkopff, Darmstadt 1998

Günther, V., Schweigkofler, H.: Testpsychologische Diagnostik bei psychischen Störungen des Erwachsenenalters. In: Sonneck, G. (Hg.): Psychologie für Psychotherapeuten, S. 85–134. Facultas, Wien 1995

Haller, R., Nepodil, N.: Der Fall Franz Fuchs. Forensisch-Psychiatrische Aspekte des größten Kriminalfalles Österreichs. Psychopraxis (1999) 5: 40–47

Halmi, K.A.: Essstörungen. In: Helmchen, H., Henn, F., Lauter, H., Satorius, N.: Psychiatrie der Gegenwart, Band 6: Erlebens- und Verhaltensstörungen, Abhängigkeit und Suizid, S. 331–353. Springer, Berlin, Heidelberg, New York 2000

Hartmann, U., Becker, H.: Störungen der Geschlechtsidentität, Ursachen, Verlauf, Therapie. Springer, Berlin, Heidelberg, New York 2002

Herpertz, S., Saß, H.: Die Borderline-Persönlichkeitsstörung in der historischen und aktuellen psychiatrischen Klassifikation. In: Kernberg, O.F., Dulz, B., Sachsse, U. (Hg.): Handbuch der Borderline-Störungen, S. 115–123. Schattauer, Stuttgart 1999

Hiller, W.: Klassifikation und kategoriale Diagnostik in der Psychotherapie: Klassifikation nach ICD und DSM. In: Laireiter, A.R. (Hg.): Diagnostik in der Psychotherapie, S. 353–366. Springer, Wien, New York 2000

Hoff, P.: Biographische und Krankheitsanamnese. In: Möller, H.J., Laux, G., Kapfhammer, H.P. (Hg.): Psychiatrie und Psychotherapie, S. 364–372. Springer, Berlin, Heidelberg, New York 2002

Huemer, J. et al.: Geistige Behinderung. In: Aigner, M., Katschnig, H. (Hg.): Lehrbuch für das Medizin Curriculum Wien, Tertiale Psychiatrie. Facultas, Wien 2007

Iancu, I., Dannon, P.N., Sasson, Y., Zohar, J.: Zwangsstörungen. In: Helmchen, H., Henn, F., Lauter, H., Satorius, N.: Psychiatrie der Gegenwart, Band 6: Erlebens- und Verhaltensstörungen, Abhängigkeit und Suizid, S. 3–23. Springer, Berlin, Heidelberg, New York 2000

Jaspers, K.: Allgemeine Psychopathologie (9. Auflage). Springer, Berlin, Heidelberg, New York 1973

Kapfhammer, H.P.: Dissoziative Störungen und Konversionstörungen. In: Helmchen, H., Henn, F., Lauter, H., Satorius, N.: Psychiatrie der Gegenwart, Band 6: Erlebens- und Verhaltensstörungen, Abhängigkeit und Suizid, S. 149–186. Springer, Berlin, Heidelberg, New York 2000

Karwautz, A., Rabe-Hesketh, S., Hu, X., Zahao, J., Sham, P., Collier, D.A., Treasure, J.L.: Individual-specific risk factors for anorexia nervosa: a pilot study using a discordant sister-pair design. Psychological Medicine (2001) 31: 317–329

Karwautz, A., Volkl-Kernstock, S., Nobis, G., Katchmayr, G., Hafferl-Gattermayer, A., Wober-Bingol, C.C., Friedrich, M.H.: Characteristics of self-regulation in adolescent patients with anorexia nervosa. British Journal of Medical Psychology (2001) 74: 101–114

Kasper, S., Möller, H.J., Müller-Spahn, F.: Depression. Diagnostik und Psychopharmakotherapie. Thieme, Stuttgart, New York 2003

Katschnig, H.: Die verborgene Krankheit – Ergebnisse epidemiologischer Studien zur Sozialphobie. In: Katschnig, H., Demal, U., Windhaber, J. (Hg.): Wenn Schüchternheit zur Krankheit wird, S. 21–26. Facultas, Wien 1998

Katschnig, H.: Der multiaxiale Ansatz in der psychiatrischen Diagnostik und in der ICD-10. In: Dilling, H., Schulte-Markwort, E., Freyberger, H.J. (Hg.): Von der ICD-9 zur ICD-10, S. 49–58. Huber, Bern, Göttingen, Toronto, Seattle 1994

Kendell, R.E.: Die Diagnose in der Psychiatrie. Enke, Stuttgart 1978

Kernberg, O.F.: Psychodynamische Therapie bei Borderline-Patienten. Huber, Bern 1994

Klosterkötter, J.: Traditionelle Klassifikationssysteme. In: Möller, H.J., Laux, G., Kapfhammer, H.P. (Hg.): Psychiatrie und Psychotherapie, S. 327–348. Springer, Berlin, Heidelberg, New York 2002

Kohl, F.: Agoraphobie – Platzangst/Platzfurcht – Platzschwindel. Psychiatrische Praxis (2001) 28: 3–9

Krispin-Exner, I.: Psychotherapie. In: Zapotoczky, H.G., Fischhof, P.K. (Hg.): Handbuch der Gerontopsychiatrie, S. 455–470. Springer, Wien, New York 1996

Laireiter, A.R.: Diagnostik in der Psychotherapie: Perspektiven, Aufgaben und Qualitätskriterien. In: Laireiter, A.R. (Hg.): Diagnostik in der Psychotherapie, S. 3–23. Springer, Wien, New York 2000

Lenz, G., Demal, U.: Epidemiologie, Symptomatik, Diagnostik und Verlauf der Zwangsstörung. In: Lenz, G., Demal, U., Bach, M. (Hg): Spektrum der Zwangsstörung, S. 1–5. Springer, Wien, New York 1998

Lenz, G., Küfferle, B.: Klinische Psychiatrie. UTB Facultas, Wien 2002

Leonhard, K.: Aufteilung der endogenen Psychosen und ihre differenzierte Ätiologie. Thieme, Stuttgart, New York 1995

Linden, M., Zubrägel, D.: Angsterkrankungen: Diagnostik und Epidemiologie. In: Helmchen, H., Henn, F., Lauter, H., Satorius, N.: Psychiatrie der Gegenwart, Band 6: Erlebens- und Verhaltensstörungen, Abhängigkeit und Suizid, S. 25–39. Springer, Berlin, Heidelberg, New York 2000

Maercker, A.: Erscheinungsbild, Erklärungsansätze und Therapieforschung. In: Maercker, A. (Hg.): Therapie der posttraumatischen Belastungsstörung, S. 3–49. Springer, Wien, New York 1997

Maier, W.: Das Konzept der affektiven Störungen (F3). In: Dilling, H., Schulte-Markwort, E., Freyberger, H.J. (Hg.): Von der ICD-9 zur ICD-10, S. 111–125. Huber, Bern, Göttingen, Toronto, Seattle 1994

Marneros, A.: Phänomenologische Prägnanztypen depressiver Episoden. In: Marneros, A.: Handbuch der unipolaren und bipolaren Erkrankungen, S. 82–94. Thieme, Stuttgart, New York 1999

Mayou, R.A.: Somatoforme Störungen. In: Helmchen, H., Henn, F., Lauter, H., Satorius, N.: Psychiatrie der Gegenwart, Band 6: Erlebens- und Verhaltensstörungen, Abhängigkeit und Suizid, S. 187–208. Springer, Berlin, Heidelberg, New York 2000

Mendelson, W.B.: Schlafstörungen. In: Helmchen, H., Henn, F., Lauter, H., Satorius, N.: Psychiatrie der Gegenwart, Band 6: Erlebens- und Verhaltensstörungen, Abhängigkeit und Suizid, S. 393–410. Springer, Berlin, Heidelberg, New York 2000

Michel, K.: Psychiatrie für Pflegeberufe. Enke, Stuttgart 1994

Möller, H.J., Engel, R.R.: Standardisierte psychiatrische Befunderhebung. In: Helmchen, H., Henn, F., Lauter, H., Satorius, N.: Psychiatrie der Gegenwart, Band 2: Allgemeine Psychiatrie, S. 205–234. Springer, Berlin, Heidelberg, New York 1999

Möller, H.J., Laux, G., Deister, A.: Psychiatrie. Hippokrates, Stuttgart 1995

Mombour, W.: Das Konzept der neurotischen und psychophysiologischen Störungen F4 und F5. In: Dilling, H., Schulte-Markwort, E., Freyberger, H.J. (Hg.): Von der ICD-9 zur ICD-10, S. 127–137. Huber, Bern, Göttingen, Toronto, Seattle 1994

Morschitzky, H.: Angststörungen. Springer, Wien, New York 2002

Musalek, M.: Neue Wege in der Wahndiagnostik. Psychopraxis (2003) 2: 34–44

Paulitsch, K., Karwautz, A.: Grundlagen der Psychiatrie. UTB facultas.wuv, Wien 2008

Perrez, M.: Diagnostik in der Psychotherapie – ein anachronistisches Ritual? Psychologische Rundschau (1985) 36: 106–109

Pezawas, L., Stamenkovic, M., Kasper, S.: Rezidivierende kurze depressive Episoden. Nervenarzt (2001) 72: 169–180

Remschmidt, H., et al.: Multiaxiales Klassifikationsschema für psychiatrische Störungen im Kindes- und Jugendalter nach ICD-10 der WHO. Huber, Bern, Göttingen, Toronto, Seattle 2006

Remschmidt, H.: Kinder- und Jugendpsychiatrie. Eine praktische Einführung. Thieme, Stuttgart 2005

Rohde-Dachser, C.: Das Borderline-Syndrom. Huber, Bern, Göttingen, Toronto, Seattle 1989

Rösler, M., Hesslinger, B.: ADHS im Erwachsenenalter. In: Voderholzer U., Hohagen F. (Hg.): Therapie psychischer Erkrankungen – State of the art, S. 319-335. Urban und Fischer, München 2007

Rothenhäusler, H.B., Kapfhammer, H.P.: Münchhausen-Patienten im Allgemeinkrankenhaus – Diagnose und Therapie vor konsiliarpsychiatrischem Hintergrund. Psychiatrische Praxis (2002) 29: 381–387

Rotthaus, W.: Systemische Kinder- und Jugendpsychotherapie. Carl Auer Systeme, Heidelberg 2005

Saß, H.: Persönlichkeitsstörungen. In: Helmchen, H., Henn, F., Lauter, H., Satorius, N.: Psychiatrie der Gegenwart, Band 6: Erlebens- und Verhaltensstörungen, Abhängigkeit und Suizid, S. 275–330. Springer, Berlin, Heidelberg, New York 2000

Saß, H., Hoff, P.: Deskriptiv-psychopathologische Befunderhebung. In: Möller, H.J., Laux, G., Kapfhammer, H.P. (Hg.): Psychiatrie und Psychotherapie, S. 382–399. Springer, Berlin, Heidelberg, New York 2002

Saß, H., Wittchen, H.U., Zaudig, M. (Hg.): Diagnostisches und Statistisches Manual Psychischer Störungen DSM IV. Hofgrefe, Göttingen, Toronto, Seattle 1998

Saß, H., Wittchen, H.U., Zaudig, M., Houben, I. (Dt. Bearbeitung): Diagnostisches und Statistisches Manual Psychischer Störungen – Textrevision (DSM IV TR). Hofgrefe, Göttingen, Toronto, Seattle 2003

Schäfer, U., Gerber, W. D.: AD(H)S – Die Aufmerksamkeitsdefizit-Hyperaktivitätsstörung. Ein Ratgeber für Eltern, Erzieher und Lehrer. Vandenhoek & Ruprecht, Heidelberg 2006

Schäfer, U., Rüther, E.: ADHS im Erwachenenalter. Ein Ratgeber für Betroffene und Angehörige. Hogrefe, Göttingen, Bern, Toronto, Seattle, Oxford, Prag 2005

Scharfetter, C.: Allgemeine Psychopathologie. Eine Einführung. Thieme, Stuttgart, New York 1991

Schmauß, M.: Dysthymie – alter Wein in neuen Schläuchen? In: Katschnig, H., Demal, U.: Was ist aus der guten alten neurotischen Depression geworden?, S. 72–98. Facultas, Wien 2002

Schmidt-Degenhard, M.: Anthropologische Aspekte psychiatrischer Erkrankungen. In: Möller, H.J., Laux, G., Kapfhammer, H.P. (Hg.): Psychiatrie und Psychotherapie, S. 269–280. Springer, Berlin, Heidelberg, New York 2002

Schneider, K.: Klinische Psychopathologie. Thieme, Stuttgart, New York 1987

Schumacher, W.: Psychodynamische versus psychiatrische Diagnose. Aspekte der unbewussten Bedeutung und Anwendung der Diagnose für Patienten und Therapeuten. In: Janssen, P.L., Schneider, W. (Hg.): Diagnostik in Psychotherapie und Psychosomatik, S. 65–75. Gustav Fischer, Stuttgart, Jena, New York 1994

Schweiger, U., Hohagen, F.: Anpassungstörungen. In: Helmchen, H., Henn, F., Lauter, H., Satorius, N.: Psychiatrie der Gegenwart, Band 6: Erlebens- und Verhaltensstörungen, Abhängigkeit und Suizid, S. 137–148. Springer, Berlin, Heidelberg, New York 2000

Stieglitz, R.D.: Diagnostik und Klassifikation psychischer Störungen. Hofgrefe, Göttingen, Toronto, Seattle 2000

Stroemgren, E.: ICD-9, ICD-10, DSM-III, DSM-III-R und DSM-IV – Ansätze und Konzepte der modernen psychiatrischen Diagnostik. In: Dilling, H., Schulte-Markwort, E., Freyberger, H.J. (Hg.): Von der ICD-9 zur ICD-10, S. 11–16. Huber, Bern, Göttingen, Toronto, Seattle 1994

Vermetten, E., Charney, D.S., Bremner, J.D.: Posttraumatische Belastungsstörung. In: Helmchen, H., Henn, F., Lauter, H., Satorius, N.: Psychiatrie der Gegenwart, Band 6: Erlebens- und Verhaltensstörungen, Abhängigkeit und Suizid, S. 59–136. Springer, Berlin, Heidelberg, New York 2000

Walden, J., Grunze, H.: Bipolare affektive Störungen. Ursachen und Behandlung. Thieme, Stuttgart, New York 2000

Warnke, A., Wewetzer, C., Trott, G.-E., Wirth, W., Hemminger, U.: Verhaltens- und emotionale Störungen mit Beginn in der Kindheit und Jugend. In: Möller, H.J., Laux, G., Kapfhammer, H.P. (Hg.): Psychiatrie und Psychotherapie, S. 1695–1742. Springer, Berlin, Heidelberg, New York 2002

Weixler, D., Paulitsch, K.: Praxis der Sedierung. Facultas, Wien 2003

Wessely, S.: Neurasthenie. In: Helmchen, H., Henn, F., Lauter, H., Satorius, N.: Psychiatrie der Gegenwart, Band 6: Erlebens- und Verhaltensstörungen, Abhängigkeit und Suizid, S. 209–224. Springer, Berlin, Heidelberg, New York 2000

Wetterling, T.: Organische psychische Störungen. Steinkopff, Darmstadt 2002

Zaudig, M., Wittchen, H.U., Saß, H.: DSM IV und ICD-10 Fallbuch. Hofgrefe, Göttingen, Toronto, Seattle 2000

Sachregister

A
abhängige Persönlichkeitsstörung 34, 165, 215, 218, 223, **241 ff.**, 295
Abhängigkeitssyndrom 69, 73, 93, 95 ff., 100 ff., 149, 194, 207, 209, 214, 219, 234
abnorme Gewohnheiten 215
abnorme Gewohnheiten und Störungen der Impulskontrolle 55, 232, **247**, 295
abnorme Persönlichkeit 217
abnorme Persönlichkeitsentwicklung 25
Abusus 100, 204
Abwehrmechanismus 30, 230, 232, 234
ADHS (Aufmerksamkeitsdefizit-Hyperaktivitätssyndom) 271
Affektdissoziation 49, 57
Affektinkontinenz 48, 55, 58
affektive Resonanz 48, 53 ff., 62 f., 113, 134
affektive Störung 72f., 80, 112, 114, 122, 124, **127 ff.**, 179, 181, 222, 225, 231, 271 ff., 290 f.
affektiver Mischzustand 148, 151, 155
affektives (residualaffektives) Zustandsbild 94, 103, 288
Affektivität 47, 62, 219, 229
Affektlabilität 48, 53, 55, 98 f., 236, 272
Affektstarre 48
Affizierbarkeit 48
Aggressivität 48, 51, 54 ff., 98 f., 113, 260
agitierte oder gehemmte Depression 151, 153
Agoraphobie 54, 156, **159 ff.**, 170 f., 276, 291
– mit Panikstörung 161, 163, 170
– ohne Panikstörung 161
akustische Halluzination 44 f., 63, 112, 116, 121, 125
akute Belastungsreaktion 26, 57, 64, 75, 156 ff., **177 ff.**, 292
akute Cannabinoidintoxikation 98 f.
akute Halluzinogenintoxikation 98 f.
akute Intoxikation 93, 98, 287
akute Kokainintoxikation 93, 99
akute Opiatintoxikation 98 f.
akute polymorphe psychotische Störung 104, **120 f.**, 289
– mit Symptomen einer Schizophrenie **120 f.**, 289
akute psychotische Störung 56, 122
akute Schizophrenie 121
akute schizophreniforme psychotische Störung 105, 289
akute Sedativaintoxikation 98 f.
akute vorübergehende psychotische Störung 104, 178, 289
akuter Alkoholrausch 98
Albträume **184 f.**, 203, 208, 210, 275
Alkoholabhängigkeitssyndrom 69, 73, 149
Alkoholintoxikation 55, 98 f.
Alzheimer Aloys 83
Ambivalenz 48, 53
American Psychiatric Association (APA) 28, 130
Amnesie 39, 57, 87, 157, 186 ff., 209, 292
amnestisches Syndrom 94, 102, 288
Amphetamine 95, 97
anankastische (zwanghafte) Persönlichkeitsstörung 56, 215, **237**, 295
andauernde Persönlichkeitsänderung nach Extrembelastung 184 f., 215, **244 f.**, 295
andauernde Persönlichkeitsveränderung nach psychischer Erkrankung **246**
Angst auch im Rahmen von schizophrenen Störungen 55
Angst und depressive Störung, gemischt 143, 156, 159, **173**, 292
Angsterkrankung 96, 167, 194, 198, 201, 214, 217, 223 f., 275
Angst-Glückspsychose 121
ängstliche (vermeidende) Persönlichkeitsstörung 165, 215, 223, **240**, 295
Angststörung 32 f., 47, 54 f., 72, 80, 89, 95, 100, 115, 142 ff., 156 f., **159 ff.**, 197 ff., 209, 219, 224, 234, 241, 268, 271 ff., 286, 292, 298
Angstträume 208 ff.
anhaltende affektive Störung 128, 291
anhaltende somatoforme Schmerzstörung 157, **200**, 293
Anhedonie 47
Anorexia nervosa **202 ff.**, 293
Anpassungsstörung 18, 26, 53 ff., 64, 72, 75, 100, 137 ff., 143, 156, 158, **177 ff.**, 201, 209, 234, 243, 292
Ansatz 17, 19 ff., 31, 67, 71, 74, 158, 171, 177, 185, 207, 217, 233
antisoziale Persönlichkeitsstörung 225

Antriebshemmung 50, 56
Antriebssteigerung 48, 50, 54 ff., 63, 125, 237
Antriebsstörung 49, 63, 113, 153
Antriebsverminderung 50, 57, 141
artifizielle Störung 216, 254, 256, 296, 303
Artikulationsstörung **262**
Asperger-Syndrom **267**
asthenische Persönlichkeitsstörung 242
atheoretisches Prinzip 67
ätiologische Diagnostik 18
atypische Anorexia nervosa 202, 293
atypische Bulimia nervosa 202, **207**, 293
atypische Depression 151f.
atypische Schizophrenie 110
atypischer Autismus **266**
Auffassungsstörung 38, 87
Aufmerksamkeitsstörung 5, 38 f., 66, 88, 98 f., 264, 268, 270, 272, 298
Ausschlusskriterien 20, 27, 32, 34, 64 f., 67f., 225
Außenanamnese 62, 190, 219
Autismus 223 f., 265 ff., 271, 275, 280
Aviophobie 167

B

Beeinträchtigungswahn 42, 112
Belastungsreaktion, akute 26, 57, 64, 75, 156 ff., **177 ff.**, 192
Belastungsstörung **158**
Benommenheit 35, 169, 171, 201
Benzodiazepine 95 ff., 233 f.
Bewusstsein 35 f., 42, 57 ff., 62 f., 83,
Bewusstseinseinengung 36, 178, 187
Bewusstseinsstörung 35 f., 87 f., 92, 189
Bewusstseinstrübung 35, 90, 98, 101
Bewusstseinsverschiebung 36
Beziehungswahn 42, 109, 112, 118, 121, 123
Bindungsstörung des Kindesalters mit Enthemmung **277**
Biografie 61 f., 118
biopsychosoziales Modell 26
bipolare affektive Störung 26, 49, 53 ff., 61, 73, 124 f., 127, 129, 136 ff., **145 ff.**, 249, 290
Bipolar-I-Störung 154
Bipolar-II-Störung 151, 154 f.
Bleuler Eugen 111
Borderline Persönlichkeitsorganisation 232
Borderline Persönlichkeitsstörung 32, 48, 51, 55 ff., 66, 114, 149, 155, 179, 181, 184 f., 191 f., 207, 218, 220 f., **225 ff.**, 243, 249, 256
Borderline Schizophrenie 117, 228
Bouffée délirante **121**
Brief Psychiatric Rating Scale (BPRS) 22
Bulimia nervosa 202 f., **206 f.**, 293

C

Charakterneurose 217
Charcot Jean Martin 189
chronische Insomnie 40
chronische motorische oder vokale Ticstörung 278
chronisches Müdigkeitssyndrom 200 f.
CIDI 22
coenästhetische Halluzination 45, 112
Colon irritabile 199
Craving 103

D

Dämmerzustand 35 f. 230
Debilität 258
Déjà-vu-Erlebnis 39
Delir 45, 57 f., 72, 80 f., 83, **85 ff.**, 93 f., 100 f., 286 f.
– bei Demenz 58, 80, 88, 286
– bei gemischter Ätiologie 88
– ohne Demenz 58, 80, 88, 286
delirantes Syndrom 53, 57f., 88
Dementia praecox 24
Demenz 58, 72, **81 ff.**, 94, 96, 103, 119, 191, 213, 248, 260, 266, 285, 288
– bei AIDS 79, 84, 285
– bei Alzheimer-Krankheit 58, 64, 79, 83 f., 285
– bei Creutzfeld-Jakob-Krankheit 79, 84, 285
– bei Huntington-Krankheit 79, 84, 285
– bei Parkinson-Krankheit 79, 84, 285
– bei Pick-Krankheit 79, 84, 285
– bei sonstigen andernorts klassifizierten Krankheiten 79, 83 f., 285
Demenz-Syndrom 37, 58, 83 ff.
Denkhemmung 40
Denkstörung 40 f., 108, 116 ff., 231, 234
Denkverlangsamung 40
dependente (abhängige) Persönlichkeitsstörung 218, 242

Depersonalisation 46, 99, 112, 117, 160, 162, 169
Depersonalisationssyndrom 46, 158, 293
Depression 5, 31 ff., 49, 51, 57, 60, 73, 85 ff., 101, 129, 133 ff., 139 ff., 146 ff., 152 ff., 162, 165, 170, 175 ff., 195, 197 f., 205, 207, 217, 224, 226, 231, 239, 271, 274
depressive bipolare affektive Störung 124
depressive Episode 34, 53, 56, 73, 86, **127 ff.**, 136 ff., 142 f., 146 f., 151 f., 194, 201, 207, 231, 290
– mit psychotischen Symptomen 56, 128, 131, 138, 154, 290
depressive Störung 18, 33, 46, 49, 53 ff., 61, 81, 85, 142 f., 165 f., 170, 180 ff., 194, 197, 200 f., 205, 219, 223 f., 238 ff., 271, 273, 291
depressiver Stupor 134
depressives Syndrom 53, 131, 147, 152 f.
Depressivität 47 f., 58, 91
Deprivation, Hospitalismussyndrom 260
Deprivationssyndrom 277
Derealisation 46, 99, 112, 117, 160, 169
Derealisationssyndrom 46, 158, 293
Dermatozoenwahn 45
Designerdrogen 97
deskriptive Funktion 18
deskriptiv-psychopathologische Diagnostik 20, 30 ff.
desorganisierte Schizophrenie 109
Diagnose 15 ff.
Diagnostik 64
Diagnostikkonzepte 19
dichotomes System 24
Differenzialdiagnose 18, 64, 68, 83, 85, 113, 119, 124, 135, 137, 142, 148, 161, 165, 167, 170, 172 ff., 178, 181, 184, 190, 194, 197, 205, 207, 221, 223, 225, 231, 236, 238, 241, 243, 249
Dissozation 189 ff., 230
dissoziale Persönlichkeitsstörung 215, 221, **224 ff.**, 237, 256, 273 f., 295
dissoziative Amnesie 39, 157, 186 f., 292
dissoziative Bewegungsstörung 157, 186 f., 292
dissoziative Fugue 157, 186 f., 292
dissoziative Identitätsstörung 186, 188, 192
dissoziative Sensibilitäts- und Empfindungsstörung 157, 186, 188, 292
dissoziative Störung 18, 32, 57, 72, 153, 157 ff., 181, **186 ff.**, 230, 232, 236, 292 f.
dissoziativer Krampfanfall 157, 186, 188, 292
dissoziativer Stupor 157, 186 f., 292
dissoziatives Syndrom 53, 57
Dokumentation 4, 19, 33
DOM 97
Double Depression 142
DSM 27 ff., 72, 151, 220, 242
DSM III 28, 67, 70, 130, 142, 192, 254
DSM III-R 28
DSM IV 20, 22, 28 f., 67, 70 ff., 81, 85, 88, 109, 111, 117, 124, 138, 142 f., 149, 151 f., 154, 158, 161, 199, 217, 219, 225, 227 ff., 235, 254 f.
DSM IV TR 28, 271
DSM V 29, 220
Dyskalkulie 263
dysmorphophobe Störung 196
Dysmorphophobie 197
Dyspareunie 202, **212 f.**, 294
Dysphorie 48, 56, 58, 147, 228
dysphorisches Syndrom 53, 55
Dyssomnien 208
Dysthymia 34 f., 53, 128, 139, **141 ff.**, 152, 154, 159, 165, 173, 181, 201, 214, 229, 239, 291
Dysurie 193, 198 f.

E
Ecstasy 97
Eifersuchtswahn 43, 109, 118
einfache Aktivitäts- und Aufmerksamkeitsstörung 272
einfache Entwicklung 26, 158
Einheitspsychose 24
Einschlusskriterien 68
Ejaculatio praecox 202, **212 f.**, 294
elektiver Mutismus **276**
emotional instabile Persönlichkeitsstörung 215, 226, 295
emotionale Störung mit Geschwisterrivalität **276**
emotionale Störung mit Trennungsangst des Kindesalters **275**
emotionale Störungen des Kindesalters **275**
endogene Depression 31, 130, 133
endogene Psychose 25 f.
endogene Störung 25 f.
Enkopresis **279**
Entwicklungsstörung 26, 70, 72, 74, 216, 248, **260 ff.**, 271, 273, 296 f., 300

Entzugssyndrom 94, 100 f., 287
Enuresis 208, 269, 278 f., 299
Enuresis diurnal 279
Enuresis nocturna 279
Enuresis nocturna et diurnal 279
Erektionsstörung 213
Erregungszustand 50, 53, 55 f., 75, 99, 109, 113, 134, 148, 229 f.
Erstmanifestation 108, 122
erworbene Aphasie mit Epilepsie **262**
Esquirol Jean-Etienne 24
Ess-Brech-Sucht 206
Essstörungen 202, 293
Etikettierung 15, 17
Euphorie 47, 54, 57, 88, 91, 96 ff.
evaluative Diagnostik 21
Exhibitionismus 216, **251 f.**, 296
exogene Faktoren 26
exogene Störung 25 f.
Exploration 21, 33, 38, 50 f., 59, 139, 210 f., 235, 260
expressive Sprachstörung **262**

F

Familienanamnese 60 f., 260, 303
Fetischismus 216, **251 f.**, 295
fetischistischer Transvestitismus 216, **252**, 296
Flash-backs 102, 183 ff., 230
Flugangst 167 f.
Folie à deux 125
formale Denkstörung 56, 106, 109, 111 f.
Freud Sigmund 25, 189
Frigidität 212
Frischzeitgedächtnis 38
Frotteurismus 253
frühkindlicher Autismus **265**
Fütterstörung im Säuglings- und Kindesalter **279**

G

Gedächtnisstörung 38 f., 57, 85 ff., 90 f., 189
Gedankenabreißen 41, 106, 112
Gedankenausbreitung 46 f., 106, 112, 149
Gedankeneingebung 46, 106, 112, 138, 149
Gedankenkreis 40, 53
Gefühllosigkeit 47, 160
geistige Behinderung 259
gemischte Episode 55, 127, 147, 154 f., 290
gemischte schizoaffektive Störung 55, 105, 122 f., 289
generalisierte Angststörung 54, 156, 159 f., 162, **171 f.**, 268, 292, 298
Geruchshalluzination 134
geschlechtschromosomale Anomalie 250
Geschlechtsidentitätsstörung 72, 250
Geschmackshalluzination 45, 109, 112
gesteigertes sexuelles Verlangen 202, **212 f.**, 294
Gilles-de-la-Tourette-Syndrom 278
Griesinger Wilhelm 24
Größenwahn 43, 54, 112, 118, 123, 125, 146 ff.

H

Halluzinationen 31 f., 44 f., 53 ff., 62 f., 74, 83, 87 f., 96 ff., 106, 108 ff., 116 ff., 125, 134, 145, 147, 149, 153, 176, 178, 221, 223, 230 f., 234
Halluzinogene 55, 58, 94, 97, 102, 233
Haloeffekt 65
Hamburg Wechsler Intelligenztest 260
Hamilton Depression Scale (HAMD) 22
Haschisch 96
Hauptdiagnose 69, 170, 179, 198, 209 f., 214, 239, 264, 280
hebephrene Schizophrenie 104, **108 f.**, 288
Herbst-Winter-Depression 152
Herzneurose 169, 199
hirnlokales Psychosyndrom 92
hirnorganische Psychose 25
histrionische Persönlichkeitsstörung 65, 190, 200, 215, **235**, 295
Hoffnungslosigkeit 33, 47, 141, 177, 181, 185, 245
Hospitalismus 277
hyperkinetische Störung des Sozialverhaltens 272
hyperkinetische Störungen (ADHS) 55, **270**
Hypersomnie 152, 203, 208 f.
Hyperventilation 198 f., 266
Hypochondrie 196, 198, 200, 244
hypochondrische Befürchtung 51, 56, 197
hypochondrische Neurose 196
hypochondrische Störung 21, 153, 157, 167, 170, 175, 191, **194 ff.**, 198, 293
hypochondrischer Wahn 43, 118
Hypomanie 54 f., 127, **145 f.**, 290
Hysterie 189, 194, 236
hysterische Neurose 189, 236

I

ICD-8 27, 75
ICD-9 27 f., 31, 69, 75, 129 f., 133, 143, 147, 159, 169, 174, 177, 189, 196, 236
ICD-11 29, 220
Ich-Störung 46, 56, 62, 111 f.
Ideenflucht 40, 54 f., 145, 147 f., 150
Identitätsdiffusion 230, 234
idiografischer Ansatz 17
illusionäre Verkennung 44
Illusionen 44, 58, 117
Imbezilität 259
Impulshandlung 51, 247
impulsive Selbst- und Fremdschädigung 229
Impulsivität 270
Indikation 18
induzierte wahnhafte Störung 105, 125, 289
Inkohärenz 41
Insomnie 203, 208 ff.
Instabilität des Selbstbildes 228, 230
Insuffizienzgefühl 48, 53
Intelligenzminderung 5, 55, 59, 70, 72, 74, 252, **257 ff.**, 266, 280, 296 f., 303
Intelligenztest 21, 260
interpersonelle Psychotherapie 21
Interview 21 f., 33, 60, 232, 235
Intoxikationen 51, 56, 58, 98, 110, 191
isolierte Rechtschreibstörung **263**

J

Jaspers Karl 24, 69

K

Kahlbaum Karl 24
katatone Schizophrenie 104, **109**, 191, 288
katatones Symptom 75, 106, 109, 113, 126
Katschnig Heinz 164
Kernberg Kohut 254
Kernberg Otto 232, 235
Klassifikation 15 ff.
Klaustrophobie 167
Kleptomanie 215, 225, 247 ff., 295
klinisch-psychiatrische Diagnostik 20
Koma 35, 57, 93, 100, 287
kombinierte Persönlichkeitsstörung 215, **254**, 295
kombinierte Störung des Sozialverhaltens und der Emotionen **274**
kombinierte Störung schulischer Fertigkeiten **263**
kombinierte umschriebene Entwicklungsstörung **264**
kombinierte vokale und multiple motorische Tics 278
Komorbidität 64 f., 67, 69, 86, 95, 103, 143, 149, 165, 170, 173, 176, 185, 194 f., 198, 205, 207, 217, 222, 225, 231, 239, 241, 244
Komorbiditätsprinzip 20, 69, 73
Konfabulationen 39
Kontaminationen 41, 112
Kontrollzwang 175
Konversion 189
Konversionsstörung 57, 157, 186 ff., 292 f.
Konzentrationsstörung 37 f., 59, 63, 91, 97, 108, 123, 140, 145, 183, 208
körperdysmorphe Störung 197
Körperhalluzinationen 45
körperlich begründbare Psychose 25
Korsakow-Syndrom 102
Kraepelin Emil 24, 27, 147
Krampfanfälle 57, 93 f., 100 f., 157, 186, 188 ff., 287 f., 292
Krankheit 31 ff.
Krankheitsanamnese 59
Krankheitseinsicht 45, 51 f., 56, 119
Krankheitsgefühl 51
kurze depressive rezidivierende Störung 143
kurze schizophreniforme Störung 121
Kurzzeitgedächtnis 38, 82, 87, 102

L

Lähmungen 57, 187, 190
Landau-Kleffner-Syndrom 262
Längsschnittsymptome 59
larvierte Depression 151, 153
leichte depressive Episode 127, **131 f.**, 290
leichte Intelligenzminderung 258
leichte kognitive Störung 80, 89, 286
Leonhard Karl 147
Lese- und Rechtschreibstörung **263**
Leserückstand 263
Liebeswahn 42 f., 112, 118
Linehan Marsha M. 233
Logorrhoe 40, 50, 54, 63, 147
LSD 97

M

Magenneurose 199
Major Depression 151

Mangel an oder Verlust von sexuellem Verlangen 202, **212**, 294
mangelnde sexuelle Befriedigung 202, **212**, 294
Manie 54 ff., 73, 138, **145 ff.**, 249, 273
– mit psychotischen Symptomen 127, 145, 148 f., 290
– ohne psychotische Symptome 127, 145, 290
manisch-depressive Krankheit **145 ff.**
manisch-depressive Psychose 147
manische Episode 40, 114, 121, 127, 138, 146 ff., 151, 154, 225, 290
manisches Syndrom 53 f.
Marihuana 96, 103
Masochismus 230, 253
Medikamentenanamnese 61
medizinische Diagnostik 20
Melancholie 133, 142
Merkfähigkeitsstörung 38 f.
Meskalin 97
Mini-Mental-Status-Test 85 f.
Mini-Psychosen 230
Minor Depression 152
mittelgradige depressive Episode 73, 128, **131 f.**, 147, 290
mittelgradige Intelligenzminderung 258
Modediagnosen 66
Morbus Crohn 205
motorische Unruhe 50, 54 ff., 88, 96, 99, 264
Münchhausen-Syndrom 65, 254, 256
multiaxiale Diagnostik 28, 70
multiaxiale Klassifikation 70
Multiaxialität 20, 23, 28, 64
multifaktorielle Ätiopathogenese 75, 108
Multimorbidität 70
multiple Persönlichkeitsstörung 66, 111, 157, 186, 188, 293
Mutismus 50, 53, 56, 106, 276

N
Nachhallzustände 94, 102, 288
Narkolepsie 208 f.
narzisstische Persönlichkeitsstörung 66, **254 f.**
Nebendiagnose 69, 280
negativistische Persönlichkeitsstörung 255
Negativsymptomatik 111, 113
Nekrophilie 253
Neologismen 41, 56, 106, 112
Neurasthenie 29, 34, 66, 158, 200 f., 242, 293
Neurose 27, 34, 75, 134, 150, 158 f., 176, 228, 232
neurotisch 75
neurotische Depression 130, 142 f.
neurotische Störung **156 ff.**, 293
neurotische, Belastungs- und somatoforme Störungen 73, 156 ff., 291
nichtorganische Hypersomnie 202, **208 f.**, 293
nichtorganische Insomnie 202, **208**, 293
nichtorganische Schlafstörung 202 f., 208 f., 293 f.
nichtorganische Störung des Schlaf-Wach-Rhythmus 202, **208 f.**, 293
Nikotin 97, 103, 163, 181
Nosologie 25, 32

O
Oligophrenie 258, 259
Operationalisierbarkeit 28, 255
operationalisierte Diagnostik 34, 67 ff.
operationalisierte diagnostische Kriterien 67
operationalisierter Ansatz 20
organisch 79 ff.
organische affektive Störung 80, 89, 286
organische Angststörung 55, 80, 89, 286
organische bipolare Störung 54, 80, 286
organische depressive Störung 53, 80, 286
organische dissoziative Störung 57, 80, 89, 286
organische emotional labile (asthenische) Störung 80, 89, 286
organische Halluzinose 57, 80, 89, 286
organische katatone Störung 80, 89, 286
organische Persönlichkeitsstörung 59, 80 f., **90**, 286
organische psychische Störung 36, 39, 55, 57, 73, **79 ff.**, 91 f., 113, 136, 149, 191, 249
organische Psychose 27
organisches amnestisches Syndrom 79, **87**, 286
organisches Psychosyndrom 53, 59, 191
organisches Psychosyndrom nach Schädel-Hirn-Trauma 59, 80, **90 f.**, 286
Orgasmusstörung 52, 202 f., **212 f.**, 294
Orientierungsstörung 36
OPD 19, 22 f.

operationalisierte psychodynamische Diagnostik 19, 22
– zur eigenen Person 36
–, örtliche 36

P

Pädophilie 216, **251 f.**, 296
Panikstörung 46, 54, 73, 156, 159 ff., **168 ff.**, 178, 190, 195, 197, 234, 292
Paragrammatismus 41
Parakinesen 50
Paramnesien 39
Paranoia 118
paranoide Persönlichkeitsstörung 114, 215, **220**, 295
paranoide Psychose 118
paranoide Reaktion 121
paranoide Schizophrenie 33 f., 104, **109**, 116, 221, 288
Paraphilien 211, 251
Parasomnien 208
parasuizidale Handlung 51, 304
Parathymie 49, 56 f., 63, 113
passiv-aggressive Persönlichkeitsstörung 254 f.
pathologische Brandstiftung (Pyromanie) 215, **247 f.**, 295
pathologischer Alkoholrausch 98
pathologischer Rausch 57, 93, 100, 287
pathologisches Glücksspiel 55, **247 f.**
pathologisches Spielen 248
pathologisches Stehlen (Kleptomanie) 215, 225, **247 f.**, 295
Pavor nocturnus 202f., 208, **210**, 294
Perseveration 40, 55
Persönlichkeitsstörung 5, 18, 25 ff., 32, 34, 40, 50 f., 65, 70 ff., 95, 139, 143, 155, 159, 165 f., 172 ff., 191 ff., 205, 207, 210, 213, **215**, 217 ff., 254 ff., 272 f., 286, 293, 295
Persönlichkeitsstörung Borderline 32, 48, 51, 55 ff., 66, 114, 149, 155, 179, 181, 184 f., 191 f., 207, 218, 220 f., 225 ff., 243, 249, 256
Persönlichkeitsstrukturtest 21
Perversion 230, 251, 253
Phasenprophylaxe 149, 151
Phencyclidin 97
Phobie 160 ff.
phobische Störung 156, 167, 268, 276, 291, 298
– des Kindesalters **276**
Pica im Kindesalter **279**
Pinel Philippe 24
Poltern **281**
Polytoxikomanie 96 f.
polyvalentes Abhängigkeitssyndrom 96 f.
Positivsymptomatik 111
postenzephalitisches Syndrom 59, 80, **90 f.**, 286
postpartale Psychose 125
postschizophrene Depression 53, 104, **109 f.**, 288
posttraumatische Belastungsstörung 18, 54, 57, 64, 66, 75, 156, 158, 178, 181, **183**, 185, 191, 232, 244 f., 292
Prodromalsymptome 108
prognostische Funktion 18
Pseudodemenz 37, 85 f.
Pseudohalluzinationen 44
pseudoneurotische Schizophrenie 66, 117, 228
Psilocybin 97
psychiatrische Anamnese 61
psychische Störung 32
psychische Struktur 23
psychische und Verhaltensstörungen durch psychotrope Substanzen 73, 93, 287
psychischer Schock 200
psychoanalytische Diagnostik 21
psychodynamisches Konstrukt 22
psychogen 65, 75, 189
psychogene Aerophagie 199
psychogene Impotenz 213
psychogene paranoide Psychose 121
psychogene Reaktionen 177
psychogene Störung 25 f., 75, 158 f.
psychologische Diagnostik 21 f.
Psychomotorik 31, 49 f., 53 ff., 113, 121, 134
Psychopathen 225, 255
Psychopathie 217, 254 f.
psychopathologischer Befund 51, 62 f., 81, 158
psychopathologischer Status 47, 49, 59, 68
psychopathologisches Symptom 32, 45, 159
psychophysiologische Diagnostik 21
Psychose 74, **122 ff.**
psychosomatische Störung 23, 26, 159, 194
Psychosyndrom 91
psychotherapeutische Schule 17
psychotisch 74 f., 134

psychotische Ambivalenz 113
psychotische Störung 57, 94 f., 102 ff., 288
psychotische Symptome 123, 134
psychotrope Substanzen 103, 245, 300
Puerperalpsychose 125

Q
qualitative Bewusstseinsstörung 35
Qualitätssicherung 19
quantitative Bewusstseinsstörung 35
Querschnittsymptome 59

R
Rapid Cycler 151, 154
Raptus 50, 54 ff., 113, 134
Reaktion 158
Reaktionen auf schwere Belastungen und Anpassungsstörungen 156, **177 ff.**, 292
reaktive Bindungsstörung des Kindesalters **277**
reaktive Depression 129 f.
Rechenstörung **263**
Recurrent Brief Depression 143, 151 f.
Reliabilität 29, 33 ff., 173
religiöser Wahn 43
Residual oder Restzustand 110
Rett-Syndrom **266**
rezeptive Sprachstörung **262**
rezidivierende depressive Störung 53, 56, 128, **135 ff.**, 151, 154, 291
Rezidivprophylaxe 114
Rohde-Dachser 228
Rorschach-Test 21
Rückzug sozialer 51, 53, 56, 58, 115, 141, 176 f., 245, 275
Rumination 279

S
Sadismus 253
Sadomasochismus 216, 251, **253**, 296
saisonal abhängige Depression 151 f.
SCAN 22
schädlicher Gebrauch 93, 100, 287
Scharfetter Christian 15, 30, 42
Schichtenregel 69
schizoaffektive Störung 55 f., 105, 113 f., **122 ff.**, 137 f., 148, 289
schizoaffektive, gegenwärtig manische Störung 122 f.
schizoaffektive, gegenwertig depressive Störung 122 f.
schizodepressive Störung 53, 105, 123, 289
schizoide Persönlichkeitsstörung 215, **222 f.**, 295
schizomanische Störung 54 f., 105, 123, 289
Schizophrasie 41
schizophrene Reaktion 121
schizophrene Störung 149, 191, 219, 231, 250
schizophrene wahnhafte Störung 175 f.
schizophrenes Residuum 104, **109 f.**, 288
Schizophrenia simplex 29, 34, 104, 109 f., 117, 288
Schizophrenie 17, 24 ff., 32, 40 ff., 55 f., 68, 72, 95, 102, **104 ff.**, 111 ff., **122 ff.**, 134, 139, 148, 175 f., 180, 200, 209, 223, 229 ff., 248 f., 273, 288 f.
schizophreniforme Störung 80, 89, 111, 113 f., 121, 286
schizotype Persönlichkeitsstörung 117, 228
schizotype Störung 56, 104, **117 ff.**, 223, 267, 289
schizotype wahnhafte Störung 104 ff., 288
Schizotypie 228, 231
schizotypische Persönlichkeitsstörung 218
Schlafapnoe 208
Schlafstörung 31, 33, 49, 53, 56, 59, 63, 72, 96 f., 101, 103, 123, 130 f., 153, 181, 201, **208 ff.**, 276, 293 f.
Schlafwandeln 202 f., **208 ff.**, 293
Schneider Kurt 25, 47, 217
Schnüffelsucht 97
Schuldgefühl 48, 53, 63, 123, 131, 133, 140, 225, 229, 247 f.
Schuldwahn 43, 48, 53, 124, 134
Schulphobie 275
schwere Depression 40
schwere depressive Episode 48, 56, 69, 127 f., 131, **133**, 136, 138, 147, 154, 290
schwere Intelligenzminderung 259
schwerste Intelligenzminderung 259
Selbstschädigung 51, 227, 248
selektiver Mutismus 277
Sensibilitätsstörungen 189 f.
sensitiver Beziehungswahn 118
sexuelle Aversion 202, 212, 294
sexuelle Funktionsstörung 202 f., **211 ff.**, 294
sexuelle Perversion 26, 159
sexuelle Störung 103, 211, 249, 253
simplex Schizophrenie 29, 34, 103, 109 f., 117, 288

Simulation 64, 256
Sinnestäuschungen 44 f.
situative Orientierungsstörung 36
SKID 22
Sodomie 253
somatische Anamnese 60 f.
somatisches Syndrom 73, 127 f., 131, 133, 135, 290 f.
Somatisierungsstörung 21, 157, 191, **193 ff.**, 200 f., 205, 244, 293
somatoforme autonome Funktionsstörung 157, **198 ff.**, 293
somatoforme autonome Funktionsstörung des kardiovaskulären Systems 170, 199
somatoforme Störung 26, 51, 72 f., 75. 153, **156 ff.**, 170, 181, 189, 191, **193 ff.**, 291, 293
Somnambulismus 202, **208 f.**, 293
Somnolenz 35
sonstige akute vorwiegend wahnhafte Störung **120 f.**
sonstige Demenz 58
sonstige neurotische Störung 158, 293
sonstige Störung der Sexualpräferenz 253
Sopor 35
soziale Phobie 33, 54, 156, 159, 162, **164 f.**, 167, 172, 214, 241, 291
soziale Umtriebigkeit 51, 54
Soziopathie 254 f.
soziopathische Persönlichkeit 225
späte Paraphrenie 118
Sperrungen 41, 56, 112
spezifische (isolierte) Phobie 156, **166**, 291
spezifische Persönlichkeitsstörung **218 ff.**, 221, 223, 255
Spielsucht 248
standardisierte diagnostische Befunderhebungsinstrumente 22
Stengel Erwin 27 f.
Stereotype Bewegungsstörung **280**
Stereotypien 50, 260
Stillpsychose 125 f.
Stimmenhören 44
Störung 31 f., 74
– der Geschlechtsidentität 216, **250**, 295
– der Geschlechtsidentität des Kindesalters 216, 250, 295
– der Impulskontrolle 53, 55, 215, 228, 295
– der Kindheit 74
– der Sexualpräferenz 216, **250 ff.**, 295 f.
– des Langzeitgedächtnisses 39, 82
– des Sozialverhaltens **273**
–, dissoziative 18, 32, 57, 72, 153, 157 ff., 181, **186 ff.**, 230, 232, 236, 292 f.
– durch Alkohol 96
– durch Cannabinoide 96
– durch flüchtige Lösungsmittel 97
– durch Halluzinogene 97
– durch Kokain 96
– durch multiplen Substanzgebrauch und Konsum sonstiger psychotroper Substanzen 97
– durch Opioide 96
– durch psychotrope Substanzen 21, 35 f., 53 ff., 64, 68, 88, **93 ff.**
– durch psychotrope Substanzen mit depressiven Symptomen 53
– durch psychotrope Substanzen mit manischen Symptomen 54
– durch Sedative oder Hypnotika 96
– durch Tabak 97
– durch sonstige Stimulanzien einschließlich Koffein 97
– mit sozialer Ängstlichkeit des Kindesalters **276**
–, organische wahnhafte (schizophreniforme) 80, 89, 111, 113 f., 121, 286
– sozialer Funktionen mit Beginn in der Kindheit **276**
Stottern **280**
strukturierte Befunderhebungsinstrumente 22
stukturell-diagnostisches Interview 232
Stupor 50, 53, 57, 106, 109, 134, 153
Substanzabhängigkeit 103
Substanzmittelabusus 55, 63 f., 73, 95, 98, 100, 102 f., 139, 149, 184, 210, 226, 231 f., 243
Suchtanamnese 61
Suizidalität 48, 51, 53, 123, 133, 153 ff., 229, 243
symbiotische Psychose 125
Symptom 31, 33
Symptome 1. Ranges 25
Symptome 2. Ranges 25
Syndrom 32, 33, 52
synthymer Wahn 43, 149
systematisierter Wahn 42
systemische Familientherapie 21

T
taktile Halluzination 99
Teilleistungsschwächen 264
testpsychologische Diagnostik 21
theoriebezogene Diagnostik 21
Therapieerfolg 19, 139
Tic 50, 269, 277 f., 298
Ticstörung 56, 269, **277 f.**, 298 f.
tief greifende Entwicklungsstörungen **264**, 271
Tierphobie 167
totaler Mutismus 277
Tourette-Syndrom 56, 254, 269, 278, 298
traditionelle Klassifikationssysteme 23
Trance- und Besessenheitszustand 186 f.
Transsexualismus 216, **250**, 252, 295
transvestitischer Fetischismus 252
Transvestitismus unter Beibehaltung beider Geschlechtsrollen 216, **250**, 295
triadische Anordnung 24
triadisches System 26 f.
Trichotillomanie 215, 247, **249**, 295
Trypanphobie 167
typische Angstsymptome 160 f.

U
überaktive Störung mit Intelligenzminderung und Bewegungsstereotypien **266**
Überaktivität 270
überwertige Idee 43, 59, 91, 120, 204
umschriebene Entwicklungsstörung
– der motorischen Funktion **264**
– des Sprechens und der Sprache **262**
– der Fertigkeiten **263**
Unaufmerksamkeit 270
undifferenzierte Schizophrenie 104, **109 f.**, 288
undifferenzierte Somatisierungsstörung 157, 194, 293

V
Vaginismus 202, **212 f.**, 294
Validität 29, 34 f.
vaskuläre Demenz 58, 79, 83 f., 285
vegetative Symptome 52, 54, 62, 173
Vegetativum 52
Verarmungswahn 43, 53
Verdichtungen 41
Verfolgungswahn 44, 55, 109, 112, 118, 121, 123, 125, 138, 145, 149
Verhaltensauffälligkeiten mit körperlichen Störungen 202 ff., 294
Verhaltensdiagnostik 21
Verhaltensstörung durch psychotrope Substanzen 55, 73, 93, 287
Verhaltensstörungen **215**
vermeidende Persönlichkeitsstörung 143, 165, 215, 223, 240, 295
vermeidend-unsichere Persönlichkeitsstörung 218
Versagen genitaler Reaktionen 52, 202 f., **212 f.**, 294
Verwirrtheitszustand 53, 57, 88, 101
Vorbeireden 40, 56
vorsätzliche Brandstiftung 248
vorübergehende Ticstörung 278
Voyeurismus 216, **251 f.**, 296

W
Wahn 42, 118
Wahndynamik 42
Wahneinfall 42
Wahnerlebnisse 112
wahnhafte Depression 151, 153
wahnhafte paranoide Störung 221
wahnhafte Störung 55 f., 72, 104 f., 114, **118 ff.**, 125, 175 f., 197, 221, 288 f.
Wahnstimmung 42
Wahnthemen 42, 123
Wahnwahrnehmung 42, 106
Waschzwang 175, 238
Wochenbettpsychose 122, 125

Z
zeitliche Orientierungsstörung 36
Zerfahrenheit 41, 106, 112
Zoophobie 167
Zornmanie 54 f., 147
zwanghafte Persönlichkeitsstörung 165, 175 f., 218, 237
Zwangsgedanke 56, 156, 174 ff., 238, 292
Zwangshandlung 56, 156, 174 f., 260, 292
Zwangsneurose 174, 176
Zwangsstörung 25, 40, 46, 56, 156, 158 f., **174 ff.**, 205, 238, 292
Zwangssyndrom 53, 55
zykloide Psychose **121**
Zyklothymia 128, 149, 151, 154 f., 291